Podrid's Real-World ECGs

波德瑞德（**Podrid**）
临床心电图解析

Volume 5
Narrow and Wide Complex
Tachyarrhythmias and Aberration
—Part A: Core Cases

（卷5A）窄和宽QRS波心动过速核心病例

Philip Podrid, MD · Rajeev Malhotra, MD, MS

Rahul Kakkar, MD · Peter A. Noseworthy, MD

〔美〕
菲利普·波德瑞德
拉吉夫·马尔霍特拉
拉胡尔·卡卡尔
彼得·诺斯沃西
主编

刘建国 李俊峡 郭继鸿 主译

天津出版传媒集团
天津科技翻译出版有限公司

著作权合同登记号：图字：02-2016-268

图书在版编目（CIP）数据

波德瑞德（Podrid）临床心电图解析. 卷5. A，窄和
宽QRS波心动过速核心病例 ／（美）菲利普·波德瑞德
（Philip Podrid）等主编；刘建国，李俊峡，郭继鸿主
译. — 天津 ：天津科技翻译出版有限公司，2017.12
书名原文：Podrid's Real-World ECGs: Volume 5,
Narrow and Wide Complex Tachyarrhythmias and
Aberration — Part A:Core Cases
ISBN 978-7-5433-3751-0

Ⅰ．①波… Ⅱ．①菲… ②刘… ③李… ④郭… Ⅲ.
①心电图－基本知识 Ⅳ．①R540.4

中国版本图书馆CIP数据核字（2017）第260884号

Chinese Translation ©2017 Tianjin Science & Technology Translation &
Publishing Co., Ltd.
Translation from the English Edition: Podrid's Real-World ECGs: Volume
5, Narrow and Wide Complex Tachyarrhythmias and Aberration—Part A:Core
Cases
Copyright 2016 Philip Podrid, MD; Rajeev Malhotra, MD, MS; Rahul
Kakkar, MD; and Peter A. Noseworthy, MD
All Rights Reserved.
Published by arrangement with Cardiotext Publishing LLC, Minneapolis,
Minnesota, U.S.A.

中文简体字版权属天津科技翻译出版有限公司。

授权单位：Cardiotext Publishing LLC
出　　版：天津科技翻译出版有限公司
出 版 人：刘 庆
地　　址：天津市南开区白堤路 244 号
邮政编码：300192
电　　话：022-87894896
传　　真：022-87895650
网　　址：www. tsttpc. com
印　　刷：天津金彩美术印刷有限公司
发　　行：全国新华书店
版本记录：889×1194　16 开本　22 印张　300 千字
　　　　　2017 年 12 月第 1 版　2017 年 12 月第 1 次印刷
　　　　　定价：85.00 元

主　译　刘建国　李俊峡　郭继鸿
副主译　吴龙梅　石苗茜　牛丽丽　李晓冉
译　者　（按姓氏汉语拼音排序）

郭　洁　石家庄市第二医院

郭继鸿　北京大学人民医院

李俊峡　中国人民解放军陆军总医院

李晓冉　北京友谊医院

刘建国　中国人民解放军陆军总医院

牛丽丽　中国人民解放军陆军总医院

齐书英　白求恩国际和平医院

石苗茜　中国人民解放军陆军总医院

吴桂鑫　中国医学科学院阜外医院

吴龙梅　北京市东城区东花市社区卫生服务中心

衣桂燕　中国人民解放军陆军总医院

赵春生　承德医学院附属医院

Philip Podrid, MD

Professor of Medicine
Professor of Pharmacology and Experimental Therapeutics
Boston University School of Medicine

Lecturer in Medicine
Harvard Medical School
Boston, Massachusetts

Attending Physician
West Roxbury VA Hospital
West Roxbury, Massachusetts

Rajeev Malhotra, MD, MS

Instructor in Medicine
Cardiology Division
Massachusetts General Hospital
Harvard Medical School
Boston, Massachusetts

Rahul Kakkar, MD

Massachusetts General Hospital
Harvard Medical School
Boston, Massachusetts

Peter A. Noseworthy, MD

Massachusetts General Hospital
Harvard Medical School
Boston, Massachusetts

译者序

自从 1901 年 Willem Einthoven 医生发明了心电图以来,因其检查方法简便易行,虽然经历百余年,目前仍然是评价心脏疾病的重要检查手段之一,特别是对于心律失常患者,医生要想得到正确的诊断也当然是心电图。而从即刻得到的心电图中正确地分析出心电的异常并非易事,特别是许多专科医生也没有得到充分的、系统的培训,很难去识别心电图微妙的异常。

《波德瑞德(Podrid)临床心电图解析》系列丛书由菲利普·波德瑞德和来自于马赛诸塞总医院的三位杰出的青年心脏病学家完成。其编排体例与一般的心电图教科书不同,该书将每一份心电图与临床直接结合在一起,每篇首先讲述临床情况,然后讲解重要心电图结果中的异常,对照临床进行心电图分析,图文并茂地讲解了关于心电图的读图技巧,同时为读者提供其中所涉及的

电生理机制,并对心电图结果进行了深入的讨论,最后根据心电图的分析结果总结患者的临床问题和治疗方案,让读者通过练习病例并模拟实践中遇到的问题而学到心电方面的知识,是读者迅速掌握心电图解析方法不可替代的途径。

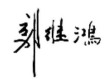

心电图由威廉姆·爱因托芬发明,在 1901 年首次报道,被誉为医学界最伟大的发明之一。爱因托芬的成就在 1924 年被认可,那年他获得了诺贝尔医学奖。

20 世纪 40 年代早期,十二导联已经应用。50 年前,当我结束心内科训练时心电图只是心脏病学家可以应用的很少的几种工具之一。此后,我们又接受了强化的心电图训练,而如今大部分进修课程却没有关于心电图的,课程重点已经转移至更新的高科技诊断技术上。然而心电图对于诊断心脏异常方面仍然非常重要。对于心律失常患者,医生最想得到的诊断信息是什么?当然是心电图。尽管医学的发展迅速,不断改变,心电图及相关知识却是永恒的。50 年前正确的知识,今天也是正确的,50 年后仍然正确。

《波德瑞德(Podrid)临床心电图解析》系列丛书应称作"真实世界心电图"。由菲利普·波德瑞德博士和来自马赛诸塞总医院的三位杰出的青年心脏病学家共同完成。该书为我们的自我教育提供了很好的机会(当然也寓教于乐)。受人尊敬的波德瑞德博士倾心于心电图事业已久。多年来他收集和保存了千余份心电图用于教学,不可思议的是用于本套丛书的心电图仅是他收集的一部分。

心电图教科书有其自身的章节划分标准,但本书是依据每个与临床实际病例紧密结合的心电图划分为不同章节的。每份心电图的第一页以视觉效果好、可读性强的形式出现,同时伴有临床状况的描述。之后心电图的异常特征被标识,仔细分析及详细地讨论。同时给出与患者心电图相关的临床问题及治疗的总结。

本系列丛书的第一卷覆盖了心电图的基础知识。之后的五卷包含心电图的所有内容:心肌异常,传导异常,心律失常,窄和宽 QRS 心动过速,第六卷包括了起搏心律,先天性异常和电解质紊乱的多种心电图改变。由于我仔细地阅读了这本书,非常享受这种过程。从心电图猜测临床问题是很有趣的。实际上,在我的教学过程中经常如此。举例来说,成人中左室肥厚伴劳损,常有三种情况:严重主动脉瓣疾病,肥厚性心肌病,高血压性心脏病。

这些书籍对于护士、医学生、住院医师以及心内科进修生等各种层次的人群,无论在他们实习或成为心脏病学家的过程中,均证实有教学价值。尤其对于欲获得心血管疾病委员会证书或换发新证的人有帮助,心电图知识会带来很大的优先权。

这些书籍的每位读者会情不自禁地被作者卓越的工作打动。波德瑞德、马尔霍特拉、卡卡尔和诺斯沃西博士应该为他们艰苦卓绝的努力骄傲。我相信其他读者会和我一样,发现并喜欢这些书籍。

罗曼·W. 德桑克蒂斯 医学博士
临床心脏病科荣誉主任,马萨诸塞总医院
杰姆斯,伊万雷恩·杰恩克斯,保罗·杜德雷·怀特 医学教授
哈佛医学院

心电图在 20 世纪初于荷兰问世,生理学家威廉姆·爱因托芬在人类活体体表记录了第一份跳动心脏的电活动。自此之后,心电图成为诊断怀疑有心脏问题患者必不可少的主力军。

原因显而易见。心电图机容易得到,检查简便易行,无创,廉价,可复制且对患者无伤害。心电图可提供即刻诊断信息,对于选择适当的治疗很重要,而且可记录急慢性心肌缺血的治疗效果,以及心律失常、传导异常、心腔结构变化、电解质和代谢紊乱、药物疗效及单基因遗传心脏异常心电图表现。心电图还是心脏病流行病学和危险分层研究有价值的工具。

在应用心电图的 110 多年的实践中,我们看到根据目前有创或无创诊断技术获得的信息显示心电图的价值不断改善。以上诊断技术包括:冠状动脉造影、心内异常搏动定位、传导异常、超声心动图、MRI 和基因评估。这意味着不仅专业的健康保健新手需要从心电图中得到所有的信息,更多的高年资医师同样需要不断地更新知识。

菲利普·波德瑞德博士是全球著名的心电图专家。他还是一位卓越的教师。当你将心电图和他的意见结合时,毫无疑问,你会得到一系列的"真实世界心电图",即得到只有一位真正的大师才拥有的临床心电图解析技巧和实践。我希望更多的读者可以从这些独特的再教育练习中获益。

海恩·J. 威廉斯 医学博士
心脏科教授
马斯特里赫特心血管病研究院
荷兰 马斯特里赫特

心电图是医学界应用最古老的技术,也是医生办公室、门诊、急诊和医院中最常用的检查。心电图将继续在诊断心脏疾病和评估心源性症状方面起到非常重要的作用。同样,心电图在许多非心源性疾病的诊断中也很重要。

与其他医学领域的技巧一样,心电图的解读技术需要不断地回顾重要的心电图,不断地练习解读真正的心电图。然而许多健康指导者希望加强他们解读心电图的能力,发展理解心电图异常机制的技巧,他们意识到目前的资源不能满足他们的需求。

医学院校和住院医师教学课程并未强调心电图分析。因此许多内科医师认为没有得到足够的心电图解读训练。目前可以得到的心电图分析教科书基于对心电图表现的认识记忆,而不是理解复杂心电图基础的电生理特性和具体心电图对应的临床状态。因此内科医师并未接受识别重要波形和潜在异常的培训。

本套丛书旨在补充心电图继续教育的缺陷。这些教育帮助医学生及各层次的医护人员从不同广度和深度对日常工作中的心电图进行分析、诊断,以及对包括心脏相关电生理特性、案例情景和临床管理的讨论。

《波德瑞德(Podrid)临床心电图解析》系列丛书的每一卷均通过仔细分析特定案例及明确重要的波形教授解读心电图的技巧。每份心电图均取自真实的临床病例,并附以关于重要的诊断相关性发现,相应的电生理机制,以及关键的临床管理决定。该系列图书的目的是通过简便、基于病例的形式为医学各领域的读者提供系统的心电图解读方法:

- 介绍心电图阅读的基础知识,概括解读心电图中应用的方法和工具。(卷1);
- 房室肥大、急性心肌缺血、急性和慢性心肌梗死以及心包炎(卷2);
- 房室(AV)和心室内传导异常以及超常房室传导(卷3);
- 窦性,心房,交界区和室性心律失常(卷4);
- 记录方法和各种状态,包括起搏器、电解质紊乱、获得性和先天性心脏病。(卷6)。

该系列中每卷均以启发式的方法介绍每种临床分类的重要心电图发现。随后基于核心病例的解说,引导读者确定与典型异常相关的重要的心电图发现,同时提供相应的基础的电生理机制信息。这部分之后随机分配一些与主题相关的心电图和临床描述,以强化读者的心电图分析技巧。重要的是病例汇报后通常有深度地针对心电图表现进行讨论,并在心电图中对于重要波形做特殊标识。

菲利普·波德瑞德,医学博士
拉吉夫·马尔霍特拉,医学博士,外科硕士
拉胡尔·卡卡尔,医学博士
彼得·诺斯沃西,医学博士

致谢

　　首先我要把这本书献给我的妻子薇薇安和我的儿子约书亚，多年以来，他们给了我无限的耐心、支持、鼓励和爱。我还要把这本书献给众多的心内科医生、医务人员、医学生，在过去30多年的教学工作中，从他们身上得到了很大的乐趣和荣誉感，同时也从他们身上学到了很多。

菲利普·波德瑞德

献给我的妻子辛迪、女儿萨佩娜、儿子桑杰，谢谢他们给予我的爱、支持和鼓励。

拉吉夫·马尔霍特拉

献给我的女儿米亚和伊拉，我的挚爱。

拉胡尔·卡卡尔

献给凯蒂和杰克。

彼得·诺斯沃西

目录

宽、窄 QRS 心动过速和差异性传导

窄 QRS 心动过速

窄 QRS 波群(室上性)心动过速分类(图1)

1.窦房结

(1)窦性心动过速:生理性(儿茶酚胺调节)

(2)窦性心动过速:非生理性

①不适当窦性心动过速:心脏运动功能亢进综合征

②窦房结内折返

2.心房

(1)房性心动过速

①多源性房性心动过速(MAT)(心率 >100 次 / 分)

②游走性房性节律(WAP)或多源性房性节律(MAR)(心率 <100 次 / 分)

(2)心房扑动

(3)心房纤颤

3.房室交界处 / 房室结

(1)异位交界性心动过速

(2)房室结折返性心动过速(AVNRT)

(3)由于旁路(W-P-W 综合征,L-G-L 综合征)引起的房室折返性心动过速(AVRT)

室上性心动过速不同机制的心电图表现

最重要的是寻找 P 波。

1.P 波形态

(1)窦性 P 波:P 波在 I 、II 、aVF 和 V$_4$~V$_6$ 导联直立,在 aVR 导联倒置。

心电图只有一种 P 波形态。

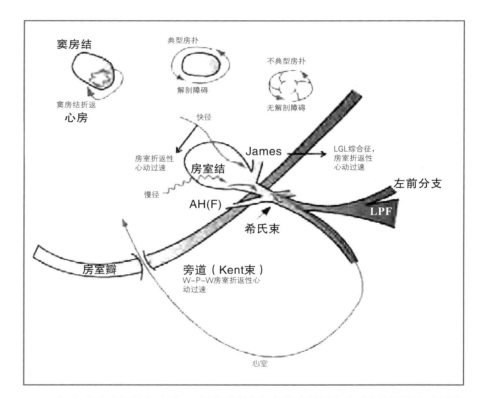

图1　与心动过速相关的旁路,包括窦房结(窦房结内折返)、心房(典型和非典型房扑)、房室结(房室结折返性心动过速)和 L-G-L 预激或 W-P-W 预激(房室折返性心动过速)。

（2）房性心动过速（通常是异位性）：心电图仅有一种 P 波形态,但这种形态和窦性 P 波不一致,在导联上本来直立的 P 波可能倒置或双向（倒置－直立）。PR 间期可能比窦性节律的 PR 间期长或短。如果心电图可见连续 P 波（房室阻滞的表现）,P 波间等电位线仍存在。

（3）多源性房性心动过速（MAT）和游走性房性节律（WAP）：通常有 3 种或以上不同形态的 P 波（缺少一种主要 P 波形态）,而且 PR 间期各不相同。

（4）心房扑动：心电图中可见规整、形态一致的心房活动,心房波形间等电位线消失（起伏不平）。心房波之间间期恒定且心房波的形态和振幅规律。在典型房扑中,这些心房波一般在 I、II、aVF 和 V$_4$~V$_6$ 导联呈倒置－直立（锯齿状）。在非典型房扑中,波形一般在这些导联呈直立。

（5）心房颤动：此时没有规整的心房活动,因而 P 波消失。有时可能见到心房活动,但形态、振幅和间期均不规整。

（6）异位交界性心动过速 /AVNRT/AVRT：所有 QRS 波群前均未见 P 波。在 QRS 波群后可见到,也可能无法见到逆行（倒置）P 波（特别是在 aVF 导联这种垂直于心房的导联）。如果心电图上可见逆行 P 波,则 RP 间期恒定。

2.P 波频率或心房频率

（1）窦性心动过速：100~180 次 / 分

（2）房性心动过速：120~220 次 / 分

（3）典型心房扑动：260~320 次 / 分

（4）非典型心房扑动：>320 次 / 分

（5）异位交界性心动过速：100~200 次 / 分

（6）AVNRT：120~220 次 / 分

（7）AVRT：140~240 次 / 分

（8）心房颤动：>350 次 / 分到 >450 次 / 分

（9）MAT：100~220 次 / 分,PP 间期不固定（不规整）

（10）WAP：<100 次 / 分,PP 间期不固定（不规整）

3.RP/PR 关系（图 2）

（1）无 PR 间期心动过速：QRS 波群前未见 P 波,或 P 波藏于 QRS 波群内或位于其终末部分（RP 间期 <0.08s）。

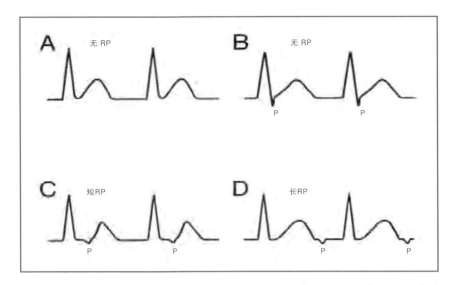

图 2 表示 QRS 波群和 P 波间关系的波形：无 RP 间期心动过速、短 RP 心动过速和长 RP 心动过速。

①典型 AVNRT（慢－快型）最常见。

②房性心动过速罕见。

③ AVRT 不常见。

（2）短 RP（长 PR）心动过速：心电图上有一明显 P 波位于 QRS 波群终结后,落在 ST 段上。和 P 波后的 QRS 波群相比,P 波更靠近在它之前的 QRS 波群。

① AVRT 是常见病因。P 波至少在 aVF 导联倒置或负向。

②典型 AVNRT（慢－慢型,快径由于阻滞而相对缓慢）：不常见。P 波至少在 aVF 导联倒置或负向。

③房性心动过速是常见原因。P 波异于窦性 P 波。

④心房扑动（伴有 2：1 房室传导阻滞）是常见原因。

⑤异位交界性心动过速伴有逆行心房活动（P 波至少在 aVF 导联倒置）是常见原因。

⑥窦性心动过速伴 I 度房室传导阻滞是常见原因。P 波电轴正常，即在 I、II、aVF 和 V$_4$~V$_6$ 导联直立。

（3）长 RP（短 PR）心动过速：QRS 波群后有一明显 P 波，P 波更靠近后面的 QRS 波群，远离前面的 QRS 波群。RP 间期恒定。

①AVNRT（快－慢型）：不常见的心律失常。P 波至少在 aVF 导联上倒置、负向。

②AVRT 不是常见原因。P 波至少在 aVF 导联上倒置、负向。

③房性心动过速是常见原因。P 波异于窦性 P 波。

④窦性心动过速是常见原因。P 波电轴正常，即在 I、II、aVF 和 V$_4$~V$_6$ 导联直立。

⑤心房扑动（伴有 2∶1 房室传导阻滞）是常见原因。

⑥异位交界性心动过速是罕见原因。P 波至少在 aVF 导联上倒置、负向。

4.QRS（RR）间期

（1）窦性心律 / 窦房结内折返：QRS（RR）间期规则。

（2）窦性心律失常：QRS（RR）间期不规则。

（3）房性心动过速，房扑：QRS 间期规则或不规则取决于房室传阻滞的程度（冲动从心房传导到心室）。房室传导比例可以恒定（即 2∶1 传导、3∶1 传导、4∶1 传导等），也可以不恒定，如文氏。

（4）心房颤动 /MAT/WAP：QRS（RR）间期不规则。

（5）异位交界性心动过速 /AVNRT/AVRT：QRS（RR）间期规整。

5. 药物反应或迷走神经兴奋（颈动脉按摩或 Valsava 动作）

（1）窦性心动过速：心率逐渐减慢，在药物效应减少及颈动脉按摩或 Valsava 动作缓解后心率再逐渐加快。

（2）窦房结内折返：无效或突然终止。

（3）房性心动过速（包括多源性房性心动过速）、心房扑动、心房纤颤：心房率无改变，但这可能加剧房室传导阻滞，所以呈现慢心室率。

（4）异位交界性心动过速、AVNRT、AVRT：无效或心律失常突然终止。

6. 终止形式

（1）缺少心房活动（仅以 QRS 波群终止且在心动过速最后一个 QRS 波群后无 P 波或心房活动）：房性心动过速、心房扑动和心房纤颤，即心律起源于心房肌内。

（2）未下传性 P 波（如果可见 P 波，以 QRS 波群终止且心动过速最后一个 QRS 波群后可见 P 波）：AVNRT、AVRT 和异位交界性心动过速，即心律起源于房室结或心律起源需要房室结参与。

特殊室上性心动过速

1. 交感神经兴奋或循环儿茶酚胺升高引起的窦性心动过速

（1）节律规则，P 波在 I、II、aVF 和 V$_4$~V$_6$ 导联直立，在 aVR 导联倒置。

（2）心率 >100 次 / 分，且 P 波仅有一种形态。

（3）最大心率取决于年龄（即 220 － 年龄）。

2. 由于窦房结及其周围组织构成的折返环引起的窦房结内折返（图 1）

（1）节律规则，P 波在 I、II、aVF 和 V$_4$~V$_6$ 导联直立，在 aVR 导联倒置。

（2）P 波仅有一种形态。

（3）这种心动过速和窦性心动过速表现完全一致，但是突发突止，而真正的窦性心动过速心率是逐渐加快或逐渐减慢的。

3. 最常见的房性心动过速是由心房肌中单一异位病灶引起的

（1）心房率为 100~220 次 / 分。

（2）每个 QRS 波群前均有明显的同一形态 P 波。如果见到两个连续 P 波（房室传导阻滞的表现），P 波间有等电位线（平台）。

（3）P 波一般和窦性心律 P 波不同（窦性 P 波直立的导联上，这些 P 波倒置或双向）。

（4）PR 间期较窦性节律长或短。可见房室传导阻滞（即 2∶1 传导、3∶1 传导等，或比例不恒定传导）。

（5）QRS 间期规则，当房室传导比例不恒定时 QRS 间期可不规则。

（6）PR 间期可能规则，当存在文氏现象时 PR 间期可不规则。

（7）PR 间期不等可见于隐匿性房室结阻滞，即快心房率时部分心房冲动穿过房室结，部分被阻滞，但部分可能穿过房室结局部而没有完全穿透（隐匿于房室结内）。这可能改变随后心房冲动的传导，导致传导更加缓慢。

4. 多个异位病灶引起的多源性房性心动过速，且心房率 >100 次 / 分；当心房率 <100 次 / 分时，则命名为游走性房性心律或多源性房性心律。

（1）每个 QRS 波群前均有 P 波，但至少有 3 种不同形态的 P 波，而且任何一种 P 波都不占主导位置。

（2）PR 间期不等。

（3）PP 间期和 QRS（RR）间期不规则。

5. 由于解剖上阻滞造成右房折返环引起的典型心房扑动（即峡部依赖性）（图 1）；心房率为 260~320 次 / 分。

（1）心房扑动波在 Ⅱ、Ⅲ 和 aVF 导联倒置 / 直立。扑动波波形、振幅和间期完全一致。

（2）扑动波间等电位线消失；持续的波动（锯齿）反映了由于冲动围绕折返环传导或冲动在左右心房间传导引起的持续电活动。

（3）QRS 间期规则。

（4）在抗心律失常药物作用下或心房肌病变时，心房扑动频率可减慢，但波形一致维持典型的扑动波形态。

（5）RR 间期规则；但当存在房室传导比例不恒定时（包括文氏现象），RR 间期可不规则，反应房室传导阻滞（即规律的不规则）。如果房室传导比例不恒定，则 QRS 间期将随着房室传导阻滞的程度而呈规律的不规则。

（6）由于隐匿性房室结传导的存在，扑动波和 QRS 波群的关系不固定；即快心房率时部分心房冲动穿透房室结，部分被阻滞，部分可能穿过房室结局部而没有完全穿透（隐匿于房室结内）。这可能改变随后心房冲动的传导，导致传导更加缓慢。

6. 由于心脏电生理特性功能性改变而非解剖上阻滞造成右房折返环引起的不典型房扑（图 1）；心房率 >320 次 / 分。

（1）扑动波常在 Ⅱ、Ⅲ 和 aVF 导联上直立，且其波形、振幅和间期完全一致。

（2）扑动波间等电位线消失；持续的波动（锯齿）反映了由于冲动围绕折返环传导或冲动在左右心房间传导引起的持续电活动。

（3）QRS 间期规则；但可能存在不规则房室传导阻滞（即 2∶1 传导，3∶1 传导，4∶1 传导等，或文氏现象）。在存在不规则房室传导阻滞时，QRS 间期呈规律的不规则。

7. 心房肌内多个小折返环引起的心房颤动；心房率 >320~450 次 / 分或更快。

（1）此时心房活动紊乱，因而没有明显 P 波。取而代之的是形态、振幅和间期均不固定的颤动波。

（2）如果心房颤动近期发作，颤动波可能为粗颤波（振幅 >2 mm），而心房颤动长时间持续则可能为细颤波。

（3）QRS 间期不规则而且心率快慢取决于房室结的传导。

①正常房室结能够传导每一次冲动，心率最快可达 170 次 / 分。

②心室率 >200 次 / 分提示交感神经兴奋，而心室率 <100 次 / 分别提示房室结病变、使用房室结阻滞药物或迷走神经张力增强。

8. 由于房室结或房室交界区解剖病灶引起的交界性心动过速。

（1）心率为 100~220 次 / 分。

（2）任何 QRS 波群前均无 P 波。

① QRS 波群后可见倒置 P 波（逆行）伴有固定 RP 间期（室房传导的表现）。RP 间期可能短（短 RP 心动过速）也可能长（长 RP 心动过速）。

② aVF 导联的 P 波倒置，因该导联垂直于心房。

（3）QRS 间期规则且 QRS 波形和窦性节律的 QRS 波群相似，但交界性心动过速也可能出现心率相关的差异性传导。

9. 典型房室结折返性心动过速（AVNRT）是常见的室上性心动过速，心房率在 140~220 次 / 分之间。

（1）AVNRT 是由于房室结内存在双径路而产生的（图 1 和图 3）。

（2）快径传导速度快而不应期长，即复极和恢复兴奋性时间长；慢径传导速度慢而不应期短，即复极和恢复兴奋性时间短。

（3）两条传导通路在心房肌近端及希氏束远端相连，在房室结内形成折返环。

（4）典型的 AVNRT 由一个心房期前收缩触发，当心房冲动到达房室结时

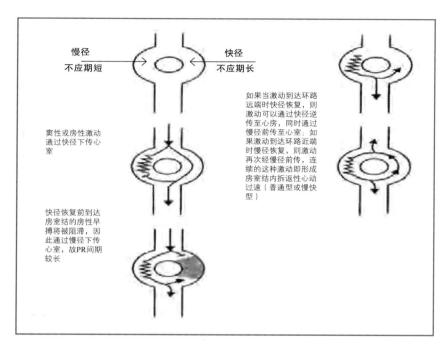

慢径　　　　　　　　快径
不应期短　　　　　　不应期长

如果当激动到达环路远端时快径恢复,则激动可以通过快径逆传至心房,同时通过慢径前传至心室;如果激动到达环路近端时慢径恢复,则激动再次经慢径前传,连续的这种激动即形成房室结内折返性心动过速(普通型或慢快型)

窦性或房性激动通过快径下传心室

快径恢复前到达房室结的房性早搏将被阻滞,因此通过慢径下传心室,故PR间期较长

图3　房室结折返性心动过速发生的电生理机制。解剖学病因是存在房室结双径路,即快径不应期长而慢径不应期短。

快径从不应期还未恢复,因而冲动沿着慢径传导到心室。由于传导速度慢,冲动到达折返环远端时快径已经恢复兴奋性或复极,所以可以通过快径逆传回心房。

①当冲动到达折返环近端时慢径已经复极或恢复兴奋性,冲动再次进入慢径。这个过程持续下去就产生了折返性心动过速,即 AVNRT。这种情况称为慢-快型(即冲动每次都通过慢径前向传导激动心室,并通过快径逆传引起心房活动。

②因而心室和心房同时或接近同时激动,一般 QRS 波群后未见逆行 P 波

或 P 波可能重叠在 QRS 波群末端无法辨别为 P 波,表现为 R′波或 S 波。

③典型 AVNRT 的一种变异是慢-慢型。通过慢径前传激动心室但逆传回心房的快径传递速度稍慢(一些房室结病变或药物作用的结果)。最终可见 P 波紧跟在 QRS 波群后并伴短 RP 间期。

10. 不典型 AVNRT 即快-慢型,在 QRS 波群后可见逆行 P 波伴有长 RP 间期。

(1)这是由于通过快径快速前向传导激动心室而通过慢径缓慢逆传激动心房而产生的。

(2)不典型 AVNRT 常由室性期前收缩引发,冲动通过快径向后传导被阻滞,只能通过慢径逆传到心房。当冲动到达折返环近端时快径已经恢复兴奋性,冲动通过快径快速前向传导激动心室。当冲动到达折返环远端时慢径已经恢复兴奋性,冲动再次进入慢径。这个过程持续下去就产生了不典型的 AVNRT。

11. 不典型 AVNRT 即快-慢型,在 QRS 波群后可见逆行 P 波伴有长 RP 间期。房室折返性心动过速(AVRT)是和显性旁路有关的常见室上性心动过速,可见于预激综合征即 Lown-Ganong-Levine 综合征(短 PR 间期且 QRS 波群正常)或 Wolff-Parkinson-White 综合征(短 PR 间期且 QRS 波宽大伴有 δ 波)(图1)。AVRT 也可由隐匿性旁路引起(PR 间期正常且 QRS 波群正常)。隐匿性旁路通常仅单向传导。

(1)这条旁路是第二条连接心房和心室的路径(和房室结-希氏束-浦肯野路径伴行)。这就产生了一个大折返。

(2)在 W-P-W 综合征中,旁路(Kent 束)直接连接心房肌和心室肌(图1)。

(3)在 L-G-L 综合征中,旁路(James 束)连接心房肌和希氏束(图1)。

(4)AVRT 频率一般在 140~240 次/分。

(5)以短 RP 心动过速最常见,即每一个 QRS 波群后均有一个逆行 P 波(至少在 aVF 导联 P 波倒置),并伴有固定的短 RP 间期。

(6)长 RP 心动过速较为少见,而无 RP 间期心动过速罕见。

(7)W-P-W 综合征有两种 AVRT 形式(图4)。

①正向房室折返性心动过速:这种情况下冲动通过正常房室结-希氏束-

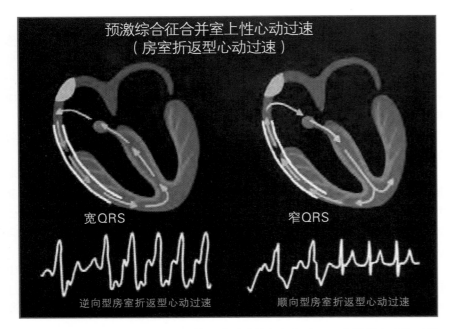

图4 W-P-W 的顺向或逆向折返性心动过速的解剖径路。二者都是旁路和正常房室结 - 浦肯野通路激动心房或心室,这两条径路近端在心房,远端在心室肌相联系形成大折返环。

浦肯野路径前向传导,通过旁路逆传回心房。因心室激动是通过正常传导系统,QRS 波形窄。然而可能存在心率相关性束支阻滞,从而出现典型的左束支阻滞或右束支阻滞的宽 QRS 波。QRS 波形态和预激时的窦性波群不相似。

②逆向房室折返性心动过速:这种情况下冲动通过旁路前传激动心室,通过正常的希氏束 - 浦肯野 - 房室结路径逆传到心房。因为心室肌是通过旁路而不是正常希氏束 - 浦肯野系统激动,所以 QRS 波群宽大畸形。室性心动过速也是由直接心室肌激动产生且 QRS 波形态异常,所以逆向房室折返性心动过速极易和室性心动过速混淆。逆向 AVRT 最重要的特征是心动过速时 QRS

波形态和窦性节律 QRS 波预激或异常传导一致。QRS 波完全预激,所以 QRS 波宽大畸形。

(8)有时存在隐匿性旁路,然而这些旁路只能传导从左心室到心房的逆传。向心室的前向传导将通过房室结 - 希氏束 - 浦肯野系统,而通过旁路逆传回心房。因而 AVRT 是正向传导而且 QRS 波形态正常或呈窄 QRS 波。

(9)在 L-G-L 综合征中,不论前向传导是通过正常希氏束 - 浦肯野路径还是旁路,AVRT 的 QRS 波形均窄而正常。这是因为旁路连接的是心房和希氏束。所以不论哪一条路径作为前传路径,均需要通过正常希氏束 - 浦肯野系统激动心室。一条路径前传激动心室,冲动通过另一条路径或旁路逆传激动心房。

宽 QRS 波心动过速

宽 QRS 波心动过速定义为 QRS 波群宽大(≥ 120 ms)的心动过速(心率 >100 次 / 分),原因可能是右束支传导阻滞、左束支传导阻滞、非特异性室内差异传导或未经希氏束 - 浦肯野系统的直接的室性激动或预激波。

宽 QRS 波心动过速原因

1. 室性心动过速。

2. 任何室上性心动过速(窦性心动过速、房性心动过速、房扑、房颤和 AVNRT)伴有心率相关的差异性传导或功能性束支阻滞。

频率相关性心律失常可能的原因是:

(1)潜在的传导系统异常。

(2)抗心律失常药物(IA 类或 IC 类)引起的传导减慢。

(3)高钾血症。

3. 任何室上性心动过速(窦性心动过速、房性心动过速、房扑、房颤和 AVNRT)伴原有的室内传导延迟或束支阻滞。

4. 任何室上性心动过速(窦性心动过速、房性心动过速、房扑、房颤和逆向性 AVRT)伴有旁路或预激。

5. 起搏器相关性心动过速

(1)起搏器介导的心动过速(无休止环行心动过速)。双腔起搏器和完好的室房传导以逆行激动心房,从而引起起搏器介导的心动过速。此时如果心房电极识别这个心房冲动,就能够起搏心室;当室房传导持续下去,就产生折返型心律失常(即无休止环行心动过速)。

(2)起搏器追踪性房性心律失常,即心房感知心室起搏。

宽 QRS 波心动过速鉴别的心电图线索

无论是什么原因,室上性心动过速呈 1∶1 房室传导(因而未见房室分离),而且每一次电冲动都通过相同路径(房室结 - 希氏束 - 浦肯野路径或旁路)传导到心室(图 5)。因而所有 QRS 波群和 ST-T 波形态相同。室性心动过速是由心室内折返路径绕过了正常希氏束 - 浦肯野系统,并且通过异常路径而直接刺激心肌。因此常见房室分离(快速心室率无法经房室结逆向激动心房),QRS 波形和 ST-T 波形改变。通过非浦肯野路径激动心肌造成心室激动顺序异常,从而引起心室激动方向的轻微改变(图 5)。这也改变了复极方向和 ST-T 波,但 ST-T 波的改变也可能是由于 P 波重叠的原因。

对于鉴别室性心动过速和室上性心动过速伴差异性传导最重要且最有用的心电图表现有:

1. 出现房室分离(即 PR 间期或 RP 间期不规则,P 波和 QRS 波间无关系)和心室率大于心房率是心室心动过速最重要的特征。

(1)P 波不是必须出现。P 波出现只和部分 QRS 波有关而不是所有 QRS 波有关则诊断房室分离。

(2)室上性心动过速出现房室分离罕见。

(3)出现室性融合波或室性夺获(也叫 Dressler 搏动)同样支持房室分离的诊断。经房室结间断前向传导引起部分(融合)或完全心室夺获,产生 QRS 融合波(即一个冲动经过房室结前向传导和另一个起源于心室肌的冲动相融合)或夺获。

(4)QRS 融合波或 QRS 波群完全夺获不会侵入折返环,潜在的室性心动过速不会受到影响。

(5)融合波或夺获波更常见于心室率慢的室性心动过速。此时室性冲动更少逆传到房室结,就允许更多的心房冲动前向穿过房室结。

2. 可见到非频率相关的 QRS 波形态改变,但一般情况下 QRS 波形态变化微小。

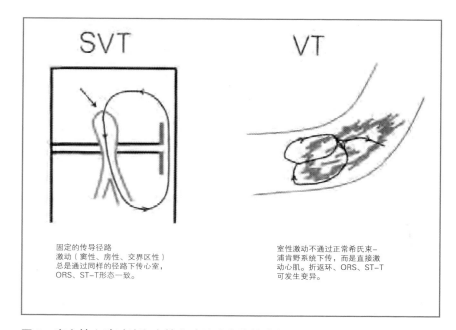

图 5 室上性心动过速和室性心动过速有关的路径。任何室上性心律失常(窦房结、心房或房室结)的每一次冲动都通过相同路径(即房室结 - 希氏束 - 浦肯野系统或旁路)传导到心室。起源于心室肌的冲动不沿着固定的路径传导,因而心室激动方向不恒定。

(1)室上性心动过速(无论什么原因,即窦房结、心房或房室结)时,心室常通过相同路径激动,路径可以是房室结 - 希氏束 - 浦肯野系统也可以是旁路。

(2)因为激动顺序一样,所有室上性心动过速 QRS 波形一致。相反,由于心室肌内小折返环的存在,心室激动绕过希氏束 - 浦肯野系统,从而产生室性心动过速。

(3)因为心室激动向量的改变,心室激动方向和心肌细胞激动顺序发生变化。

化,因而 QRS 波群形态可能存在微小的非心率相关性差异。

（4）明显的 QRS 波形态和电轴改变是多形性室性心动过速的诊断标准。

3. 复极化微小差异引起的非频率相关性 ST 段和 T 波改变可能是由于去极化顺序微小差异或伴有类型不一的叠加 P 波的房室分离所致。

4. 无人区电轴（即 QRS 波群在 Ⅰ 导联和 aVF 导联负向）。这一般不见于任何类型的室上性波群,因为任何形式的差异性传导都不出现无人区电轴。原因可能有两个:

（1）两种异常同时存在。例如,后壁心肌梗死和左前分支传导阻滞、后壁和前壁心肌梗死、左后分支传导阻滞和前壁心肌梗死、右室心肌肥厚伴电轴右偏和前壁心肌梗死或左前分支传导阻滞。这种情况下,QRS 波群呈室上性激动波形。

（2）伴有宽 QRS 波群,无人区电轴可出现在心室激动绕过正常希氏束－浦肯野系统的任何情况。这包括了室性期前收缩、起搏性 QRS 波（大部分出现在双室起搏）或预激综合征。

5. 和窦性 QRS 波群相比的电轴大范围偏移同样重要。QRS 波群电轴显著偏移,特别是电轴极度左偏提示室性心动过速,但无法明确诊断。电轴右偏或正常电轴不支持任何一种诊断。

6. 正向同向性,即胸前导联(V_1~V_6)高大 R 波。

（1）没有一种差异性传导与 QRS 波正向同向性相关。可见于心室激动绕过正常希氏束－浦肯野系统的任何情况,这包括了室性期前收缩、起搏性 QRS 波（大部分出现在双室起搏）或预激综合征。

（2）相反,QRS 负向同向性（即 V_1~V_6 导联出现深 QS 波群）可见于典型左束支阻滞。因此负向同向性意义不大。

7. QRS 波时限 >160 ms 不常见于束支阻滞,但可见于室性期前收缩。

（1）需除外扩张型心肌病和高钾血症。扩张型心肌病 QRS 波时限为 200~220 ms,高钾血症可以使室上性 QRS 波增宽 >160 ms。

（2）QRS 波增宽 >240 ms 仅见于高钾血症。

8. 一般情况下差异性传导是由心室终末部分传导延迟引起（即左束支传导阻滞或右束支传导阻滞）,造成该束支支配的心室激动终末部延迟。当初始

心室激动依然通过正常束支和浦肯野系统时,QRS 波的初始向量时限（即 <0.1 s）和形态都正常。左右心室激动延迟导致 QRS 终末部延迟（即在 V_1 导联呈 R 波,在 V_5~V_6 导联呈 S 波）。相反,室性心动过速心室激动不经过浦肯野系统而是直接激动心肌。直接激动心肌传导速度慢,因而整个 QRS 波（包括起始部分）增宽,说明了冲动传导广泛减慢。

（1）任何胸前导联出现 R/S 波形且 R 波宽于 S 波（R/S>1）,或 R 波时限 >100 ms,则强烈提示室性波或心室激动绕过正常希氏束－浦肯野系统的任何情况,包括了室性期前收缩、起搏性 QRS 波（大部分出现在双室起搏）或预激综合征（图6）。R/S>1 也可见于扩心病,扩心病时冲动在心室肌传导广泛减慢。

（2）相反,R/S<1 或 R 波时限 <100 ms 代表起心室激动时限正常,因而强烈提示宽 QRS 波的原因是差异性传导。

9. V_1 导联和 V_6 导联上出现无法确定的特殊的 QRS 波形帮助不大,尽管可能提示特殊原因。

（1）此类关系是基于统计相关性得出的结论,因而可能有重叠。

（2）重要的是支持室性波的形态学标准同样可见于窦性节律伴显著室内传导差异,这限制了其鉴别意义。

（3）而且在鉴别室性波或预激波时,同样无法确定。

被推荐的形态学标准包括:

① V_1 导联上单向 R 波或双向 qR 波支持 VT;这意味缺少 RSR′型。

② V_1 导联上三相 RSR′波或 RsR′波（也叫兔耳征）通常支持室上性节律。例外的是,RsR′波的 R 波（起始的直立波）高于 R′波（终末的直立波）,此时提示 VT。

③ V_6 导联上 rS 波（R 波小于 S 波）支持 VT。相反,V6 导联上 Rs 波（R 波大于 S 波）支持室上性节律。

④ V_1 或 V_2 导联上宽大起始 R 波持续 40 ms 或更多支持 VT。相反的,V_1 或 V_2 导联未见起始 R 波,或可见小 R 波,持续时间小于 40 ms 支持室上性节律。

⑤ V_1 或 V_2 导联上 S 波下行支有顿挫并且从 QRS 波起始至 QS 或 S 波最

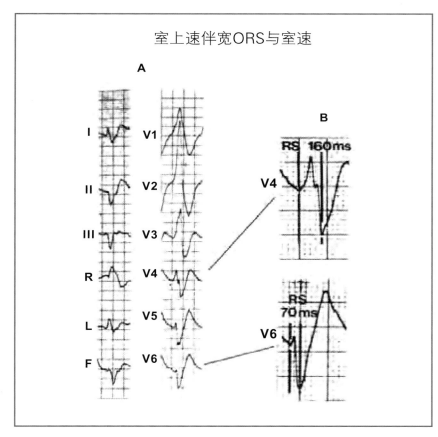

图6 R波和S波间期宽度的关系有助于鉴别宽QRS波的原因是室上性波伴差异性传导还是室性波。

低点持续时间≥60 ms支持VT。相反，V_1或V_2导联S波快速平滑下降且间期<60 ms支持室上性激动。

⑥在V_6导联出现有意义的Q波或QS波支持室速，相反，在V_6导联无Q

波支持室上速。

差异性传导

室上性QRS波宽于120 ms定义为差异性传导，可能发生在以下情况：

1. 经希氏束-浦肯野系统的传导弥漫性减慢（室内差异性传导）或左右束支存在阻滞（束支阻滞）。

传导异常（即传导速度减慢）可能由于：

（1）潜在性传导系统疾病。

（2）使用抗心律失常药物（减慢冲动传导）。

（3）高钾血症（减慢冲动传导）。

①当冲动传导异常时出现心率相关性QRS波增宽，则应为功能性束支阻滞。

②经希氏束-浦肯野系统呈"全或无"传导（即希氏束-浦肯野系统要么完全传导，要么不传导）。

因而出现束支阻滞时，无论心率多少，传导速度将保持一致。传导经过希氏束-浦肯野系统时减慢，但在任何心率下一致。如果单个束支阻滞而其他束支传导正常，也不会随着心率改变。因而QRS波群突然增宽且保持恒定。

（4）当经过希氏束-浦肯野系统传导减慢是由于室内差异性传导或使用抗心律失常药物，QRS波应随着心率增加而逐渐增宽。

①使用抗心律失常药物时，QRS波随着心率增加而逐渐增宽的原因是这些药物的使用依赖性（特别是IC和IA类药物）。

②快心室率时钠通道逐渐受阻引起0期去极化速率逐渐减慢，这决定了冲动传导的速率。

2. 差异性传导常由希氏束-浦肯野系统不应期延长引起。

（1）一般情况下，当心率慢时希氏束-浦肯野系统不应期长，而心率快时不应期缩短，从而允许希氏束-浦肯野系统在较快心率时的传导性。这种不应期的心率依赖性改变和交感神经兴奋或其他原因无关，仅仅和心率相关。

（2）当心率突然改变时，即从慢心率（长RR间期）变为快心率（短RR间期），希氏束-浦肯野不应期不能立刻调节，结果冲动不能通过传导系统的一部分导致阻滞而形成差异性传导。

①这就是阿斯曼现象,表现为 QRS 波差异性传导跟随在长 - 短 RR 间期后发生。

②如果长 RR 间期(慢心率)在心室率突然增快(即短 RR 间期)后出现,短间期后的波群增宽或畸形可能是由于冲动传导经过某个束支失败造成的。

③跟左束支相比,右束支不应期更长,所以差异性传导波形常为右束支阻滞型。

④阿斯曼现象常见于房颤,因为房颤的 RR 间期或心率不断改变。然而也能见于心率突然加快(RR 间期缩短)时,如房性心律失常(房性心动过速、房扑或房室结折返性心动过速)的起始。

⑤虽然差异性传导的 QRS 常常只有一个,但数个连续的 QRS 波也能出现阿斯曼现象。这种连续的差异性传导波是由于右束支阻滞时冲动经左束支传导后逆传经过右束支,引起右束支维持不应期的延长而产生连续数个右束支阻滞波形。

3. 差异性传导也常见于预激综合征,主要是 W-P-W 综合征。这种情况下房室间有两条通路(即房室结 - 希氏束 - 浦肯野系统和 Kent 束旁路)。

(1)冲动经两条路径从心房传导到心室,而经两条路径激动心室肌造成心室波融合。

(2)当旁路绕过房室结时,经旁路传导到心室更快。此时 PR 间期短(或实际上是 PR 段缩短)且 QRS 波增宽。

(3)宽大 QRS 波或差异性传导 QRS 波是因为心室起始经旁路激动(因而造成预激)造成的。

①因为冲动经心室肌细胞而直接激动心室肌,所以较浦肯野系统传导缓慢。

②QRS 波起始部分增宽、上升缓慢或顿挫,形成 δ 波。

③其余心室除极是通过正常房室结 - 希氏束 - 浦肯野系统,所以起始外的 QRS 波窄,QRS 波表现为宽底窄峰。

④δ 波的宽度取决于经过房室结传导的速率。如果房室结传导速率慢,更多的心室激动经旁路传导,从而引起更短的 PR 间期和更宽更明显的 δ 波(即预激更充分)。如果房室结传导更快,更少的心室激动经旁路传导造成 PR 间期延长和 δ 波变窄且不明显。所以 QRS 波和 PR 间期变化不一。

⑤即使没有心率改变时也能自发出现。因为自主神经兴奋只影响房室结传导,这就是手风琴效应。

(4)W-P-W 综合征中的差异性传导或预激 QRS 波可出现任何室上性心动过速,包括窦性心动过速、房性心动过速或房扑。如前所述也可见于逆向型 AVRT。

(5)W-P-W 综合征中的差异性传导也可见于房颤。这种情况下心房活动不规则,心房率达到 450~500 次 / 分。所以房室结和旁路被冲动快速地"激动"。经哪一条路径传导是随机的,取决于冲动起源部位和旁路位置以及旁路的不应期。

(6)由于房室结不应期的存在,房室结经常不能传导心率超过 170 次 / 分的冲动,尽管交感神经兴奋下时房室结传导增强且心室频率可能更快。然而,旁路通常不应期更短,因而在更快心率情况下依然可以传导心房冲动。心室在心率高达 300~350 次 / 分的情况下也能够兴奋,即使心室肌正常也可能发生室性心动过速。

(7)和 W-P-W 综合征中房颤有关的一个重要发现是心率和 QRS 波形宽度无关,即可以存在窄 QRS 波形伴短 RR 间期以及宽(差异性传导或预激)QRS 波伴有长 RR 间期。

(8)而且,QRS 宽度的改变是和心率无关的。这反映了 W-P-W 波是一种融合波,且宽度的改变取决于旁路和房室结 - 希氏束 - 浦肯野系统对心室肌激动的相对比例。

一名 62 岁男性患者,既往有高血压病史,因新发心悸至主治医师处就诊。症状发作、终止无先兆,持续数分钟至 1 小时左右。患者诉心悸特别易在早晨发作。

患者身体状况较前无改变,特别强调患者否认劳力性胸痛、气短,亦无晕厥先兆。医生给他描记了心电图。

什么异常可以解释患者的临床表现?

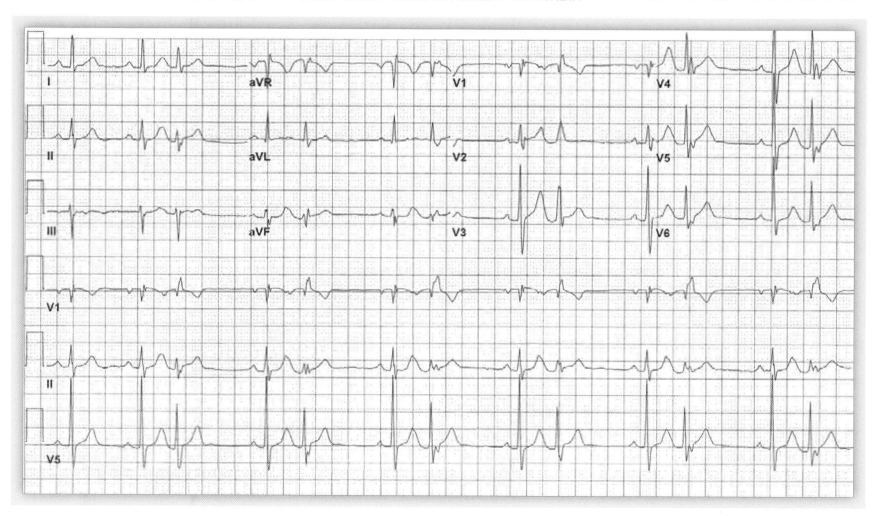

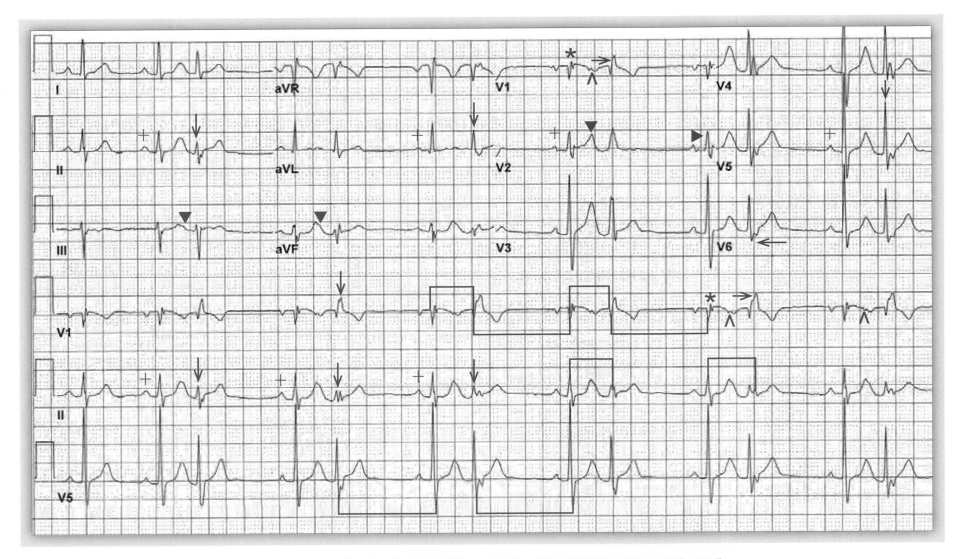

心电图 1 的分析：正常窦性心律，逆钟向转位，房性早搏二联律合并频率依赖性右束支传导阻滞。

心电图表现为规则的长 RR 间期（ ⌣ ）和短 RR 间期（ ⌢ ）相间的规律的不规则心律。此外,既有窄的 QRS,也有宽的 QRS。总的心率是 78 次 / 分。在每一个窄 QRS 前可见 P 波(+)，PR 间期固定(0.16 s)。P 波在 I、II、aVF 和 V₄~V₆ 导联直立,因此,这些是窦性 QRS 波群。QRS 波群时限正常(0.10 s),电轴正常 0° 左右(I 导联 QRS 正向,aVF 导联双向)。QT/QTc 间期正常(390/450 ms)。V₁ 导联有 r′ 波(∗),表示右心室传导延迟,V₂ 导联 R 波高大,提示胸前导联早期过渡(▶)。这是由于心脏的逆钟向转位导致(也就是在水平面电轴的改变)。这是通过假想的心脏长轴从横膈下方来进行观察。当存在逆钟向电轴转位时,左心室的向量在胸前导联提早出现(早期过渡),因此,V₂ 导联出现高大 R 波。

每个窦性 QRS 波群后,有一个提早出现的波群(↓)(表现为短 RR 间期),此前也有 P 波(∧),在 V₁ 导联最容易观察到,但是在 III、aVF、V₂(▼)导联亦可以观察到 T 波上的切迹。T 波导联上升和下降支正常应该是平滑的。任何 T 波上的切迹、挫折或不规则强烈提示有叠加的 P 波。P 波形态不同于窦性 P 波。PR 间期也长于窦性 P 波(0.20 s)。因此,这是房性早搏。在早搏的 P 波后,有增宽的 QRS 波群(0.12 s),形态呈右束支传导阻滞,也就是 V₁ 导联 RSR′ 和 I、V₄~V₆ 导联宽钝的 S 波。这些房性早搏呈二联律(每隔一个窦性波群有一个房性早搏);QRS 波群呈右束支传导阻滞样差异传导,代表频率相关性功能性束支传导阻滞。

心悸很可能是频繁房性早搏的结果。心悸的感觉通常是早搏以后的停搏所致,在这期间心室的舒张期充盈延长。因此,在心室收缩时,舒张末期容量增加通过 Sartling 效应导致心脏收缩力增加。心脏收缩力增加和心输出量增加导致心悸的感觉。房性早搏通常是良性的,不需要特殊处理。应该向患者详述心悸是良性心律失常,以消除患者焦虑。■

病例 2

　　一名 70 岁的男性患者诉说常于早晨发作心悸,心悸持续几个小时可自发缓解。患者否认任何伴随症状。他是一名竞技高尔夫运动员,在没有球童或电车帮助时打 18 洞高尔夫也没有任何体力降低。

　　经过进一步询问,他注意到这些症状似乎仅在周末发作。当症状发作时他常在办公,因为这个原因,他认为症状也许与他早晨喝咖啡有关,而且他只在周末喝咖啡。在就诊之前,他连续喝了 3 杯咖啡。

　　体格检查时,患者看起来正常,比他实际年龄要年轻,体检除了脉搏快、不规则外,没有发现其他异常。听诊时,因为心跳不规则,第二心音正常分裂消失,心电图如下。

患者症状的原因是什么?
听诊时的发现如何解释?

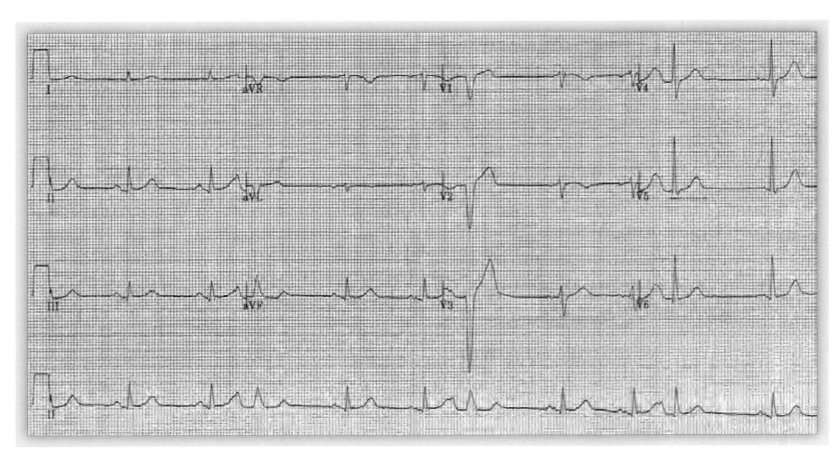

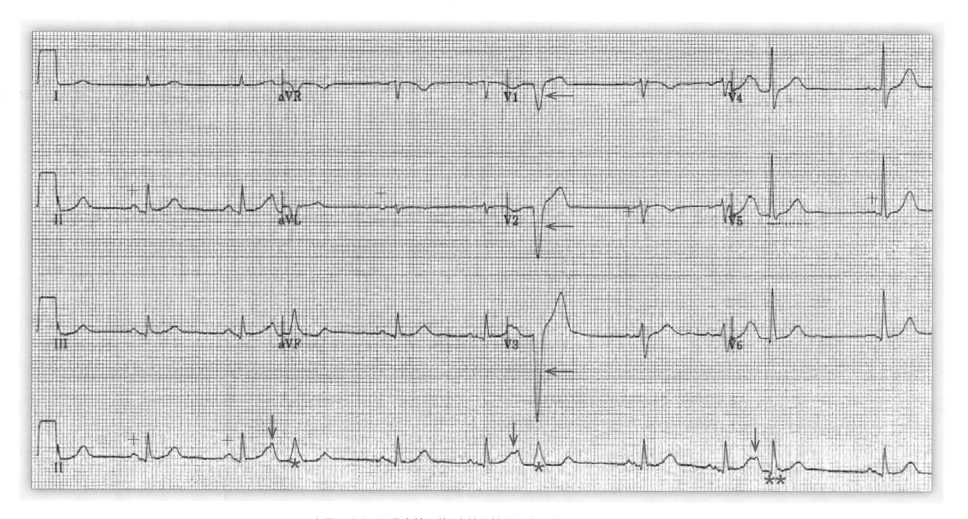

心电图 2 分析：**正常窦性心律，房性早搏伴频率依赖性左束支传导阻滞。**

心电图节律呈规律地不规则，心率为 60 次 / 分；不规则的节律为 3 个早搏波形所致（*）。在每一个 QRS 波群前均有 P 波（+），PR 间期固定（0.20s）。P 波在 Ⅰ、Ⅱ、aVF 和 V$_4$~V$_6$ 导联直立。因此，这是正常的窦性心律。QRS 波群时限正常（0.08s），形态正常，电轴在 0°~+90°（Ⅰ 导联、aVF 导联 QRS 正向）。QT/QTc 间期正常（400/400 ms）。第 3、6、9 个 QRS 波群为早搏（*，**）。每个早搏前均可见提早出现的 P 波（T 波上的切迹）（↓）。T 波上升、下降支应该平滑，出现切迹常常是叠加了 P 波所致。所以这些是房性早搏。因为，每 3 个波群出现 1 个房性早搏，故称为房性早搏三联律。

第 3、6 个房性早搏的 QRS 波群增宽（0.16s），呈左束支传导阻滞形态 [Ⅱ、aVF 导联宽钝 R 波，深 QR 波位于 V$_1$~V$_3$ 导联（←）]。因此，这些左束支阻滞形态的房性早搏是因为频率依赖性差传或功能性束支传导阻滞所致。最后一个早搏（第 9 个波群）没有左束支传导阻滞样差传，可能与这一早搏与其前的窦性搏动间配对间期轻度延长有关。

正常的第 2 心音两个成分为主动脉瓣关闭和紧接其后的肺动脉瓣关闭。在左束支传导阻滞时，主动脉瓣关闭延迟，A2 可能更接近或重叠，甚至在 P2 之后（根据传导延迟的程度）。实际上左束支传导阻滞伴随的反常性第 2 心音分裂是不正常的。当吸气时，P2 延迟，接近 A2，分裂减轻。呼气时，P2 提前，远离 A2，因此分裂明显。■

一名 44 岁的男性患者表现为疲乏、无力,他热衷于山地自行车运动,但发现过去数月不能完成 6 个月前同样的路线。尽管增加训练计划,但他再也不能达到自己的耐力目标。

他没有进行任何医学诊断,也没有服用药物。患者的家族史中,父亲于 65 岁时卒中。

他的既往史没有什么特别之处。作为诊断计划之一,进行了心电图检查(心电图 3A)。

在随访时重复了心电图检查(心电图 3B)。

心电图 3A

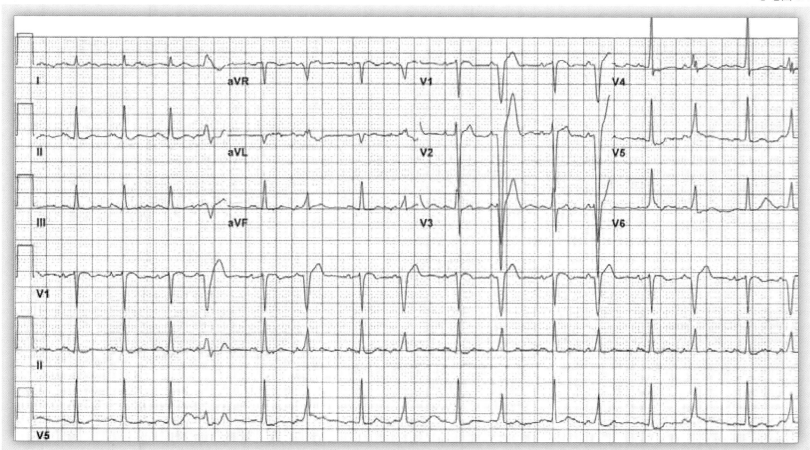

几周后,患者诉乏力显著加重,并有劳力性呼吸困难。尽管经过全面的回 顾,病史也没有特别改变。再次进行了心电图检查(心电图 3C)。

心电图 3B

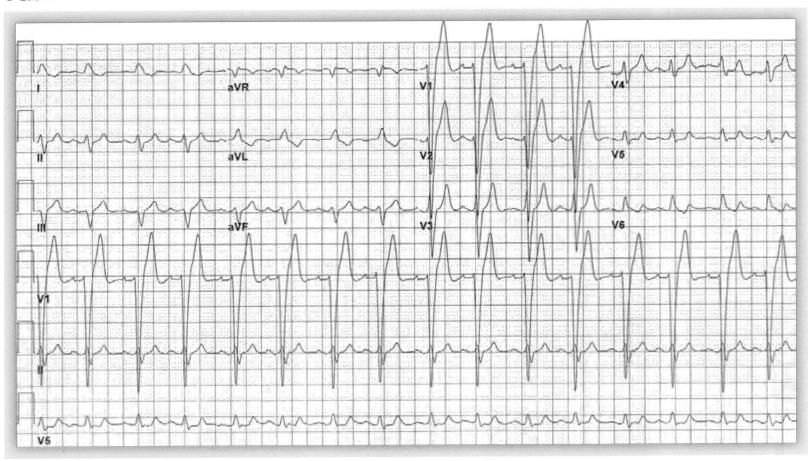

心电图 3A 有什么异常?

心电图 3B 提供了什么进一步的信息?

基于心电图 3C,患者症状的病因是什么?

心电图 3C

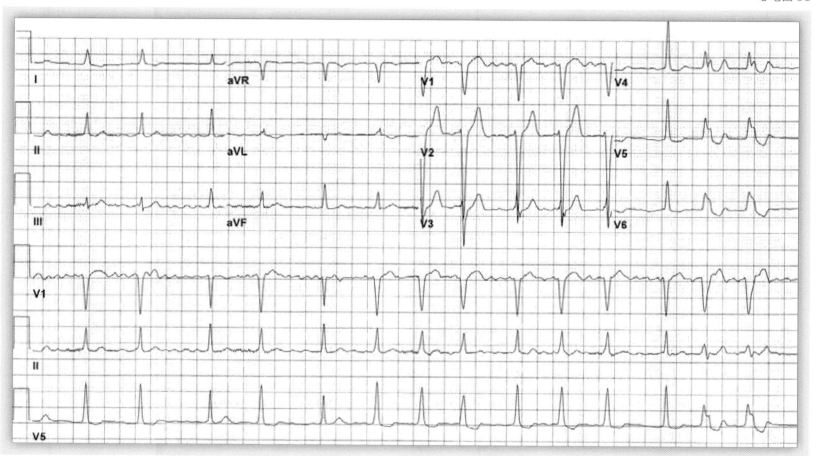

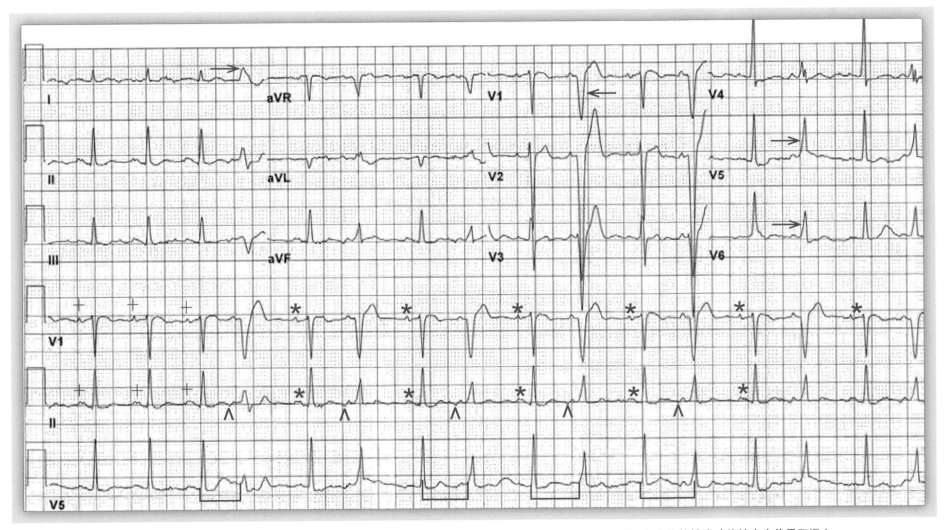

心电图 3A 分析：正常窦性心律，左房肥大或异常（二尖瓣形 P 波），房性早搏二联律伴左束支传导阻滞（频率依赖性或功能性束支传导阻滞）。

心电图 3A 显示为 96 次 / 分的规律的不规则心律。前 3 个 QRS 波群时限正常、规则（100 次 / 分）。每一个 QRS 波群前均有 P 波（+），PR 间期稳定（0.16s）。在 I、II、aVF 导联 P 波正向。这些是窦性波群。P 波轻度增宽，可见切迹，特别是在 II、aVF 导联，提示左心房肥大或左房异常。在这之后，每隔一个 QRS 波群出现一个类似前 3 个波群的窄 QRS 波群。其前均有 P 波（*），PR 间期稳定，和前 3 个 QRS 波群相同（0.16 s）。因此，这些都是窦性搏动。在这些窦性搏动之后，均有提前的不同形态的 P 波（∧）（II 导联为负 - 正向）和不同的 PR（0.12s）。这是一个房性早搏。在提前的 P 波后有提前的宽 QRS 波群（0.14s），这也是短 RR 间期（⎵）和不规则心律的原因。所有的短 RR 间期都相同，提示窦性心搏和房性早搏间固定的配对间期。QRS 波群呈典型的左束支传导阻滞 [V₁ 导联深 QS 波（←），I、V₄~V₆ 导联高 R 波（→）]。因此，这些房性早搏形成了二联律，并且呈频率依赖性左束支传导阻滞。每一房性早搏后有代偿间歇，这形成了长 RR 间期。在缓慢心率时，房性早搏后的窦性心搏时限、形态正常，电轴 0~+90°（I、aVF 导联 QRS 正向）。QT/QTc 间期正常（300/380ms）。

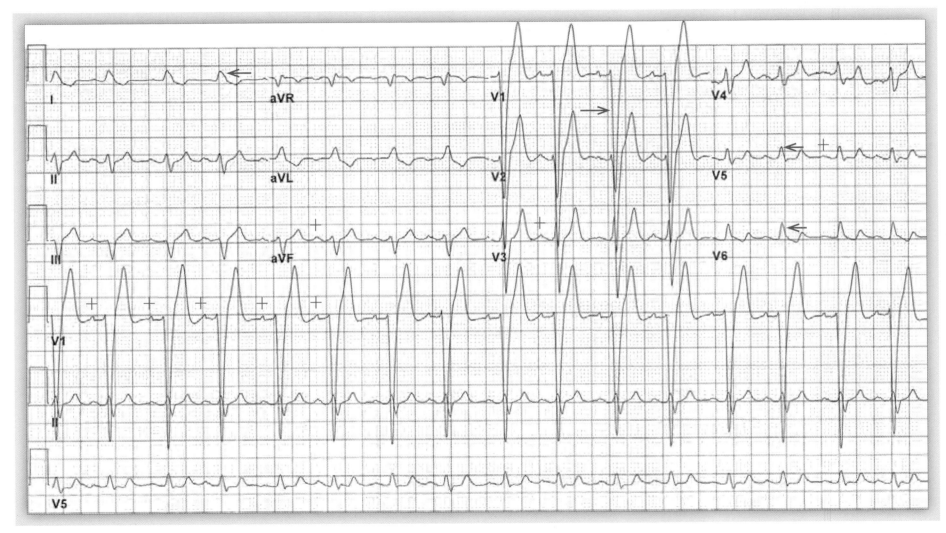

心电图 3B 分析：**正常窦性心律，左束支传导阻滞。**

心电图 3B 和 3A 来自于同一名患者。心律规则，心率为 98 次 / 分。每一 QRS 波群前均有 P 波（+），PR 间期稳定（0.16s）。P 波在 Ⅰ、Ⅱ、aVF 和 V_4~V_6 导联直立。因此，这是正常的窦性心律。QRS 时限延长至 0.14s，呈左束支传导阻滞样形态 [V_1 导联宽 QS 波（→），Ⅰ、V_5~V_6 导联宽 R 波（←）]，QRS 形态与心电图 3A 上的差传的房性早搏时 QRS 相同。心率稍快于窦律时的心率，因此这是心率依赖性左束支传导阻滞。电轴约为 -30°（Ⅰ 导联 QRS 正向，aVF 导联 QRS 负向，Ⅱ 导联双向）。QT/QTc 轻度延长（360/460ms），但是考虑到 QRS 增宽的因素后 QT/QTc 仍正常（300/380ms）。

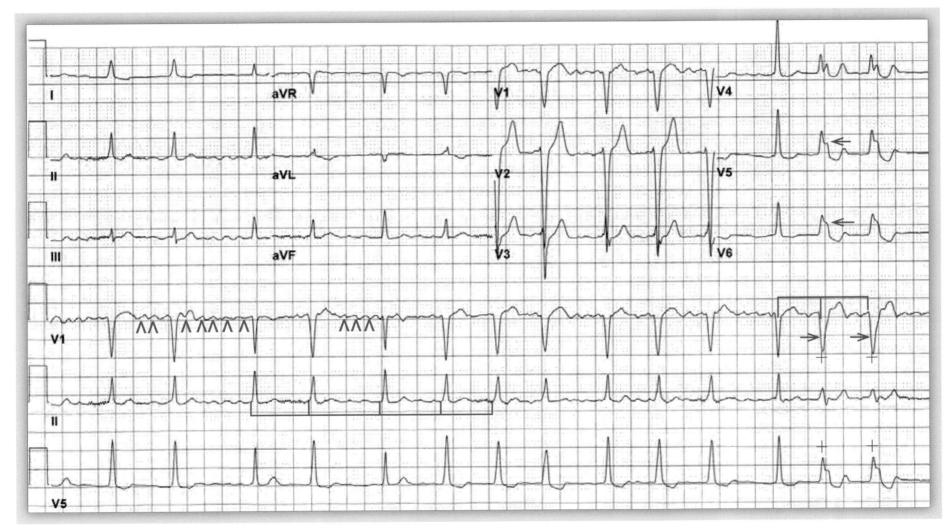

心电图 3C 分析：**心房颤动伴间歇性频率依赖性左束支传导阻滞。**

心电图 3C 与 3A、3B 均为来自同一名患者。节律绝对不规则，QRS 之前或之后均无明显 P 波。因此，这是心房颤动，在 V_1、Ⅱ 导联可见颤动波（∧）。颤动波形态、振幅和间期均不规则。QRS 时限正常（0.08s），QRS 电轴、形态和心电图 3A 的窄 QRS 形态相同。QT/QTc 间期也相同。但是，最后两个 QRS 波群（+）增宽，呈左束支传导阻滞样形态 [V_1 导联为深 QS 波（→），V_5~V_6 导联呈宽 R 波（←）]，与心电图 3B 中的 QRS 形态相同，也与心电图 3A 中差传的房性早搏 QRS 波群的相同。从图中可见，左束支传导阻滞形态的 RR 间期（⌐）短于窄 QRS 间期的 RR 间期（⌣）。因此，这是频率依赖性左束支传导阻滞，从而也证实心电图 3A 中房性早搏及心电图 3B 为频率依赖性左束支传导阻滞形态。

患者的症状很可能是心房颤动的结果。心房颤动可对血流动力学产生多方面的影响，进而影响每搏输出量、心输出量，导致患者出现乏力和劳力性呼吸困难的症状。这些血流动力学的改变包括：失去心房收缩，降低了左心室的充盈；快速心室率缩短舒张期，降低舒张期充盈时间；不规则的 RR 间期改变及降低 Starling 效应；对每搏输出量降低的多方面神经内分泌的适应可增加外周血管阻力，进一步降低每搏输出量。这包括交感神经系统和肾血管紧张素–醛固酮系统的激活。∎

一名 44 岁男性酒精滥用患者在新发劳力性气促和胸闷后进行运动试验。
心电图 4A 为基线图形,心电图 4B 为中度运动时的图形。

心电图 4A

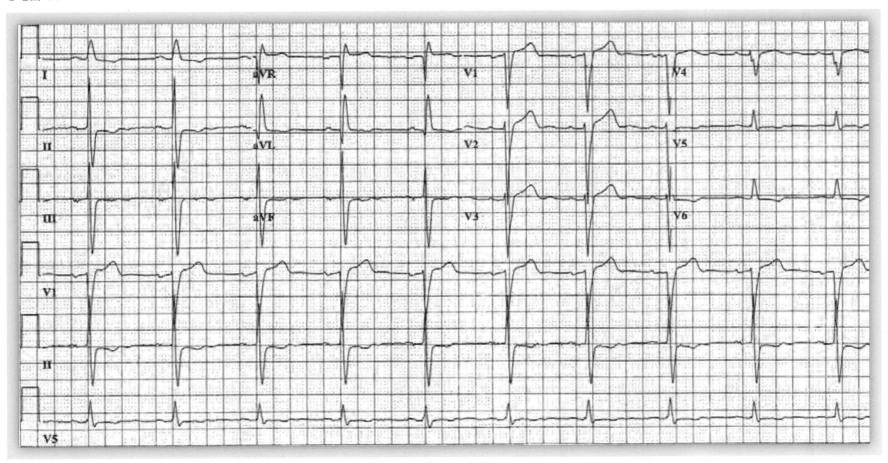

心电图 4A 有什么异常？

心电图 4B 有何异常，可能和心电图 4A 有何联系？

心电图 4B

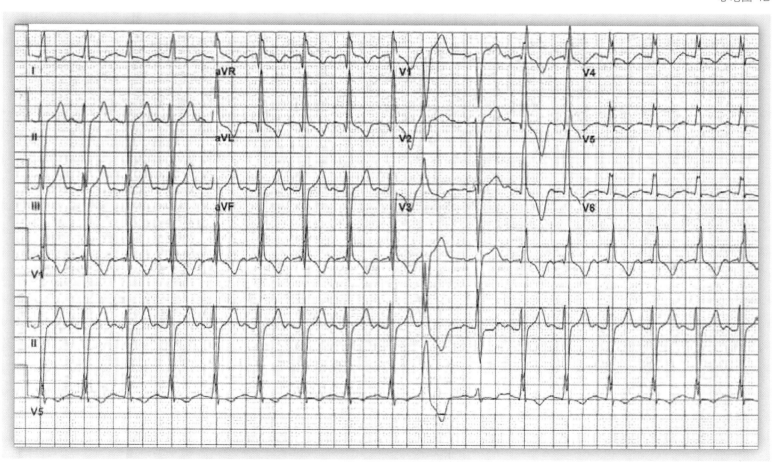

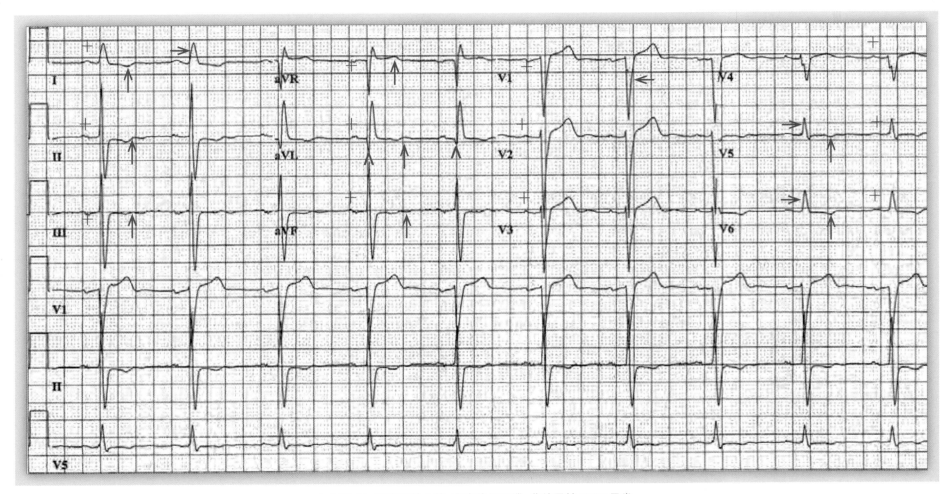

心电图 4A：正常窦性心律，室内传导阻滞，非特异性 ST-T 异常。

心电图 4A 中,心律规整,心率为 60 次 / 分。每一个 QRS 波群前均有 P 波(+),PR 间期相等(0.20s)。P 波在 I、II、aVF 和 V₄~V₆ 导联直立,因此,这是窦性心律。QRS 增宽(0.12s)。尽管 QRS 形态类似于左束支传导阻滞 [I、V₅~V₆ 导联呈宽 R 波(→),V₁ 导联呈 QS(←)],但 aVL 导联存在间隔 Q 波(∧)。左束支的间隔支分布于室间隔;其初始激动方向从左向右,在 V₁ 导联表现为小 R 波,在 I、aVL 和 V₅~V₆ 导联表现为小的间隔 Q 波。左束支传导阻滞时,这一分支也发生阻滞,不能产生激动。所以,左束支传导阻滞时无间隔 Q 波。因此,存在间隔 Q 波提示不是左束支传导阻滞,而是室内传导延迟。电轴正常,约为 0°(QRS 在 I 导联正向,在 aVF 导联双向)。QT/QTc 间期正常(440/440ms)。图中还可见广泛的 ST-T 改变(↑)。

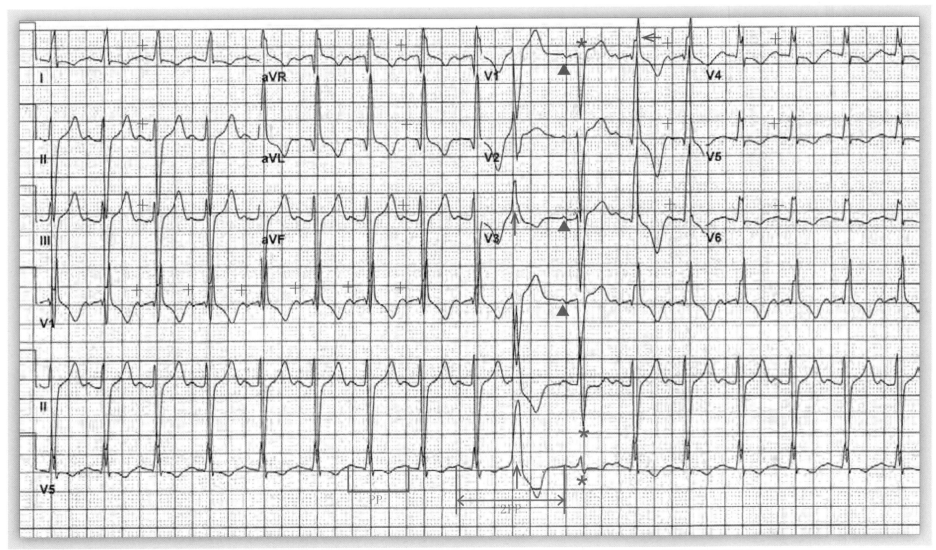

心电图 4B 分析:**窦性心动过速,频率依赖性左前分支阻滞,频率依赖性右束支传导阻滞,室性早搏伴完全代偿间歇。**

心电图 4B 与 4A 来自同一名患者。节律规整,心率为 100 次 / 分。每一个 QRS 波群前均有 P 波(+),PR 间期相等(0.20s)。P 波在 I、II、aVF 和 $V_4 \sim V_6$ 导联直立。因此,这是窦性心律。

QRS 波群时限延长(0.14s),形态类似于右束支传导阻滞 [V_1 导联 QRS 波群为 RSR'(←),尽管在 I、$V_5 \sim V_6$ 导联无宽 S 波]。心电轴极度左偏 -30°~-90°(I 导联 QRS 正向,II、aVF 负向)。电轴极度左偏有两种原因,一种为下壁心肌梗死在 II、aVF 导联表现初始 Q 波,另一种为左前分支阻滞时 QRS 呈 rS,就像在这一病例中所见一样。因此,这幅图即为左前分支阻滞。QT/QTc 轻度延长(360/460ms),但考虑其 QRS 时限延长,QT/QTc 亦正常(320/410ms)。

第 10 个 QRS 波群为早搏(↑);QRS 增宽,其形态异常,QRS 前无 P 波。因此,这是室性早搏。室性早搏后有完全代偿间歇(↔)[即,早搏前后的 PP 间期为基础窦性心律的 PP 间期 2 倍(ᘳ)]。室性早搏代偿间歇后的 QRS(*)波群增宽(0.12s),类似于左束支传导阻滞,电轴轻度左偏(II 导联 QRS 波群正向)。QRS 波群形态、时限、电轴和心电图 4A 相同。在这一 QRS 波群(▲)前可见 P 波,与其他窦性 P 波相同(+)。所以,当心率为 100 次 / 分时,表现为频率依赖性右束支传导阻滞和左前分支阻滞。尽管频率依赖性束支传导阻滞更常见,但也可能是频率依赖性分支传导阻滞。■

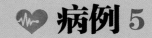

一名 72 岁陈旧性心肌梗死、左室功能正常患者出现精神萎靡、运动能力降低。患者述过去数月,完成日常 2 英里(1 英里 =1.609 km)的步行变得困难,日常活动容易疲劳。

她否认近期疾病史,无发热、肉眼出血或潜血,无情绪异常。近期也无社会应激因素干扰,医疗方案近期无更改。

体格检查时,患者外表正常,比实际年龄年轻,心率不规则 60 次 / 分,血压为 124/62mmHg(1 mmHg=0.133 kPa),无特别异常体征。

采集了心电图用于评估。

什么异常改变能解释患者的症状?

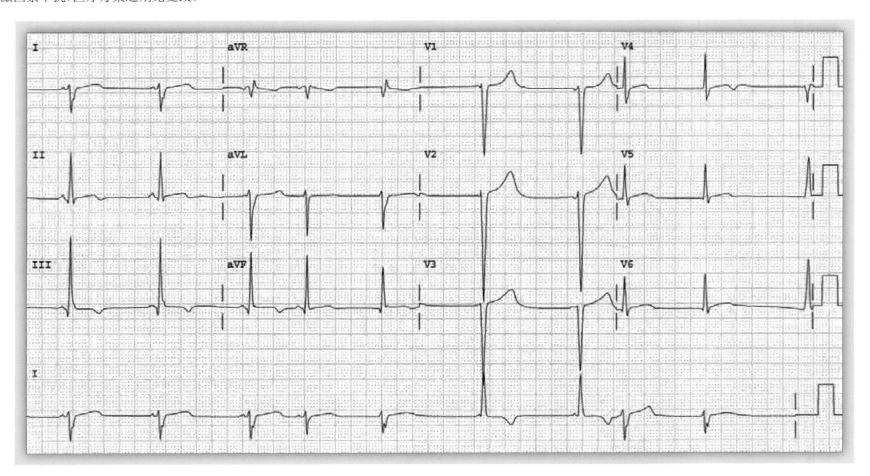

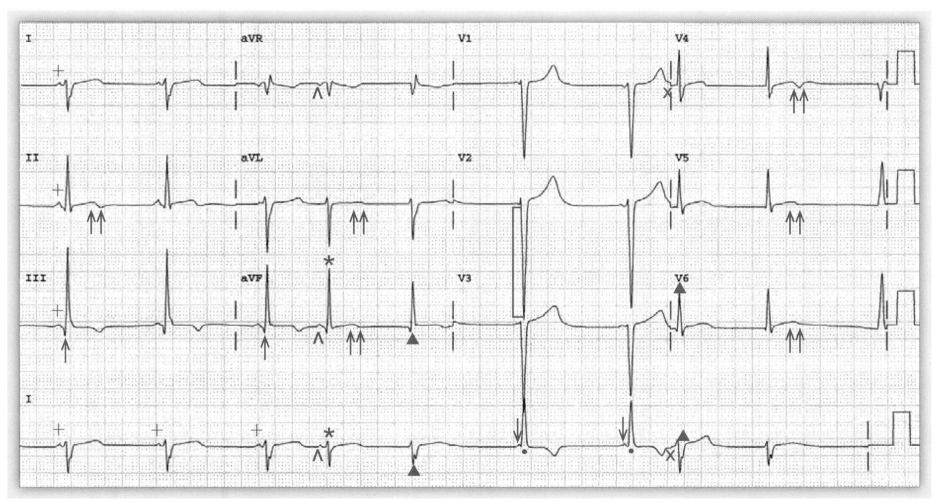

心电图 5 分析:**窦性心动过缓,短 PR 间期,电轴右偏合并左后分支阻滞,房性早搏,交界区逸搏,非特异性 ST-T 改变,下壁心肌梗死 。**

心律不规整，心率为 60 次 / 分。起始 3 个 QRS 波群规则（50 次 / 分）。每个 QRS 前均有直立的 P 波（+），PR 间期稳定（0.12s）。QRS 时限正常（0.10s），Ⅰ 导联呈 rS 形提示电轴右偏，电轴 +90°~+180°（Ⅰ 导联 QRS 负向，aVF 导联直立。电轴右偏未合并其他特定病因的心电图异常时称为左后分支阻滞，如：侧壁心肌梗死，右心室肥厚，左右手导联接反，右位心或预激综合征。Ⅲ 和 aVF 导联存在 Q 波（↑）。尽管 Q 波振幅不深，但增宽明显（0.04s），和其陈旧性下壁心肌梗死相符。QT/QTc 间期正常（480/440ms）。

第 4 个 QRS 波是早搏（*），前有 P 波（∧），与前 3 个窦性 P 波轻度不同。这是房性早搏，QRS 形态和窦性心律与前 3 个 QRS 波群相同。第 5 个 QRS 波（▲）（心率为 60 次 / 分）形态相同，但其前无 P 波。因此，这是一个交界区 QRS 波。第 6、7 个 QRS 波（●）在 Ⅰ 导联直立，因此不存在左后分支阻滞；如果电轴正常或左偏则不能成立，因为，这种变化在 aVF 导联未出现。QRS 波群时限与其他相同（0.10s）。QRS 电压增加（即 V$_2$ 导联 S 波为 34mm）（[），符合左心室肥厚（即任一胸导联 R 波或 S 波均大于 25mm）。尽管在这些 QRS 前均可见 P 波（↓），但 PR 间期非常短，与其他 QRS 波不同。因此，这两个 P 波没有向心室传导，QRS 波为交界性。频率 48 次 / 分。第 8 个 QRS 波为早搏（▼），其前有 P 波（x）。这是一个房性早搏，QRS 波群再次出现电轴右偏或左后分支阻滞，类似于前 4 个 QRS 波群。最后 1 个（第 9 个）QRS 波群前面无 P 波，形态同前 5 个 QRS 波，即电轴右偏或左后分支阻滞。

可以发现当 QRS 波群出现左后分支阻滞（电轴右偏）时，RR 间期缩短。因此，这提示频率依赖性左后分支阻滞。尽管频率依赖性束支阻滞更常见，也有频率依赖性分支阻滞。

Ⅱ、aVL、aVF 及 V$_4$~V$_6$ 导联也可见 T 波异常（↑↑）。患者的症状可能是窦性心动过缓和间歇性缓慢性交界区心律的结果，也可能和运动时心率不能增加，即变时功能不良有关。■

一名 44 岁男性患者因心悸至主诊医生处就诊。他的症状开始于几周前。症状持续数小时,发作和终止无预兆。系统的症状询问无特别异常,其他方面良好。

采集其心电图作为评估的一部分。

心电图什么异常可解释其症状?

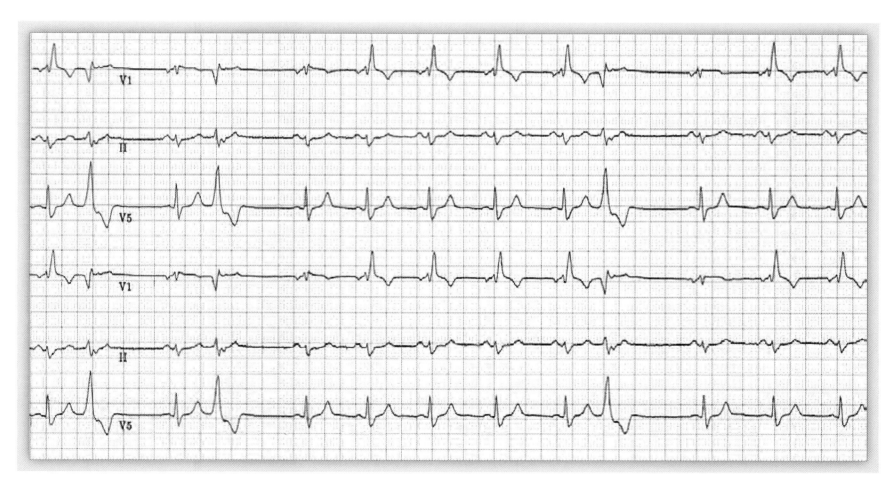

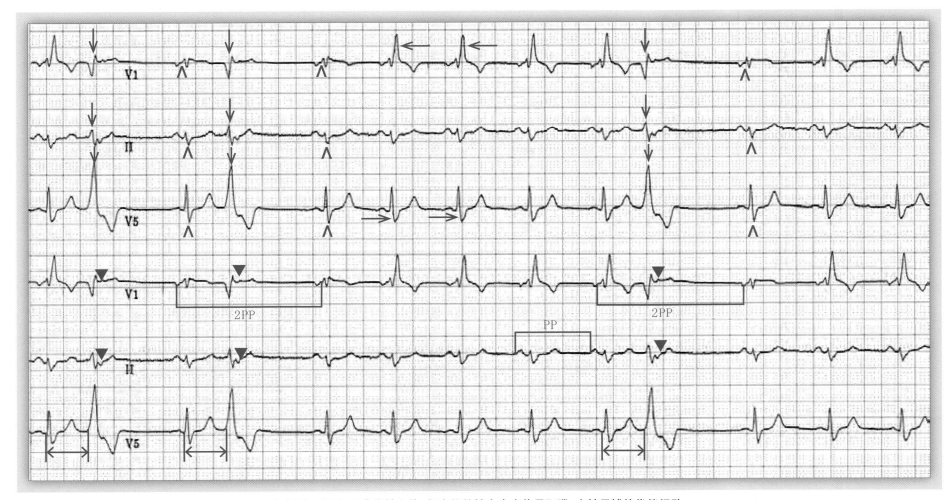

心电图 6 分析：正常窦性心律，频率依赖性右束支传导阻滞，室性早搏伴代偿间歇。

心电图 6 为连续记录的一段心电图。节律为规律的不匀齐,3 个早搏 QRS 波群(波群 2、4、10)后跟随代偿间歇(↓)。其余 QRS 波群节律规则,心率为 76 次 / 分。除了早搏后的第 3、5、11 个 QRS(∧),其他 QRS 波群时限延长至 0.14s,形态与右束支传导阻滞一致,即 V₁ 导联呈 RSR′(←),V₅ 导联 S 波终末部增宽(→)。QT/QTc 轻度延长(400/450ms),当考虑增宽的 QRS 波时限时其仍正常(360/400ms)。

3 个早搏 QRS 波群(↓)也增宽,但是形态不同于其他 QRS 波群。此外,它们前面无 P 波,因此,这些波群为室性早搏。每一室性早搏(↔)与前面的 QRS 波群存在固定联系(即配对间期固定)。每一个早搏后,均有逆行 P 波(▼)及代偿间歇。代偿间歇前后的 PP 间期(⌣)等于 2 倍的窦性间期(⌐),为完全性代偿间歇。因此,这是正常窦性心律合并频发室性早搏。

可见每一个代偿间歇后的 QRS 波群(∧)为窄 QRS(时限 0.08s),且无右束支传导阻滞。因此,这是心率依赖性右束支传导阻滞,即当心率为 76 次 / 分时,QRS 波群呈右束支传导阻滞,而当心率为 50 次 / 分时,QRS 波则正常(即心率为早搏后间歇相关性)。

尽管典型的心率依赖性束支阻滞表现为快频率相关,当心率增加时即出现,心率减慢后即消失。例如,右束支传导阻滞出现在心率大于 60 次 / 分,小于 60 次 / 分不出现。

患者的症状可能与室性早搏及其完全性代偿间歇有关。通常,心悸的感觉为室性早搏完全代偿间歇所致,因为在此期间有连续的舒张期心室充盈。心室舒张末期容量增加通过 Starling 效应产生强心作用。心肌收缩性的增加及每搏输出量的增加导致心悸的感觉。室性早搏为良性改变,不需要特殊的治疗,应该消除患者的疑虑,使之相信心悸是良性心律失常的结果。■

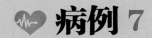

一名心脏科医生在给患者听诊心音过程中,注意到患者存在第二心音分裂,开始时没有听到,但在室性早搏后可突然听到。她给患者描记了心电图进行评估。

什么心电图特征可以解释医生体格检查的发现?

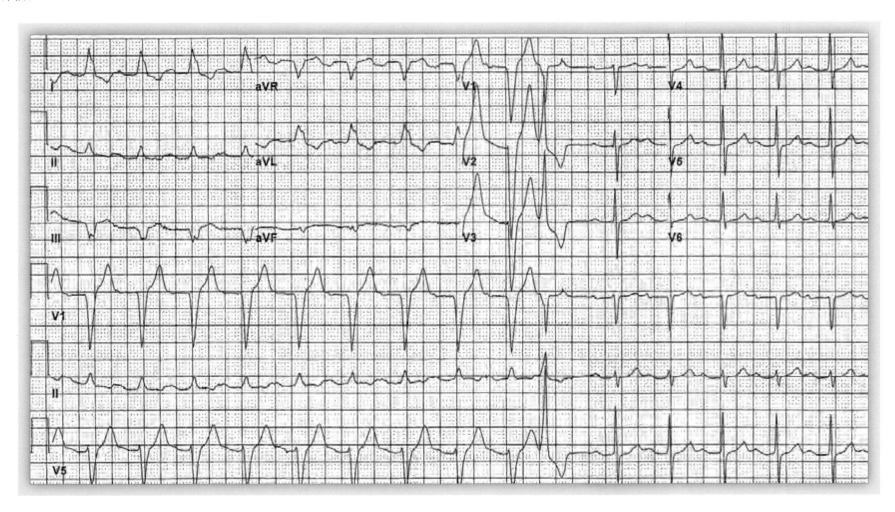

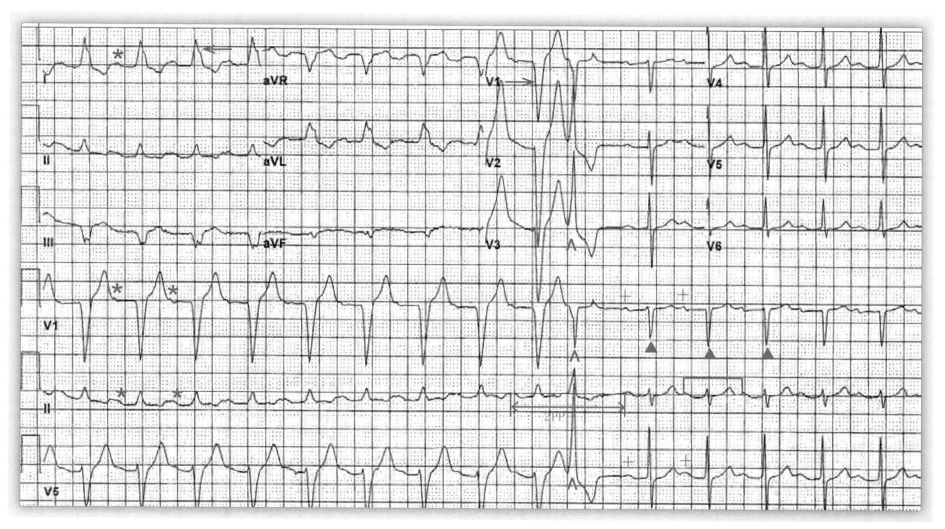

心电图 7 分析:**正常窦性心律,心率依赖性左束支传导阻滞,室性早搏。**

心电图 7 中节律相对规整,心率为 94 次 / 分。出现不规则是因为第 10 个 QRS 波群为早搏,其后有长 RR 间期或停顿。除了早搏的 QRS 波群,每一个 QRS 波群前均有 P 波, PR 间期恒定 0.18s。所以这是正常窦性节律。QRS 时限增宽至 0.14s,形态为典型左束支传导阻滞样,即 Ⅰ 导联为高大、宽顿的 R 波, V_1 导联为深 QS 波。电轴左偏（ Ⅰ 、Ⅱ 导联 QRS 波群为正向, aVF 导联为负向）。QT/QTc 间期延长（400/500ms）,但考虑到增宽的 QRS 波群其仍为正常（360/440ms）。

早搏形态不同,其前无 P 波。因此,这是一个室性早搏,其后有完全性代偿间歇,即包括室性早搏的 PP 间期等于 2 倍的窦性间期。

室性早搏及代偿间歇后, QRS 规则（▲）,前面有 P 波（+）,形态和 PR 间期与早搏前的相同。因此,这是正常的窦性节律。但是, QRS 波群变窄（0.08s）,亦不再呈左束支传导阻滞（▲）。这可能是在代偿间歇后窦性节律轻度减慢（尽管在心电图以 25 mm/s 记录时不能觉察）。所以这表明是心率依赖性左束支传导阻滞。应该指出的是,合并和不合并左束支传导阻滞的心率虽然仅仅是轻度的不同,但在发生左束支传导阻滞时的频率是不同于无左束支传导阻滞时的。还应该注意的是,窄 QRS 时测量的 QT 间期为 360ms,和束支阻滞时宽 QRS 考虑 QRS 宽度测量的 QT 间期是相等的。

第二心音（S2）是由主动脉瓣（A2）关闭及肺动脉瓣（P2）关闭引起的,在左束支传导阻滞时正常的 A2-P2 关系发生改变。在这些情况下,由于左心室的激动和松弛延迟, A2 可以叠加在其或发生在 P2 之后。考虑到在吸气时肺动脉瓣跨瓣血流发生改变（特别是在吸气时胸腔负压增加,静脉回流增加,肺动脉血流增加）,正常情况下 A2-P2 分裂在吸气时增宽。当 P2 位于 A2 之后,第二心音分裂在吸气时消失或减轻,称为反常分裂。在该患者,左束支传导阻滞导致 A2 叠加在 P2 上,当室性早搏后窦性心率降低, QRS 时限正常,正常的生理性第二心音分裂就可以听到。■

一位 67 岁男性患者因胸痛至医院就诊。患者诉直至两周前患上呼吸道感染前身体状况良好。上呼吸道感染症状已经缓解,直至发病前一晚上出现乏力、固定位置性胸痛。胸痛呈尖锐样,非压迫或沉闷样;胸痛不放射;深呼吸时加重。

既往他有冠心病、陈旧性下壁心肌梗死、消化性溃疡史,很早以前患过上消化道出血,他服用阿司匹林和他汀。

体格检查主要体征是心动过速和轻度高血压。包括心血管系统的体格检查无明显异常。

采集了他的心电图(心电图 8A)。阅读心电图后,急诊科医生呼叫心脏科医生,询问是否需要急诊冠脉造影。

给予患者阿司匹林,静脉滴注 β 受体阻滞剂、硝酸酯类和肝素后,重新采集

心电图 8A

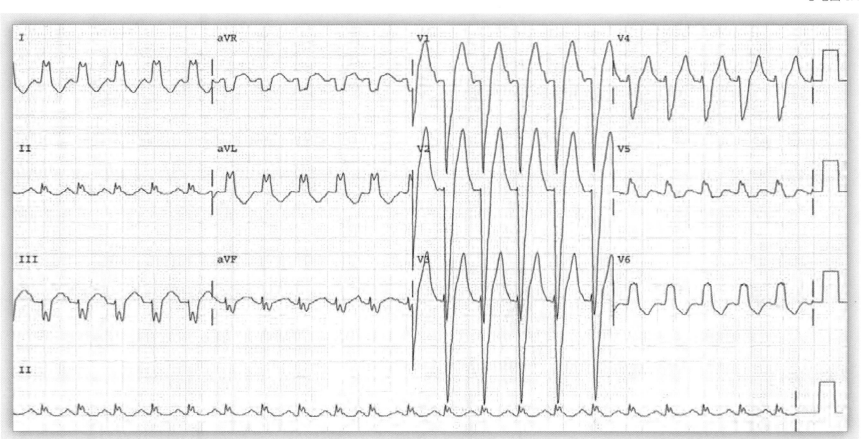

了心电图（心电图 8B）。阅读了这份心电图后，急诊科医生再次呼叫心脏科医生，确定是否推迟急诊心导管术。

心电图 8A 什么异常支持急诊科医生的观点？

心电图 8A 的什么发现促使医生再次评估？

心电图 8B

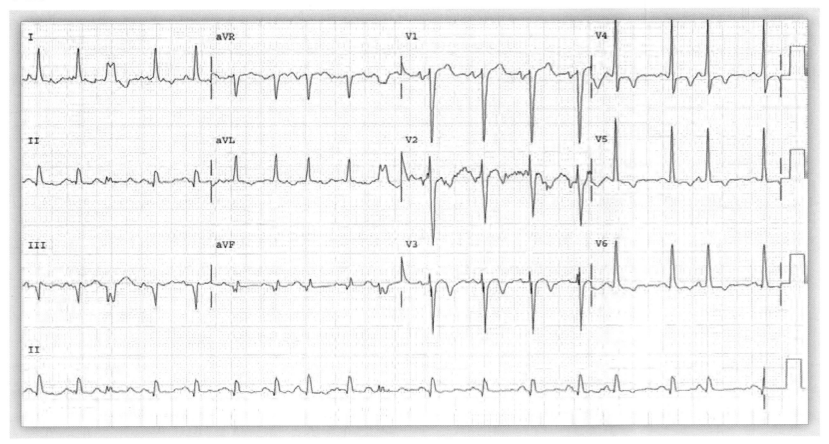

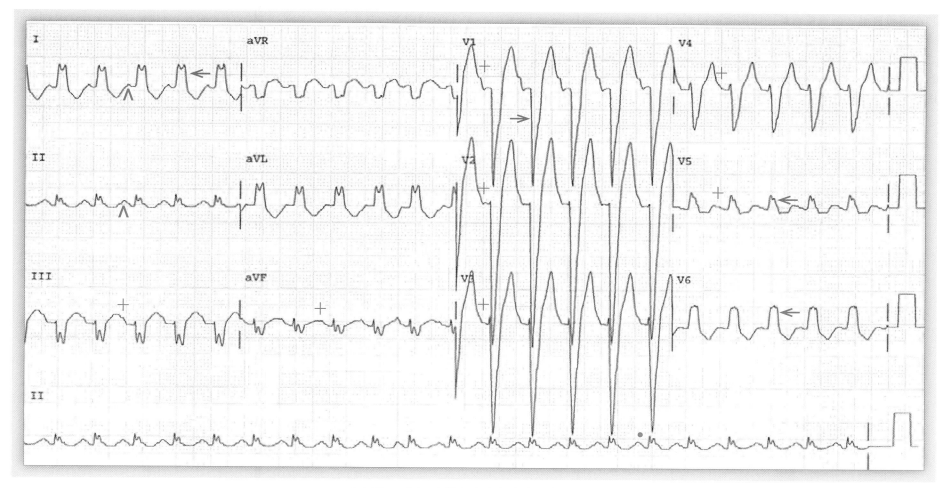

心电图 8A 分析:**窦性心动过速,左束支传导阻滞。**

心电图 8A 显示节律规整,心率为 130 次 / 分。每一个 QRS 前面均有 P 波,在 Ⅲ、aVF、V_1~V_5 导联 T 波的下降支为正向的波群。Ⅰ、Ⅱ 导联有明显的 P 波。应该谨记 T 波的上升、下降支均应该为平滑的;任何 T 波上的切迹、挫折和不规则均提示有 P 波重叠。PR 间期恒定(0.16s)。Ⅰ、Ⅱ、aVF、V_4~V_5 导联 P 波直立。因此,这是窦性心动过速。

QRS 波群时限延长（0.16s）,呈典型的左束支传导阻滞形态 [Ⅰ、V_5~V_6 导联呈宽大的 R 波（←）, V_1 导联呈 QS 形（→）]。QT/QTc 时限延长（360/530ms）,但考虑增宽的 QRS 波群其仍正常（300/420ms）。所以,这是窦性心动过速合并左束支传导阻滞。如果没有仔细观察心电图,并识别每一个 QRS 波前的 P 波,心电图显示宽 QRS 心动过速,可能导致认为这种节律为室性心动过速。

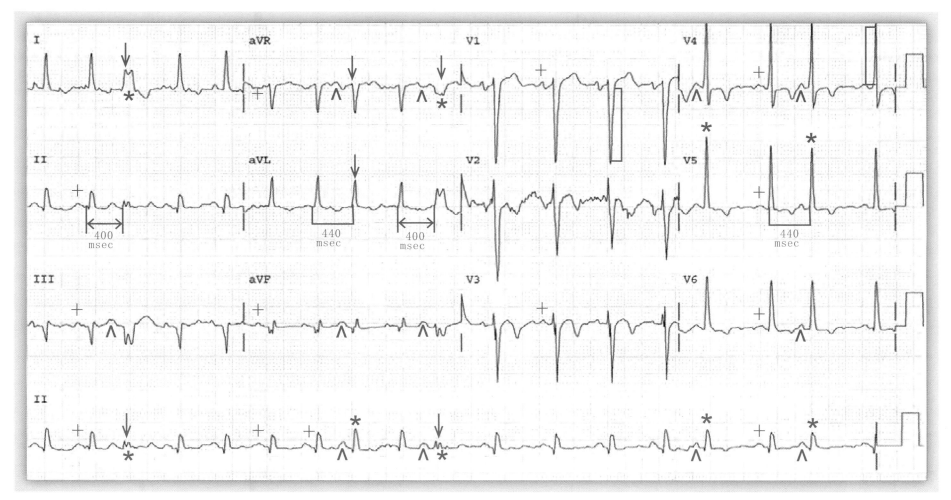

心电图 8B 分析：正常窦性心律，房性早搏伴左束支传导阻滞（心率依赖性），陈旧性下壁心肌梗死，左室肥厚。

心电图 8B 显示节律基本规整，心率为 92 次 / 分，有些 QRS 波群为早搏，即第 3、8、10、15、17 个 QRS（∗）。每一个规则的 QRS 波群前均有 P 波，且 PR 恒定为（0.16s）。Ⅰ、Ⅱ、aVF、V$_4$~V$_6$ 导联 P 波直立；因此，这是正常窦性心律。QRS 波群时限正常（0.10s），电轴在 0º~+90º（Ⅰ、aVF 导联 QRS 波群为正）。QT/QTc 间期正常（340/420ms）。QRS 电压增加，V$_4$ 导联 R 波 =22mm，V$_1$ 导联 S 波 =24mm，满足左室肥厚的标准（即两者之和为 46mm）。

第 3、8、10、15、17 个 QRS 波群为早搏（∗）。其前均有 P 波（∧）。除了第 3、10 个其余均和窦性波群形态相同。因此，这些是房性早搏。与其他房性早搏相比（RR 间期 440ms）（⊔），第 3、10 波群（↓）配对间期短（即 RR 间期为 400ms）（↔），QRS 波群形态亦不同。第 3 和 10 波群的形态与心电图 9A 的形态一致，即它们呈左束支传导阻滞形态。因此，这些是心率依赖性左束支传导阻滞。因为这些早搏的形态和心电图 8A 的形态相同，这证实了心电图 8A 为窦性心动过速伴心率依赖性左束支传导阻滞。尽管开始可能认为心电图为室性心动过速，但在每一个 QRS 前存在 P 波，房性早搏伴差异性传导和心电图 8A 的形态一致，证实其节律为窦性心动过速伴心率依赖性左束支传导阻滞。■

一名 42 岁陈旧性下壁心肌梗死男性患者近几周出现自发性心悸。患者诉说无任何预兆心跳加速,没有其他伴发症状和触发因素,心悸数分钟后自发终止。值得注意的是,初诊医生考虑患者最近勃起功能异常,因此降低了 β 受体阻滞剂剂量,其他治疗方案没有改变。

心电图 9A

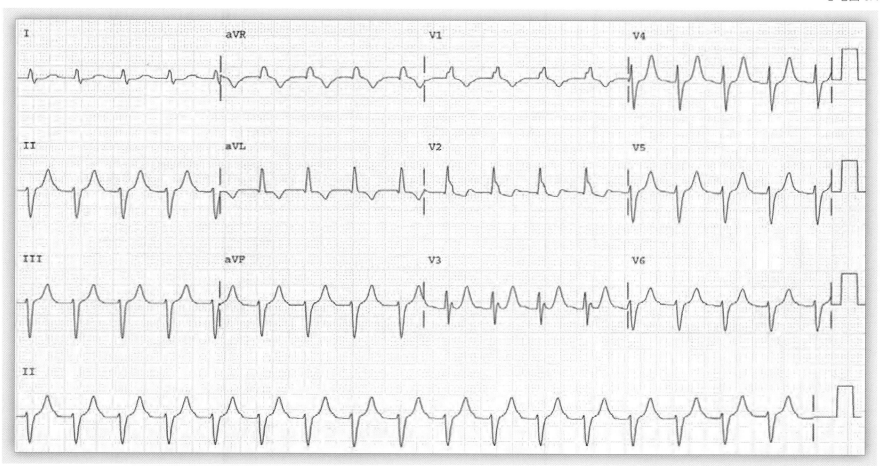

检查时注意到桡动脉搏动增快。采集了第一份心电图（心电图 9A）。几分钟后桡动脉搏动降至正常,便采集了第二份心电图(心电图 9B)。

心电图有什么异常?
诊断是什么?

心电图 9B

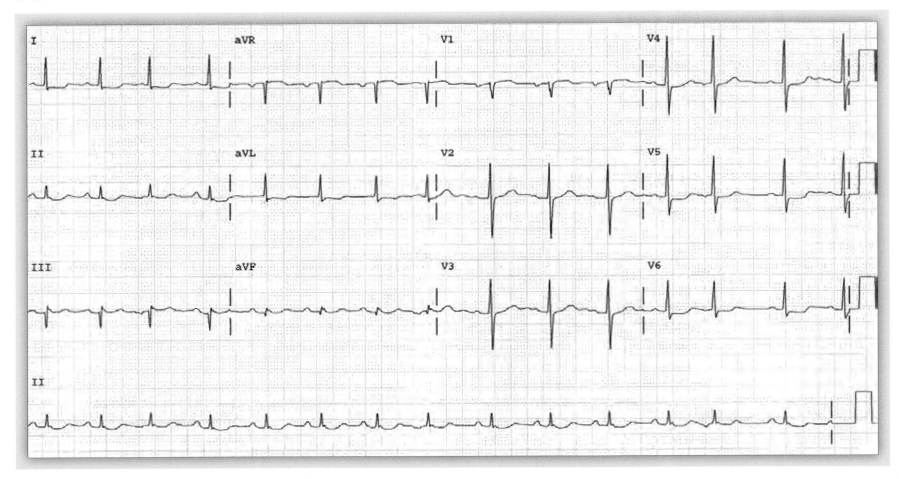

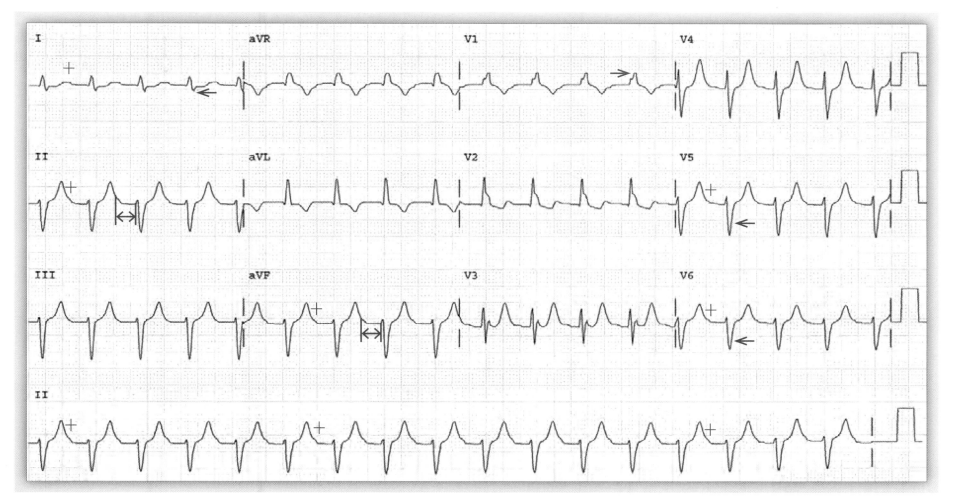

心电图 9A 分析:**房性心动过速引起的短 RP 心动过速,心率依赖性左前分支传导阻滞、右束支传导阻滞。**

心电图 9A 显示心律规整,心率为 110 次 / 分。在Ⅰ、Ⅱ、aVF、$V_5\sim V_6$ 导联(+)每一个 QRS 波群的 T 波终末可见 P 波。应切记,在正常 T 波上升和下降支均平滑;T 波上任何顿挫、切迹或不规则均强烈提示有重叠 P 波。PR 间期稳定(0.28s)。P 波在Ⅱ、aVF、$V_5\sim V_6$ 导联直立。因此,这似乎是窦性心动过速伴Ⅰ度房室阻滞,或房室传导延迟。QRS 时限延长(0.14s),形态为右束支传导阻滞,V_1 导联(→)为宽 R 波,Ⅰ 和 $V_5\sim V_6$ 导联(←)为宽 S 波。此外,电轴显著左偏 $-30°\sim+90°$(Ⅰ 导联 QRS 正向,Ⅱ 和 aVF 导联负向)。因为 QRS 的形态为 rS,所以这是左前分支传导阻滞。QT/QTc 间期轻度延长(360/490ms),但考虑延长的 QRS 时限,则仍属正常(320/430ms)。

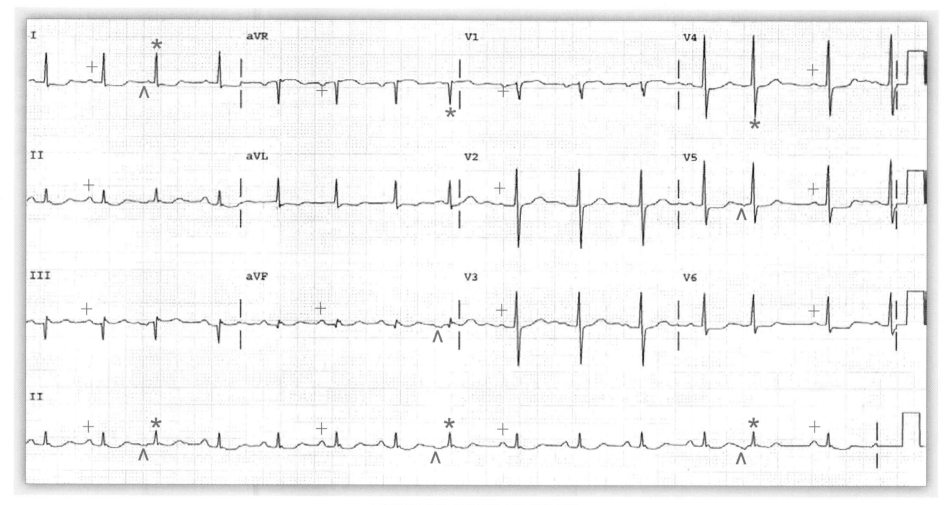

心电图 9B 分析:正常窦性心律,房性早搏。

心电图 9B 和心电图 9A 来自同一名患者。节律基本规整，心率为 88 次/分。因为第 3、8、13 个 QRS 波群为早搏（*）有些不规则。每一个规则的 QRS 波群前均有一个 P 波（+），PR 间期稳定（0.18s）。P 波在 Ⅰ、Ⅱ、aVF、V₄~V₆ 导联为直立；因此，这是正常窦性节律。早搏的 QRS 波群（∧）前也可见到 P 波，但 P 波形态不同于窦性 P 波；因此，这些是房性早搏。

应该注意的是，尽管心电图 9A 似乎是窦性心动过速，但是与较慢的窦性心律（88 次/分）的 PR 间期（0.18s）相比，心动过速时 PR 间期较长（0.28s）。窦性心动过速是由于交感神经张力增加或儿茶酚胺水平增高所致，因为通过房室结的传导加速，而伴有短的 PR 间期。在这一病例中，心率快时 PR 间期较长，而心率慢时较短。这在窦性心动过速是见不到的，所以心电图 9A 的节律不是窦性心动过速，而是房性心动过速。房性心动过速通常不是由儿茶酚胺介导，常可见 PR 间期长于窦性心律，这是房室结传导降低所致（即，在没有儿茶酚胺升高情况下快速刺激通过房室结时传导减慢）。因为其 P 波电轴与窦性的一致，因此，房速的起源灶在右心房上部，接近窦房结。

QRS 波时间正常（0.08s），电轴正常，位于 0°~90° 之间（Ⅰ 和 aVF 主波向上），QRS 波形态正常，QT/QTc 间期正常（360/440ms），注意的是广泛的非特异的 ST-T 变化。而心电图 9A 中心室率增快时的传导异常为频率相关的右束支传导阻滞和频率相关的左前分支传导阻滞（即双束支阻滞）。■

一名 78 岁老年女性患者因持续性心悸数小时来急诊就诊。她同时诉气短。除了心率快以外,血流动力学稳定,血氧饱和度正常。体格检查显示快而规则的桡动脉搏动及颈静脉压力增高。肺部听诊正常。

在解读心电图后,主治医师进行了颈动脉窦按摩,随后再次采集了心电图（心电图 10A）。

心电图 10A

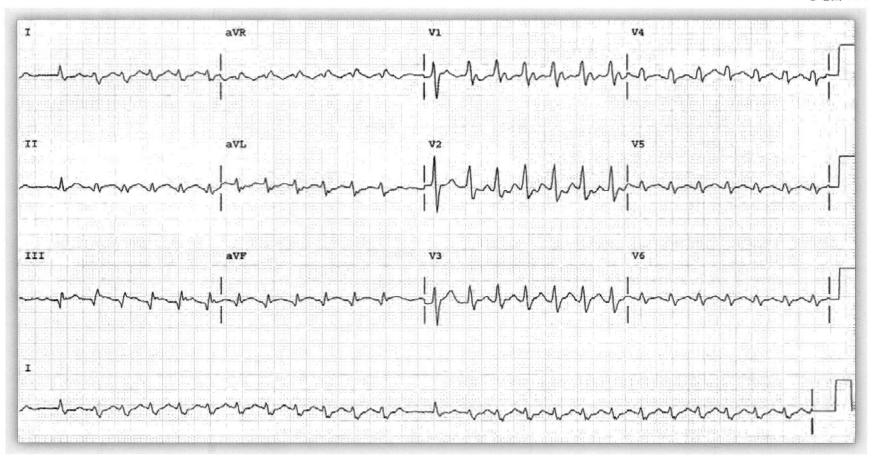

你对心电图的解读是什么?

患者的心律失常是什么?

心电图 10B

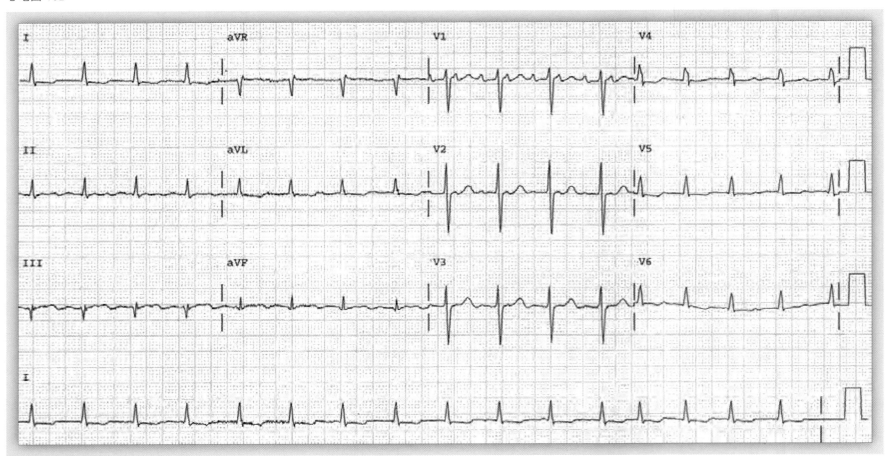

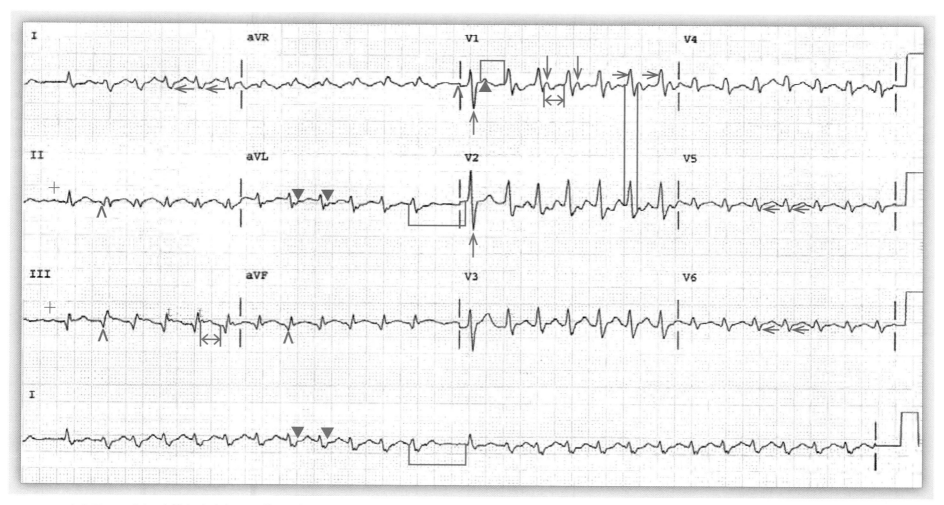

心电图 10A 分析:**房性心动过速 1∶1 传导引起的短 RP 心动过速,心率依赖性右束支传导阻滞,左后分支阻滞导致的电轴右偏,低电压,陈旧性下壁心肌梗死。**

心电图 10A 显示第 1 个 QRS 波群时限正常（0.08s）、形态正常，前面有直立的 P 波（+），PR 间期为 0.16s。这是一个窦性波群。其后是 11 个节律规整的波群，心率为 180 次 / 分。QRS 时限增宽（0.14s），呈右束支传动阻滞形态 [V$_1$ 导联呈 RSR′（→），I、V$_5$~V$_6$ 导联为宽 S 波（←）]。电轴右偏，在 +90°~+180°（QRS 在 I 导联呈负向，aVF 导联呈正向）。存在右束支传导阻滞时，I 导联呈负向的 QRS 波群，出现宽的终末 S 波（因右心室激动延迟）。因此，在确定心电轴时不考虑 S 波，因为心电轴反应的是左心室的激动。然而在此病例，即使不考虑 S 波，I 导联的 QRS 波群仍然为负向。III、aVL 导联在 QRS 波群后出现一个波形提示为 P 波（▼）。假如这是 P 波，PR 间期为 0.28s（↔），长于窦性心律的 PR 间期（第 1 个 QRS 波群），RP 间期为 0.10s。因此，这应称之为短 RP 心动过速。短 RP 心动过速的病因包括房性心动过速、2∶1 房室传导阻滞的心房扑动、异常的不典型性房室结折返性心动过速（即慢 - 慢型，快径路逆传相对较慢）、窦性心动过速伴 I 度房室传导阻滞、交界性心动速和房室折返性心动过速。

突然心率减慢，而且在间歇（⌴）后，QRS 时限正常（0.08s），且无右束支传导阻滞（↑）。在这一窄 QRS 之前有一个 P 波，V$_1$ 导联上最为明显（∧）。PR 间期为 0.16s。此 QRS 形态和 PR 间期与第一个 QRS 波群的相同。因此，这也是窦性 QRS 波群。在这一窦性 QRS 波群之后，可见另一个 P 波（V$_1$ 导联可见）（▲），此 P 波的形态不同，而留有一个 RP 间期（0.28s）（⊓），其与心动过速时的 I、III、aVF 导联上的 PR 间期相同（↔）。这一 P 波之后，又发作了一阵心动过速，且 QRS 呈右束支传导阻滞形态。其他频率以及 QRS 的宽度和形态与第一阵心动过速时相同。尽管没有明显的 P 波，假如以 V$_1$ 导联心动过速时的 PR 间期计算（即 0.28s）（⊓），则在 V$_1$ 导联 QRS 终末的圆形波形为 P 波（↓）PR 间期也是 0.28s（↔）。这可以通过测量 V$_1$ 导联的 QRS 时限并与 V$_2$ 导联的 QRS 比较来证实（∥）；而在 QRS 终末的波形不是 QRS 的一部分，而实际上是 P 波。这是房性心动过速，伴有 1∶1 传导和心率依赖性右束支传导阻滞。

II、III、aVF 导联出现了 Q 波，提示为陈旧性下壁心肌梗死。心电图 10A 存在低电压，定义为每一肢体导联 QRS 振幅小于 5mm，胸前导联小于 10mm。

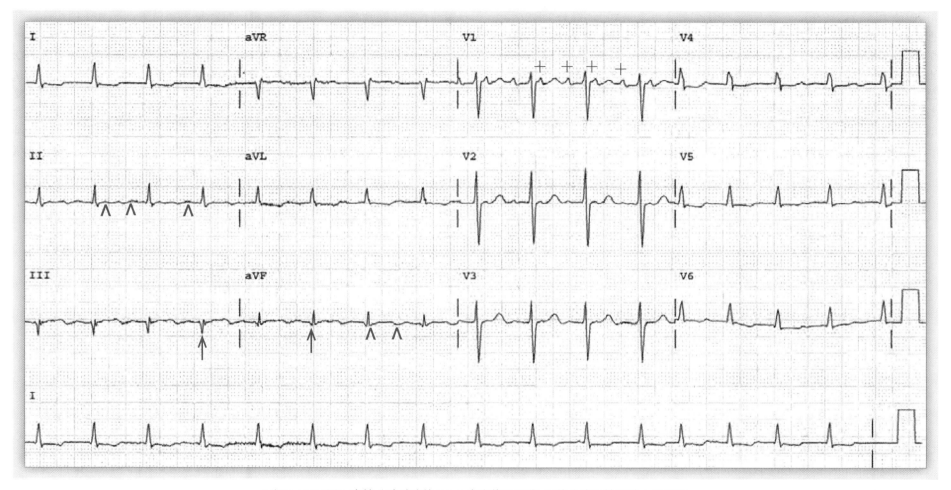

心电图 10B 分析:**房性心动过速伴 2：1 房室传导阻滞,可能为陈旧性下壁心肌梗死。**

心电图 10B 与 10A 来自于同一名患者。节律规则，心率为 94 次 / 分。QRS 时限正常（0.08s）。形态亦正常。QRS 形态和心电图 10A 的窄 QRS 相同。QT/QTc 正常（340/430ms）。V_1~V_2 导联可见明显不同的 P 波，心房率为 180 次 / 分，和心电图 10A 的心室率相同。存在 2∶1 房室传导阻滞。Ⅱ 和 aVF 导联的 P 波为负正双向（∧）。因此，这是房性心动过速伴 2∶1 房室传导阻滞，从而证实为心电图 10A 为房性心动过速 1∶1 房室传导。QRS 时限正常（0.08s），电轴正常，0°~+90°，而 QRS 无右束支传导阻滞。这也证实心电图 10A 为房性心动过速伴心率依赖性束支传导阻滞。Ⅲ 和 aVF 导联可见小的 Q 波，再次提示为陈旧性下壁心肌梗死。QT/QTc 间期正常（340/425ms）。

颈动脉窦按压和 Valsalva 手法可暂时提高迷走神经张力，减慢房室结传导。因此，暂时性的房室结阻滞可识别房性激动。一旦观察到房性心率和 P 波形态，则可明确心律失常的病因。在使用腺苷或其他房室结阻滞剂，如 β 受体阻滞剂、钙拮抗剂（维拉帕米或地尔硫䓬）或地高辛时，可以出现类似的反应，然而，使用这些制剂房室结阻滞时间更持久。重要的是，这些手法或药物不会终止房性心动过速或减慢房性心率。■

一名 60 岁的女性患者,因急性胸痛到当地的急诊室就诊。她自诉 1 小时前突然出现胸骨中部沉闷感,伴呼吸困难,因此呼叫了 911。

到达急诊室时她显得面色苍白,明显不适,但神志清楚,可以回答问题。体格检查可见明显的心动过速及低血压。医师为她做了心电图(心电图 11A)作为首诊的一部分。静脉给药后患者的心慌症状突然解除。再次做了心电图(心电图 11B)。

心电图 11A

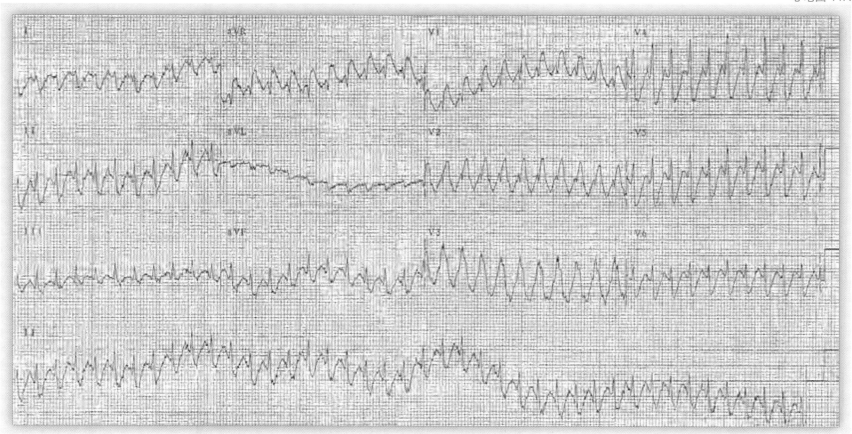

该患者的症状提示是什么病因？

可以做出什么诊断？

心电图 11B

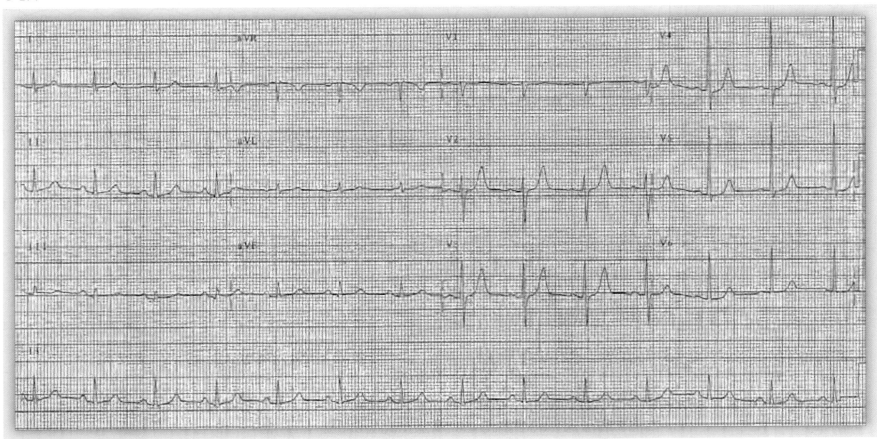

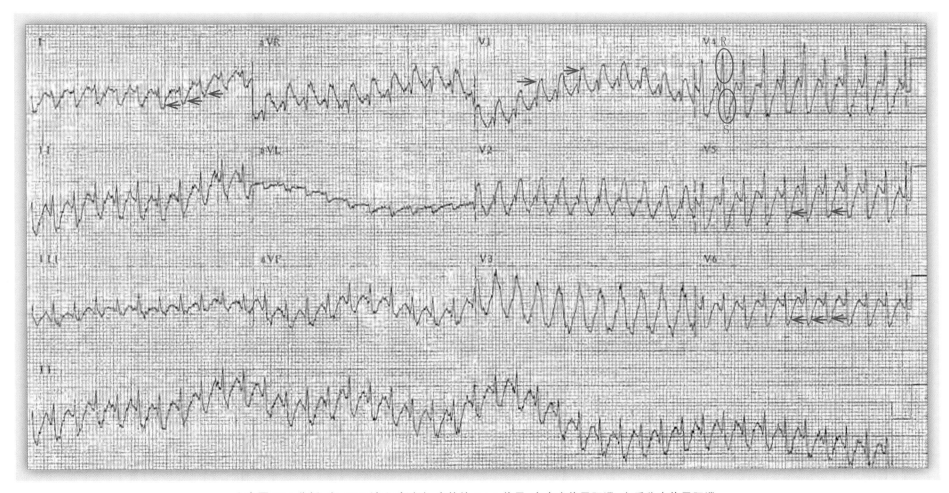

心电图 11A 分析：宽 QRS 波心动过速，房扑伴 1∶1 传导，右束支传导阻滞，左后分支传导阻滞。

心电图 11A 显示为节律规整，心率为 270 次 / 分。未见明显 P 波。QRS 形态为典型的右束支传导阻滞形态，即 V₁ 导联呈 RSR′（→），Ⅰ 导联和 V₄~V₆ 导联呈宽 S 波（←）。电轴右偏，为 +90°~+180°（Ⅰ 导联为负向 QRS 波，aVF 导联为正向 QRS 波）。右束支传导阻滞时会出现宽的终末期 S 波（由于右室激动延迟），导致 Ⅰ 导联显示为负向。因此，在确定心电轴时不应考虑 S 波，因为心电轴反应的是左心室的激动。然而，即使不考虑 S 波，Ⅰ 导联的 QRS 波群仍然为负向。此心率仅出现的两种心律是房扑（1∶1 传导）或室性心动过速，后者出现在这种心率时，常称之为室性扑动。一致的 QRS 波、典型的右束支传导阻滞，V₅~V₆ 导联上 R 波比 S 波窄（即 R/S<1），故该心律为室上性心律，因此为房扑伴 1∶1 下传。另一个发现是存在有电或 QRS 交替现象，特别是在 V₁~V₄ 导联。电交替常与大量心包积液或心脏压塞有关，也可见于其他情况，包括急性心肌梗死、扩张性心肌病、充血性心力衰竭或任何快速室上性心动过速。

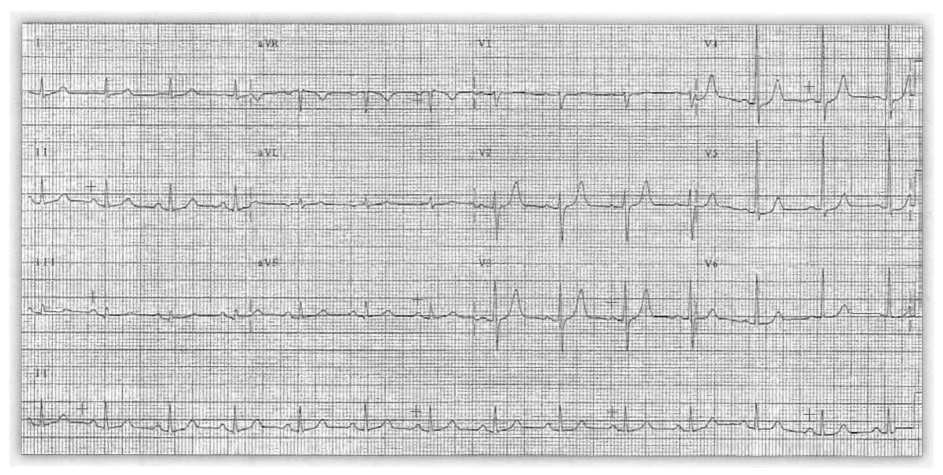

心电图 11B 分析:正常窦性心律,正常心电图。

心电图 11B 与心电图 11A 来自同一名患者。心律规整,心率为 80 次 / 分。每一个 QRS 波前均有 P 波（+）,且 PR 间期恒定（0.20s）。P 波在 II、III、aVF、$V_4 \sim V_6$ 导联为正向。因此这是正常的窦性心律。QRS 时限正常（0.08s）,电轴正常,为 0°~+90°（在 I 和aVF 导联为正向的 QRS）。QRS 波形态正常。QT/QTc 间期正常（340/400ms）。心率减慢时有正常 QRS 波证实心电图 11A 显示为房扑伴心率相关性右束支传导阻滞。

房扑为右心房内有折返环路的结果。心房率为 260~320 次 / 分。任何室上性心律,节律匀齐,心率在此范围内均为房扑。当心室节律也在此范围内。且 QRS 为室上性传时,应诊断为房扑伴 1∶1 传导。尽管并不常见,1∶1 传导是由增强房室结传导的任何情况导致的,而且此时会有交感神经系统激活或循环中儿茶酚胺水平升高。因为房扑可能由于交感兴奋引起,因在 β 受体阻滞剂可能不仅减慢心室率,而且会终止心动过速。房扑的治疗首先为减慢心室率,可使用减慢房室结传导的药物,如 β 受体阻滞剂、钙拮抗剂（维拉帕米或地尔硫䓬）或地高辛。腺苷只有短暂的作用,故用于诊断而非治疗。心律失常可以通过心脏电复律或抗心律失常药物 IA 类（普鲁卡因胺、奎尼丁或丙吡胺）、IC 类（普罗帕酮或氟卡尼）、III 类（伊布利特、胺碘酮、或多非利特）转复。∎

一名 56 岁女性患者,因急诊来就诊。她自觉心悸,胸部压迫不适数小时,从睡梦中痛醒。体格检查可见脉搏加快,颈静脉压升高,双肺呼吸音清。心电图如下所示。

心电图记录到什么异常?
应首先进行什么治疗?

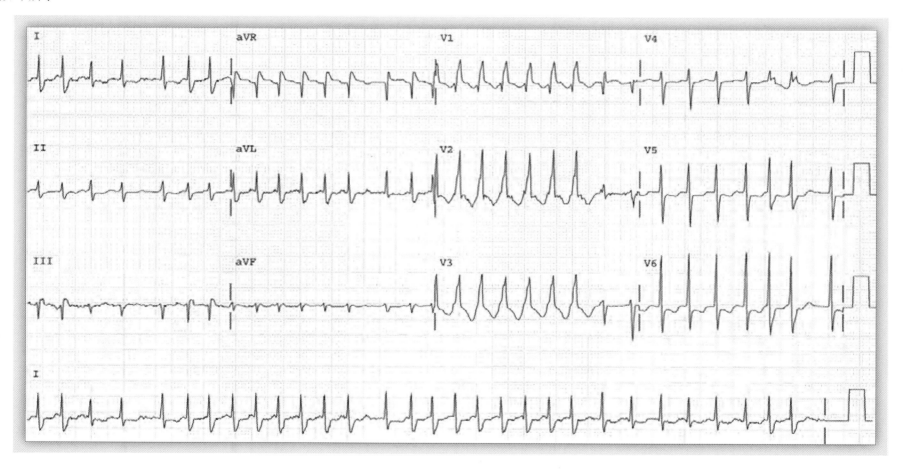

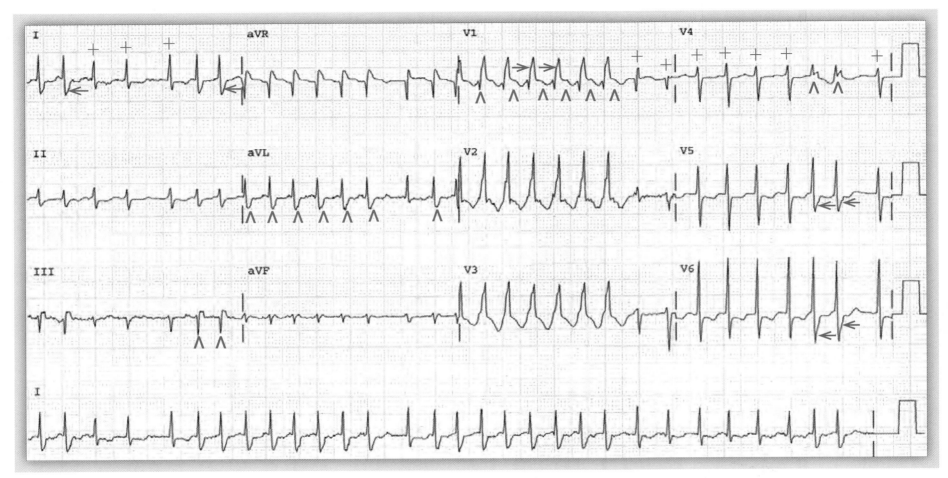

心电图 12 分析：**房颤伴快速心室率，心率相关性右束支传导阻滞。**

节律不规整,心率为 186 次 / 分。只有 3 种心律不规整的室上性心动过速:窦性心律,一种 P 波形态且 PR 间期恒定;多源性房性心动过速(心率＞100 次 / 分)或多源性心房节律(心率＜100 次 / 分),常有 3 种或更多种 P 波形态,而无优势 P 波;心房纤维性颤动,没有规律的 P 波。在这份心电图中,在 QRS 波的前后均没有 P 波。所以这是心房纤颤伴快速心室反应。QRS 波有两种不同宽度和形态。窄 QRS 波(+)时限为 0.08s,形态正常。宽 QRS 波(∧)时限为 0.12s,呈右束支传导阻滞形态 [V$_1$ 导联呈 RSR′(→), I 、V$_5$~V$_6$ 导联呈宽 S 波(←)]。电轴生理性左偏,为 0°~-30°(QRS 波在 I 、II 导联为正向,在 aVF 导联为负向)。可见宽的 QRS 波呈右束支传导阻滞图形,RR 间期短(或心率快)。所以,这是心率相关性右束支传导阻滞。

由于房颤症状常由快速心室反应率所致。所以初期治疗应减慢心室率。因为心室率只取决于房室结传导,因此初期治疗应使用房室结阻滞剂,以降低房室结的传导速度,进而减慢心室率。为此当使用 β 受体阻滞剂、钙拮抗剂(维拉帕米或地尔硫䓬)或地高辛。腺苷可阻滞房室结,但其作用短暂,故不是处理这种房颤的治疗药物。■

一名 35 岁男性患者到急诊室就诊,主诉心慌。上述症状从晚上开始,当时他正在看电视,症状持续不停。平素他很健康,参加了游泳队,而且没有任何功能受限。他没有服用任何药物,无异常家族史。

他显得紧张,但没有急性疼痛。胸部体格检查未见异常,心脏听诊可闻及心动过速。

心电图 13A

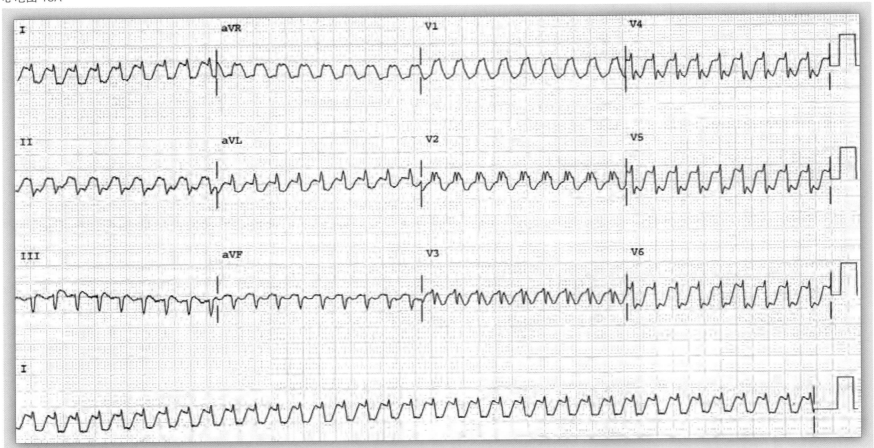

做了心电图（心电图 13A）。给予药物治疗，在症状终止时又做了心电图（心电图 13B）。

鉴别诊断是什么？
在此病史背景下，对比心电图 13A 和心电图 13B 可得出什么诊断？
应给予什么药物治疗？

心电图 13B

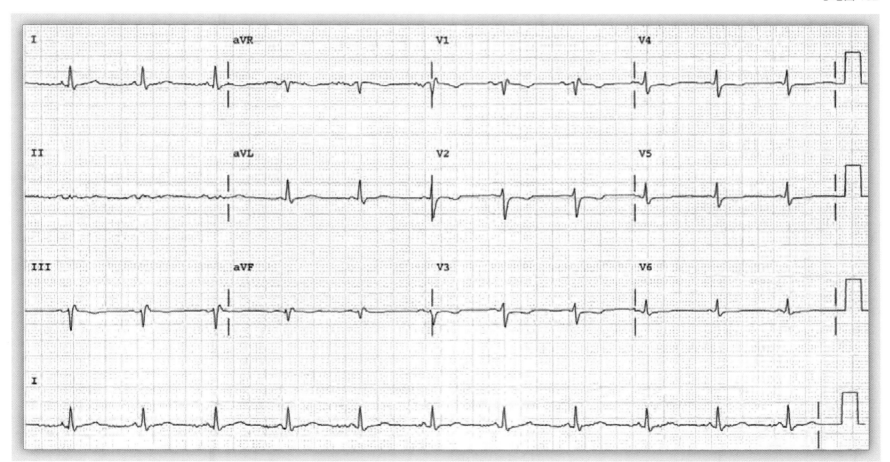

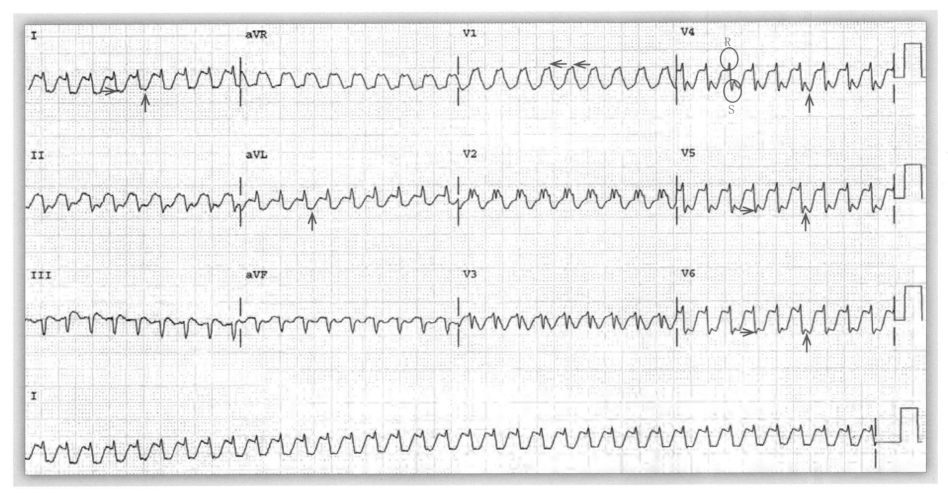

心电图 13A 分析：宽 QRS 心动过速，房室结折返性心动过速，右束支传导阻滞，左前分支传导阻滞，ST 段压低，低电压。

心电图 13A 显示心律规整,心率为 220 次 / 分。QRS 波的前后均无 P 波。QRS 时限增加(0.16s),出现右束支传导阻滞形态,V_1 导联上宽 R 波(←),I、V_4~V_6 导联上宽 S 波(→)。需要注意的是,在 V_4~V_6 导联初始的 R 波是窄的(< 100ms),因 S 波增宽导致 QRS 时限延长。所以这是一个典型的室上性心动过速伴右束支传导阻滞。另外,电轴极度左偏,在 -30°~-90° 之间(I 导联 QRS 波为正向,II 和 aVF 导联上 QRS 波为负向)。电轴极度左偏由两种病因造成:一个是下壁心肌梗死,在 II 和 aVF 导联上会有深的起始 Q 波;二是左前分支传导阻滞,在 II 和 aVF 导联上 QRS 为 rS 图形态。因此,这是左前分支传导阻滞。尽管 S 波终末部与 ST 段起始部界限不清,但是 I、aVL、V_4~V_6 导联可见 ST 段压低(↑)。注意,低电压定义为在每一肢体导联上有一 <5mm 低电压 QRS 波和(或)在每一胸前导联上有一< 10mm 的低电压 QRS 波。看不到 P 波群,称之为无 RP 心动过速。

心房激动消失以及 220 次 / 分的室上速节律,最可能的病因为典型的房室结折返性心动过速(AVNRT)。这种心动过速是由于房室结存在两条传导通路。一条为快通道,传导快但不应期长;另一条为慢通道,传导缓慢但恢复较快。典型的 AVNRT 经过慢通道前传至心室,同时经快通道逆传回心房。所以典型的 AVNRT 定义为慢 - 快型。因同时激动心房和心室,P 波伴随 QRS 波导致看不到 P 波(无 RP 心动过速)。AVNRT 常由房性早搏诱发。如果这个房性早搏发生得足够早,而快通道还未完全恢复,快通道传导阻滞,激动经慢道下传至心室,这样 PR 间期就明显延长。如果此时激动达到折返环的终点,快通道传导便恢复,激动逆传进入快通道,激动心房同时顺行经浦肯野纤维系统传导至心室。当冲动到达折返环近端时慢径已经复极或恢复兴奋性,冲动会再次进入慢通道。当这个过程持续下去就产生了折返性心动过速,即 AVNRT。这种情况称之为慢 - 快型。

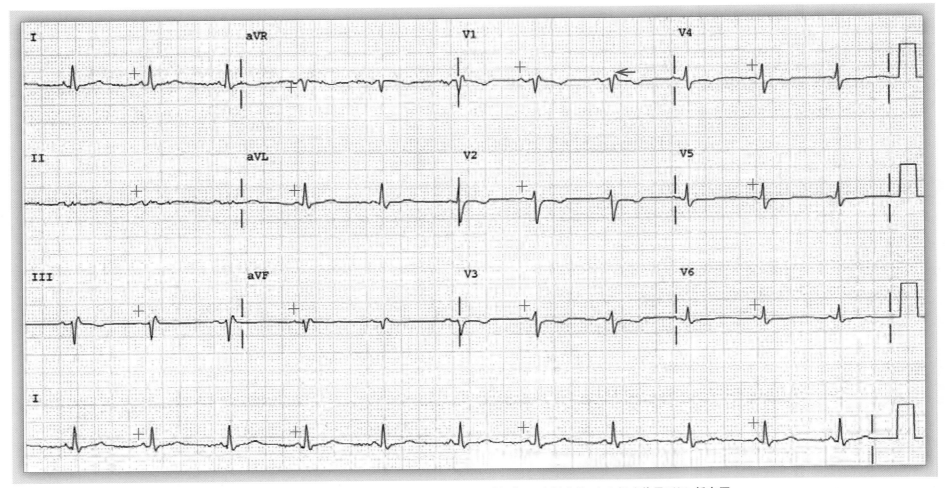

心电图 13B 分析：**正常窦性心律，正常心电图，胸前导联低电压，电轴左偏，右室轻度传导延迟，低电压。**

心电图 13B 与心电图 13A 来自同一名患者。节律规整为 66 次 / 分。每一个 QRS 波前都有一个 P 波（+），PR 间期时限固定（0.16s）。P 波在 Ⅰ、Ⅱ、aVF、V_4~V_6 导联为正向；所以这是正常窦性心律。QRS 波时限正常（0.10s），V_1 导联呈 R′ 型（←），这是因为右室内经常传导阻滞所致。电轴右偏，在 0°~-30° 之间（Ⅰ、Ⅱ 导联为正向 QRS 波，aVF 导联为负向 QRS）。QT/QTc 间期正常（410/430ms）。广泛的低电压（肢体导联 QRS 波 < 5mm，胸前导联 QRS 波 <10mm）。心率减慢时右束支传导阻滞形态消失。由此证实心电图 13A 显示为 AVNRT 伴心率相关的右束支传导阻滞。

AVNRT 在快通道或慢通道传导改变时可被终止，但通常影响主要是慢通道。自主神经可调控电生理特性改变，例如，迷走神经兴奋，如 Valaslva 压或颈动脉窦压、可减慢或阻滞激动传导。腺苷也可减慢或阻滞房室结传导，为终止该类心动过速的有效手段。房室结阻滞剂如 β 受体阻滞剂、钙拮抗剂（维拉帕米或地尔硫䓬）或地高辛也有效。■

一名 16 岁男性患者,就诊于当地医院急诊室。患者主诉突发心悸、气短。当时他正在家中玩网上游戏,突然出现紧张不适,感到"心要跳出胸膛了"。他的母亲拨打了急救电话。

心电图 14A

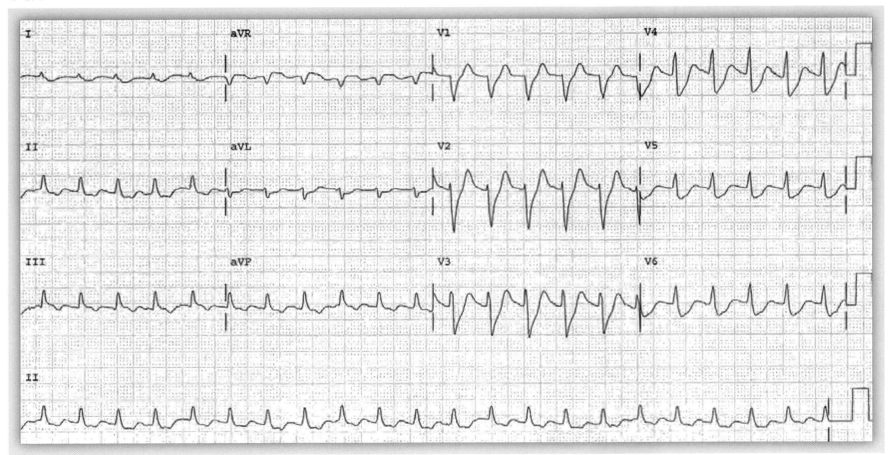

该患者看上去显得肥胖,有轻度紧张表情,除此之外都正常。体格检查可见黑棘皮症,心跳非常快。作为处置的一部分,医生为他做了心电图(14A)。

静脉注射了一些药物之后,该患者症状缓解。然后医生再次做了一份心电图(心电图 14B)。

心电图 14A 如何解释,心电诊断是什么?
心电图 14B 中给予了什么附加的信息?

心电图 14B

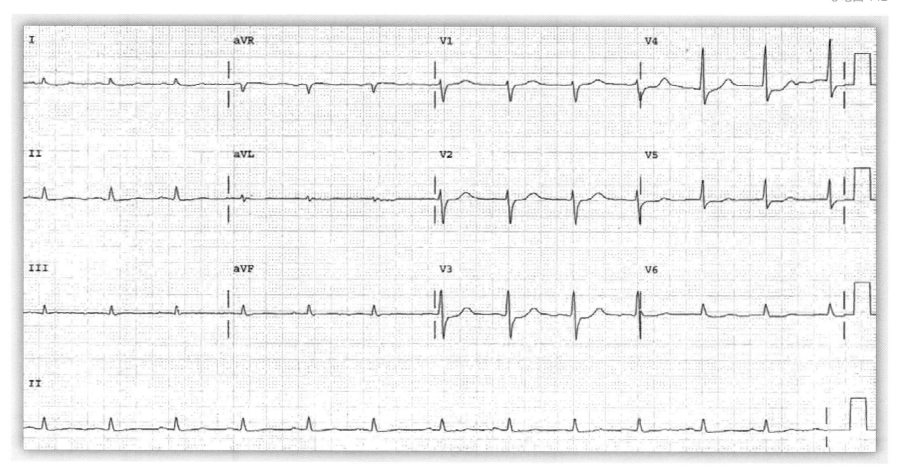

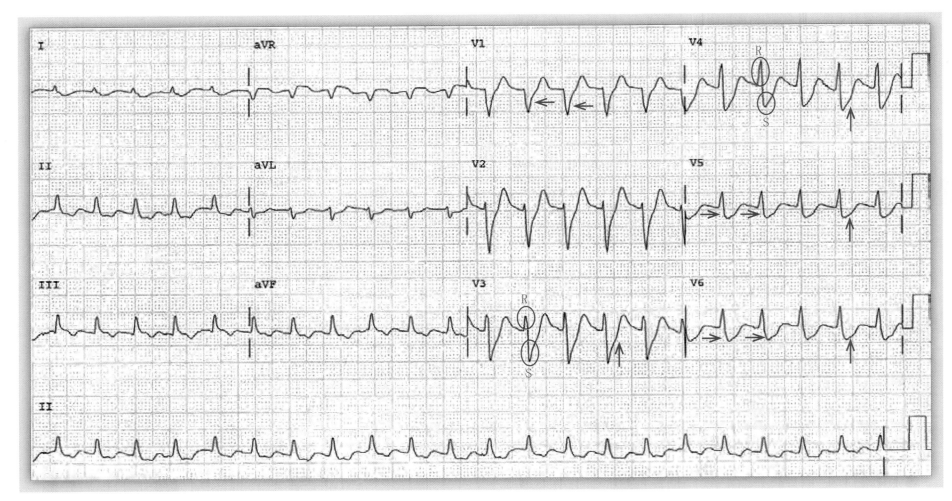

心电图 14A 分析:宽 QRS 波心动过速,属于房室结折返性心动过速,室内传导阻滞。

心电图 14A 显示节律规整,心率为 140 次 / 分。QRS 波前后均未见 P 波。QRS 波增宽,时限为 0.16s。形态并非典型的左或右束支传导阻滞。V_1 导联为 QS 波群(←),提示为左束支传导阻滞,$V_5 \sim V_6$ 导联可见宽的终末 S 波,符合右束支传导阻滞,终末期向量为从左至右方向。左束支传导阻滞时,所有的向量均为从右至左方向,没有从左向右的向量。所以,这是一个非特异性室内传导阻滞(IVCD)。电轴在 0°~+90°,属于正常(QRS 波在 I 和 aVF 导联为正向)。QT/QTc 间期延长(320/490ms),但考虑到 QRS 波增宽后仍属于正常

(260/400ms)。这是否是一个差异性传导的室上性 QRS 波尚不能确定。然而在 $V_3 \sim V_4$ 导联可见 RS 波群。R 波比 S 波窄(即 R/S<1),并且 R 波宽度 < 100ms。这符合差异性传导的室上性心动过速。由于无 P 波,将其定义为无 RP 室上性心动过速,可能的病因为房室结折返型心动过速(AVNRT)。ST 段在 $V_3 \sim V_6$ 导联(↑)可见压低,这与心动过速相关,因此可能是心内膜下心肌缺血所致。

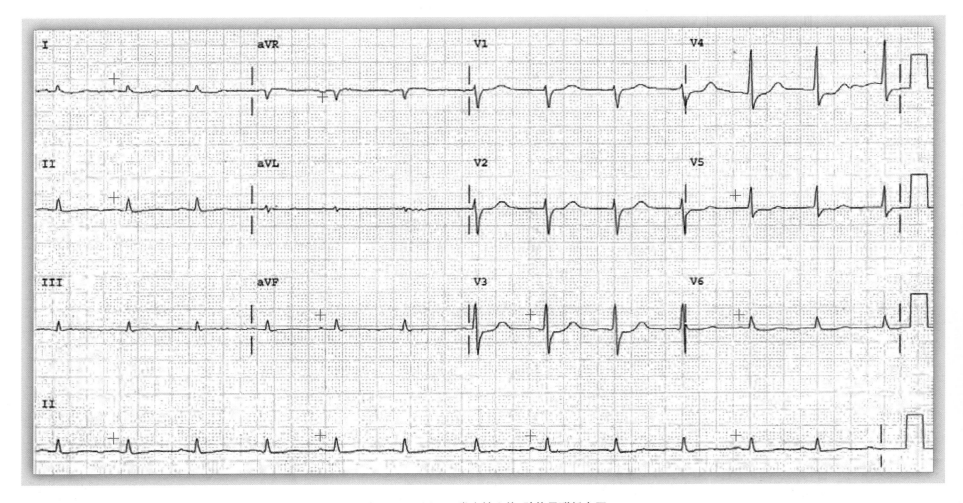

心电图 14B 分析:**正常窦性心律,肢体导联低电压。**

心电图 14A 与心电图 14B 来自同一名患者。节律匀齐,心率为 76 次/分。每个 QRS 波之前均可见 P 波(+),且 PR 间期恒定(0.18s)。P 波在 I、II、aVF、V_4~V_6 导联直立,所以是正常的窦性心律。QRS 波时限正常(0.10s),而且形态正常。电轴在 0°~+90° 之间,正常(QRS 波在 I 和 aVF 导联为正向)。QT/QTc 间期轻度延长(400/450ms)。肢体导联上 QRS 分为低电压(每个导联均<5mm)。此心率下 QRS 波宽度与形态均正常,由此证实心电图 14 显示为心率相关的 IVCD。

AVNRT 在快通道或慢通道传导改变时可终止,但通常影响主要是慢通道。改变自主神经紧张度可导致电生理特性改变,例如,迷走神经刺激,如 Valaslva 压或颈动脉窦压可减慢或阻滞激动传导。腺苷也可减慢或阻滞房室结传导,为终止该类心动过速的有效手段。房室结阻滞剂,如 β 受体阻滞剂、钙拮抗剂(维拉帕米或地尔硫䓬)或地高辛也有效。■

一名 72 岁男性患者因肺炎被收入院。他仅有高血压病史,未规律服用药物。实际上,这是他第一次入院治疗,他已经多年未就医了。

在入院期间,他出现神志不清。在一次夜间发作谵妄期间,主诉胸部疼痛,并做了心电图(心电图 15A)。

第二天,他神志恢复,复查了心电图(心电图 15B)。

心电图 15A

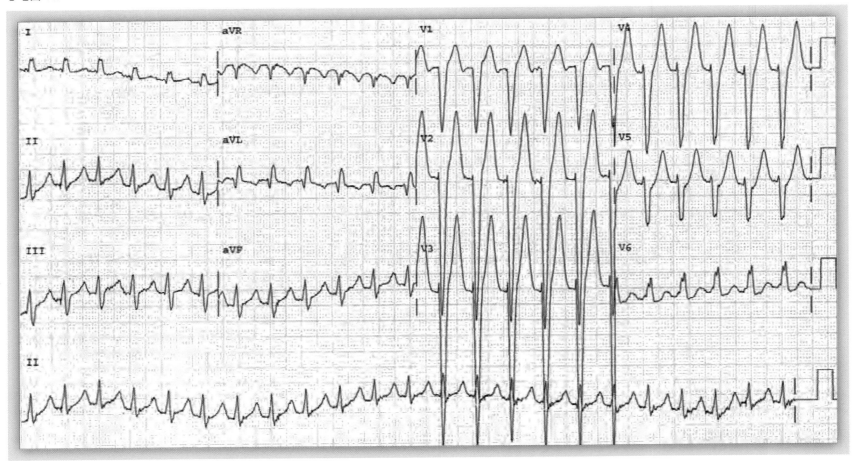

心电图 15A 的解读结果是什么?

结合心电图 15A 与心电图 15B,能做出什么诊断?

心电图 15B

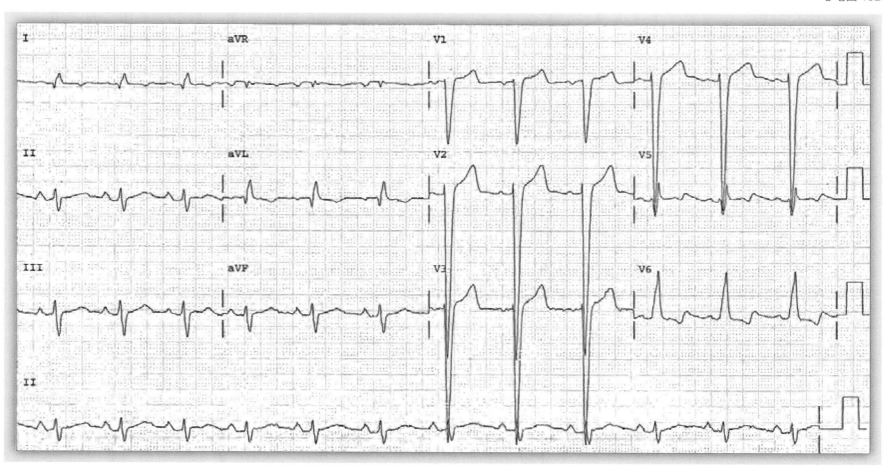

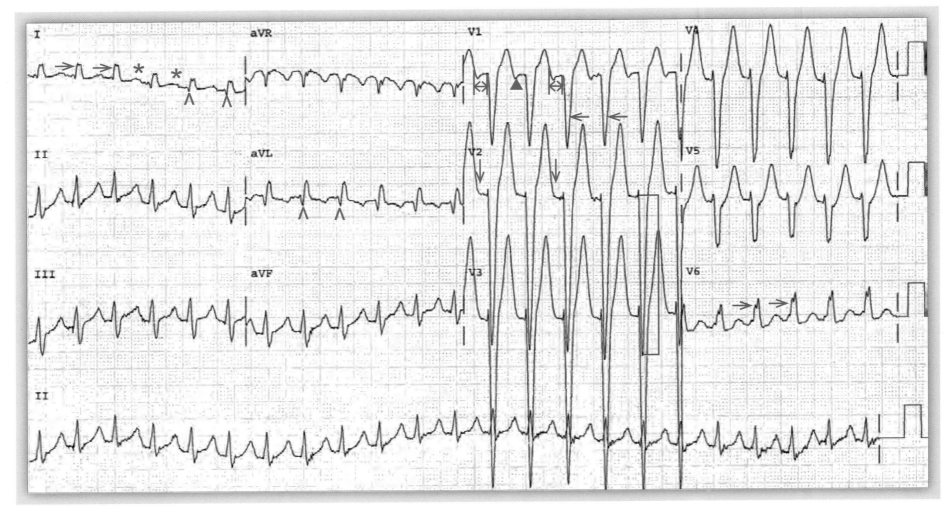

心电图 15A 分析：**窦性心动过速伴室内传导阻滞，左心室肥大。**

心电图 15A 显示节律规整,心率为 140 次 / 分。QRS 波前后均没有明显的 P 波。然而,V_1 导联在 T 波之后可见负向波形(▲)。除此之外,V_2 导联(↓)T 波终末部有一微小的顿挫,在 I 导联(+)也可见 T 波切迹。这提示 P 波叠加在 T 波终末部。如果这是一个 P 波,那么 PR 间期(←)为 0.18s。QRS 波增宽,时限为 0.14s。QRS 形态与左束支传导阻滞时相似 [I 和 V_6 导联宽 R 波(→),V_1 导联呈 QS 型(←)]。然而,在 I 和 aVL 导联(∧)可见间隔 Q 波。左束支传导阻滞一般见不到间隔 Q 波,因为这些电势是由源自左束支的小间隔分支的初始间隔激活引起的。在左束支传导阻滞时,此处无初始间隔激活。所以此 QRS 波提示非特异性心室内传导延迟(IVCD),经过浦肯野系统的弥漫性传导减慢引起的。心电轴正常在 0°~+90° 之间(I 和 aVF 导联 QRS 为正向)。QT/QTc 间期延长(340/520ms),但考虑到 QRS 时限延长是(300/460ms),故 QT/QTc 间期为轻度延长。

由于 QRS 波群为非特异性室内传导延迟,心室激动通过正常的浦肯野系统传导会减慢。因为激动是沿着正常传导系统传导,因此可以确认左室心肌异常。相反,如伴有左束支传导阻滞,左室激动将不沿着正常传导系统,而经由异常通路直接激动心室肌。因此并不能确认左室异常。由于此病例显示为非特异性室内传导延迟,因此 QRS 电压增高,即 V_2~V_3 导联上 S 波 =46mm(]),符合左室肥大(即在任何一个胸前导联,R 波或 S 波 > 25mm)。

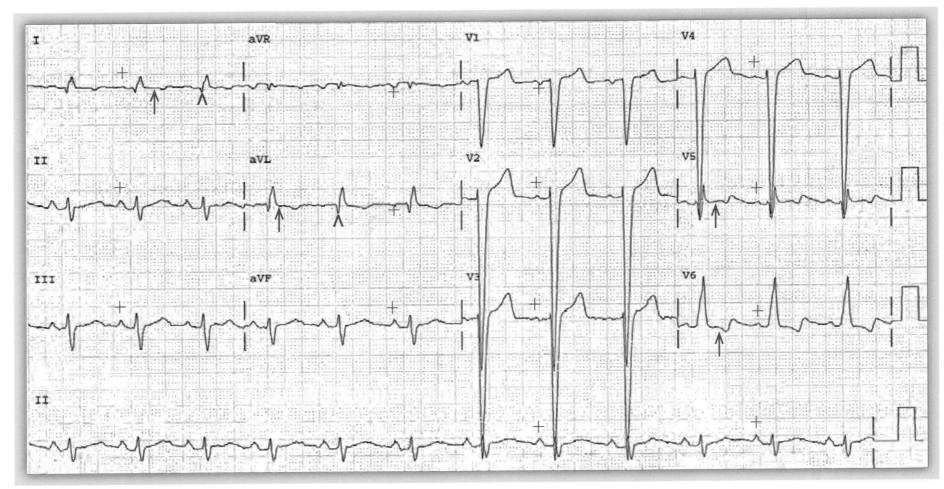

心电图 15B 分析:正常窦性节律,室内传导延迟,左心室肥大。

心电图 15B 与心电图 15A 来自同一名患者。心律规整,心率为 72 次 / 分。在每一个 QRS 波前均可见 P 波(+),PR 间期恒定(0.18s)。与心电图 15A 中的 PR 间期表现相同。需要注意的是,实际上 V$_1$ 导联 T 波之后并未见负性偏移,表明心电图 15A 上所见的此波形确实是 P 波群而不是 T 波的部分。QRS 波形态和宽度(0.14s)与心电图 15A 所见相同。尽管 QRS 形态与左束支传导阻滞相似,但是在 I 和 aVL 导联上有间隔性 Q 波(∧);所以这是室内传导延迟(IVCD)。V$_2$~V$_3$ 导联上 QRS 波幅度,与心电图 15A 所示相同,所以,是左心室肥大。 I、aVL、V$_5$~V$_6$ 导联可见 ST-T 波形异常(↑),可能继发于左心

室肥大。QT/QTc 间期延长(460/500ms),但考虑到 QRS 波时限延长(420/460)尚属于正常。

对比心电图 15A 与心电图 15B,可见心电图 15A 显示为窦性心动过速伴非特异性室内传导延迟,在正常窦性心律中也可见非特异性室内传导延迟。所以这不是一个心率相关性异常,而是由于此前的 IVCD 导致的 IVCD。

窦性心动过速常为生理性的,是交感激活或儿茶酚胺水平升高所致。窦性心动过速可能为谵妄发作所致,通常伴有交感神经激活。■

一名 48 岁女性患者,无明确病史,由于腹痛入院治疗。在入院当晚,她呼叫护士,主诉突发心悸。她的心电监护仪也发出报警。护士在等待医生到来前记录了其生命体征,并为她检查了心电图(心电图 16A)。

心电图 16A

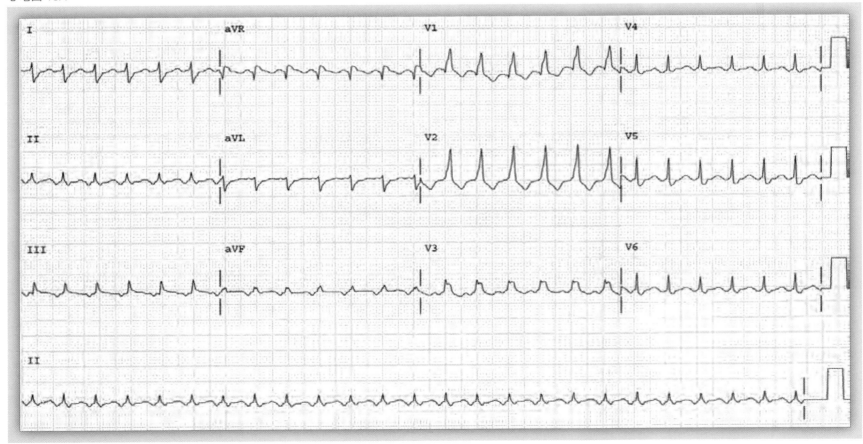

这份心电图提示的特异性诊断是什么?

在临床医生到来之前,该患者的症状缓解。护士又做了一份心电图(心电图 16B)。证实了什么诊断?

心电图 16B

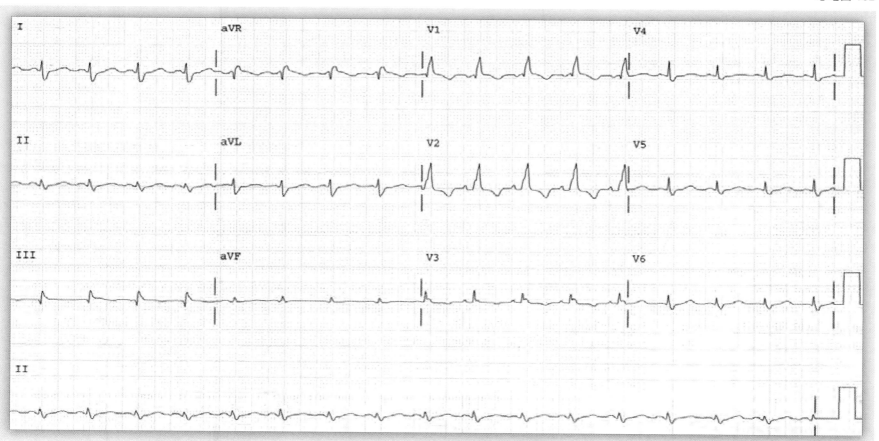

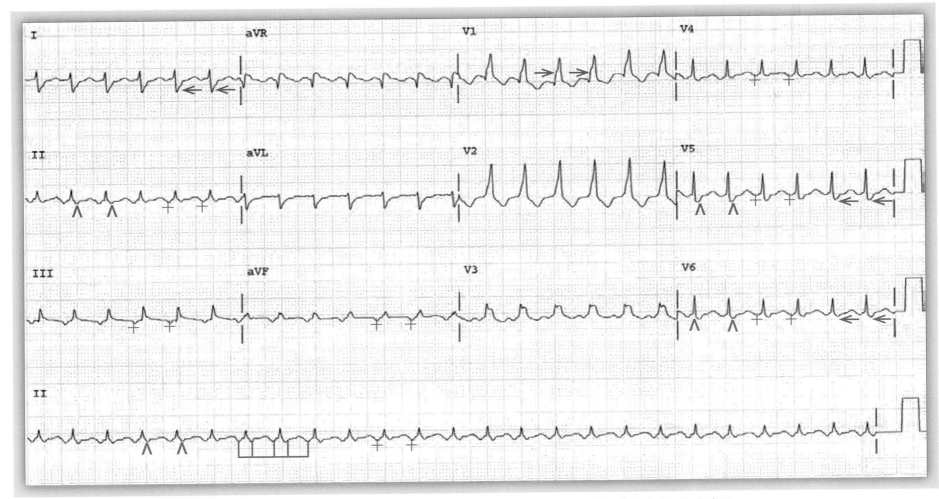

心电图 16A 分析：宽 QRS 波心动过速，右束支传导阻滞，长 RP 间期心动过速，房性心动过速，低电压。

心电图 16A 显示了节律规整，心率为 150 次 / 分。在每个 QRS 波之前均可见心房波（+），是有恒定非常短的 PR 间期（0.12s）（⊔）和长的 RP 间期（0.30s）（↔）。这些 P 波在 Ⅱ、Ⅲ、aVF、V_4~V_6 导联更加明显。这是长 RP 心动过速，这种类型的心动过速有多种病因，包括窦性心动过速、房性心动过速、异位交界性心动过速、房室折返性心动过速、非典型的房室结折返性心动过速（称之为快 - 慢型）或 2∶1 房室结传导的房扑。在这些导联上 P 波为负向；所以，这是一个心房心肌起源的节律，而不是窦房结发出的。尽管在 Ⅱ、V_5~V_6 导联上 QRS 波之后都有一个负向波形（∧），但这不是第二个心房波群，因为 PP（∧）间期（↔）并不恒定。因为每个 QRS 波只有一个 P 波，其在 Ⅱ、aVF 和 V_4~V_6 导联上为负向并伴有很短的 PR 间期，所以这不是窦性心动过速或房扑。在其他可能的节律中，最有可能的病因是房性心动过速。

QRS 波时限增加（0.14s），并呈现典型的右束支传导阻滞形态 [V_1 导联出现宽的 R 波（→），Ⅰ、V_5~V_6 导联上出现宽的 S 波（←）]。电轴正常，在 0°~+90° 之间（QRS 波在 Ⅰ、aVF 导联为正向）。还可见低电压贯穿始终（肢体导联上 QRS 波振幅＜ 5mm，胸前导联上 QRS 振幅＜ 10mm）。QT/QTc 间期正常（280/440ms，按照延长的 QRS 波校正后为 240/370ms）。

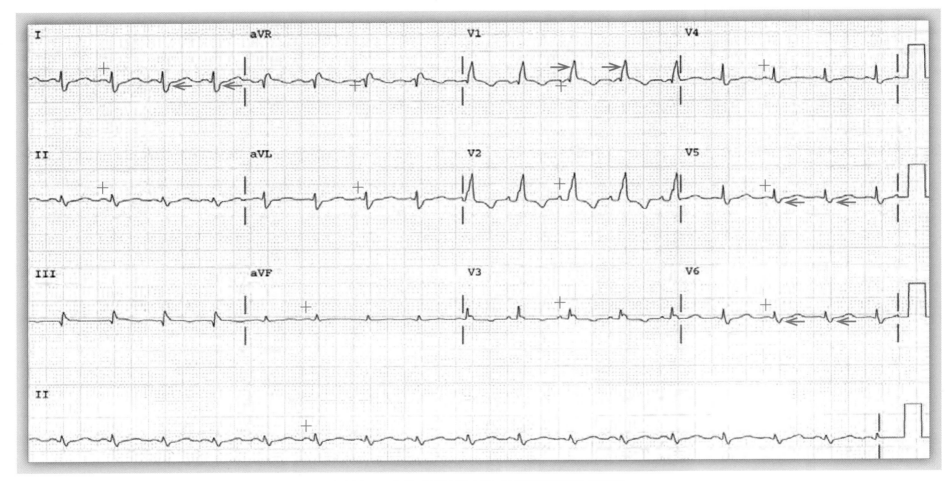

心电图 16B 分析:**正常窦性心律,右束支传导阻滞,低电压。**

　　心电图 16B 与心电图 16A 来自同一名患者。节律规整,心率为 98 次 / 分。QRS 波形态与电轴与心电图 16B 相同,为右束支传导阻滞形态 [V$_1$ 导联呈 RSR′(→),Ⅰ、V$_5$~V$_6$ 导联呈宽 S 波(←)]。每一个 QRS 波之前均可见 P 波(+),且 PR 间期恒定(0.14s),而且 P 波在Ⅰ、Ⅱ、aVF、V$_5$~V$_6$ 导联上为正向。

所以,这是窦性心律,具有完全性右束支传导阻滞形态,表明心电图 16A 上的右束支传导阻滞并非心率相关性,而是原来就存在的。还要注意的是,Ⅱ、V$_5$~V$_6$ 导联上 QRS 波后面的波并不是 P 波,而是 QRS 波的一部分,即 S 波。■

一名 68 岁男性患者因心力衰竭恶化,被收入大学医院的 CCU 病房。入院后,医生注意到他的心动过速,为他检查了心电图作为病情评估的一部分（心电图 17A）。

心电图 17A

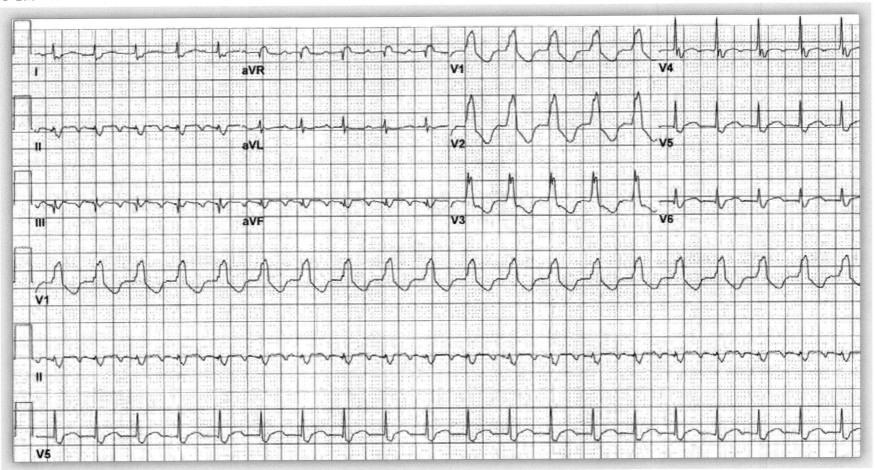

夜间,该患者心电监测报警。护士为他做了一份心电图,提示一种新发的值得注意的心律失常(心电图 17B)。

心电图 17B

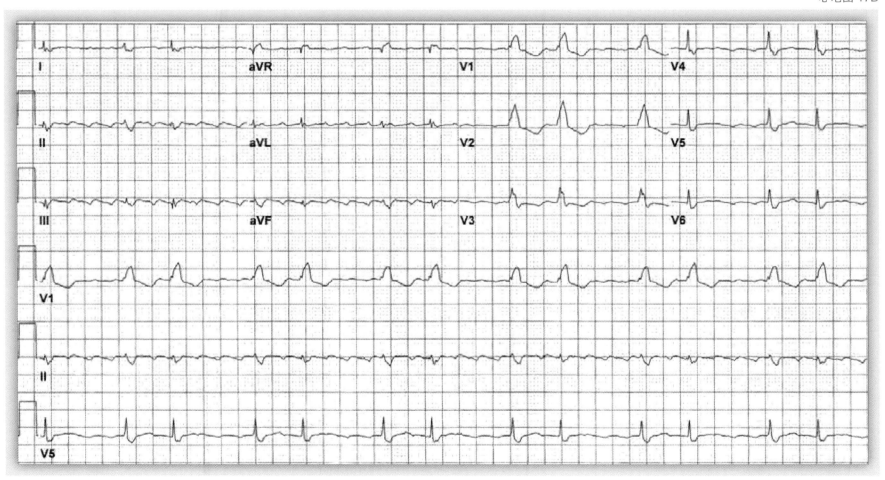

当心电监测出现新的异常时,紧接着,又复查了一份心电图（心电图17C）。

心电图 17C

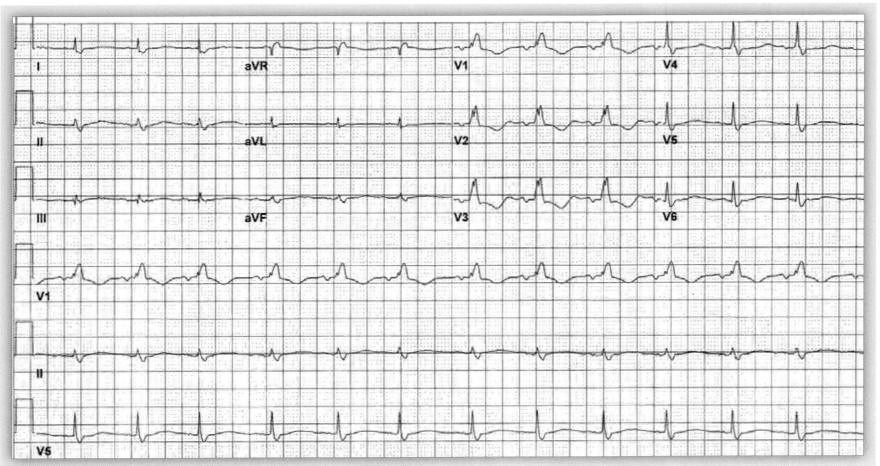

心电图 17A 显示为一种什么类型的心律失常?

基于这种心律的鉴别诊断是什么（心电图 17A）?

你对于心电图 17B 图形的解释是什么?

中期会发生什么改变?

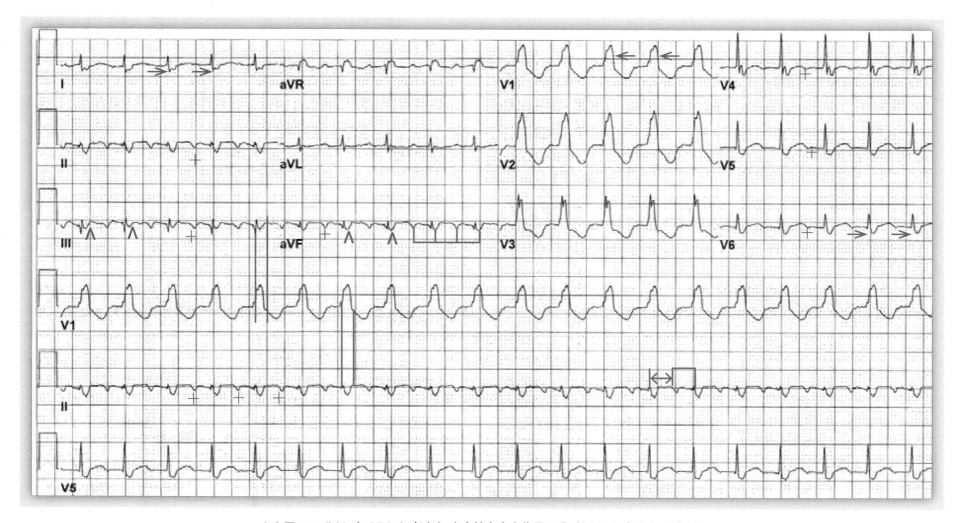

心电图 17A 分析:宽 QRS 心动过速,完全性右束支传导阻滞,长 RP 心动过速,低电压。

心电图 17A 显示节律规整,心率为 130 次 / 分。每个 QRS 波前均可见 P 波,特别是 Ⅱ、Ⅲ、aVF、V$_4$~V$_6$ 导联(+),RP 间期(↔)轻度(0.28s)长于 PR 间期(0.22s)(⌐);因而,这是一个长 RP 心动过速。长 RP 心动过速的病因包括窦性心动过速、房性心动过速、房扑 1∶1 下传、异位性结性心动过速、房室结折返性心动过速或非典型的房室结折返性心动过速(AVNRT)快 - 慢型。P 波在 Ⅱ、Ⅲ、aVF、V$_4$~V$_6$ 导联为负向。因而,激动起始并非发自窦房结,而是来源于心房肌的某处。还可见另一同样形态的负向波形在紧接着 QRS 波结束后(∧),Ⅲ、aVF 导联最明显。这些波间期固定(⌣)。如果这些波为 P 波的话,

PP 间期为 260 次 / 分,心律为房扑 2∶1 下传。然而,不能确定这是另一个 P 波还是 QRS 波的一部分,即 S 波,通过对比 V$_1$ 导联的 QRS 波宽度(‖),看上去这个波形好像是 QRS 波的一部分。QRS 波增宽(0.16s)呈完全性右束支传导阻滞形态。即 V$_1$ 导联宽 R 波(←),在 Ⅰ、V$_5$~V$_6$ 导联形式上的 S 波(→)。电轴正常,在 0°~+90°,Ⅰ、aVF 导联 QRS 波正向)。肢体导联低电压(每个肢体导联 QRS 波 < 5mm)。QT/QTc 间期延长(320/470ms),但是考虑到 QRS 增宽(260/370ms),QT/QTc 间期正常。

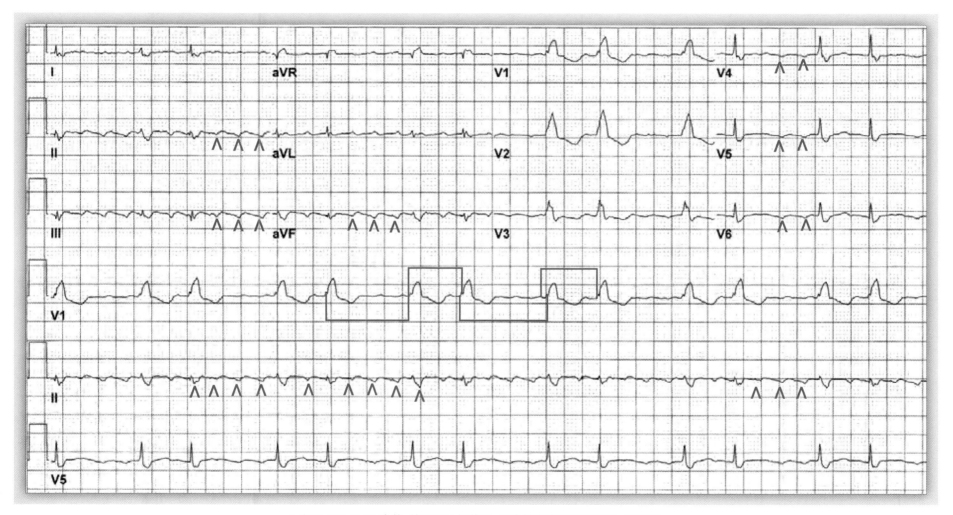

心电图 17B 分析:**房扑,伴不同比例传导,完全性右束支传导阻滞,低电压。**

心电图 17B 与心电图 17A 来自同一名患者。可见规律的不规整,平均心率 78 次 / 分,长（ ⎵ ）或短（ ⎴ ）的间期。它们之间的共同点是:成组的搏动。QRS 波宽度与形态与心电图 17A 相同,即右束支传导阻滞,肢导低电压,电轴正常。QT/QTc 间期与心电图 17A 相同。可见明显心房波,特别是在 Ⅱ、Ⅲ、aVF、V₄~V₆ 导联,P 波波形在 Ⅱ、aVF 为负向。心房率为 260 次 / 分。所有

P 波具有同样的形态、电压、间期,所以,这是一个房扑 2∶1~4∶1 下传。心房率 260 次 / 分,为心电图 17A 心室率的 2 倍。较短的 RR 间期与心电图 17A 的 RR 间期相同,故心电图诊断房扑 2∶1 下传成立。在 RR 间期较长的时段（心率较慢）仍为完全性右束支传导阻滞,说明完全性右束支传导阻滞为之前存在的,并非频率相关的。

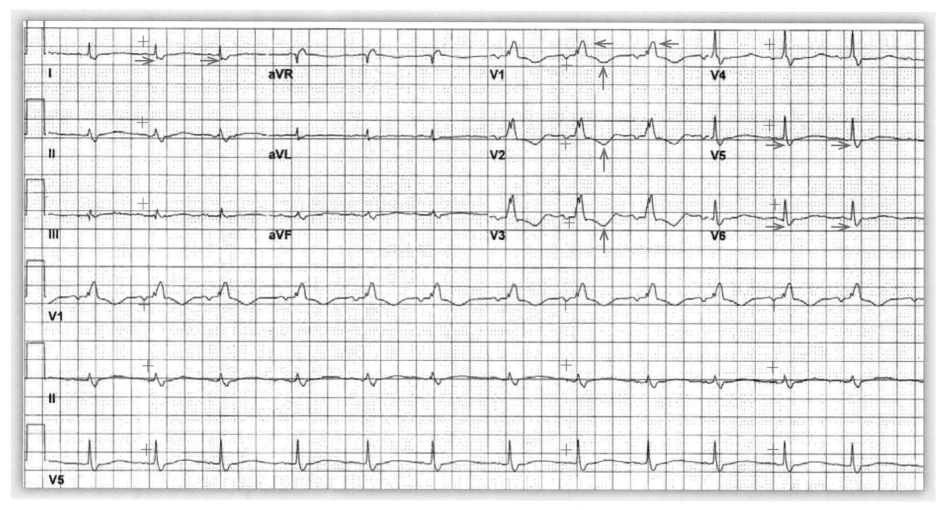

心电图 17C 分析:**正常窦性心律,完全性右束支传导阻滞,心室低电压。**

心电图 17C 与心电图 17B 均来自同一名患者，为该患者的基础心电图。节律规整，心率 75 次 / 分。P 波在 QRS 波之前，PR 间期固定为 0.16s，P 波在 Ⅰ、Ⅱ、aVF、V_4~V_6 为正向。因而，此为正常窦性节律，QRS 波增宽 > 0.16s，形态电轴与心电图 17A、心电图 17B 相同，呈完全性右束支传导阻滞图形。V_1（←）高 R 波，Ⅰ、V_5~V_6 导联 S 波终末部增宽。这进一步证实了完全性右束支传导阻滞是一直存在于基础心电图，而并非心率相关的。QT/QTc 间期延长（440/490ms），但考虑到增宽的 QRS 波（360/400ms），尚正常。T 波在 V_1~V_3（↑）导联形态不同；这为继发于完全性右束支传导阻滞的结果。■

一名 59 岁男性患者,为了评估急性发作的胸痛而收入院。夜间,该患者出现了快速心律失常,描记体表心电图(心电图 18A)。住院医师根据心电图担心患者,而通知了主治医师。

当心律失常缓解后,医生再次为该患者描记了心电图(心电图 18B)。

心电图 18A

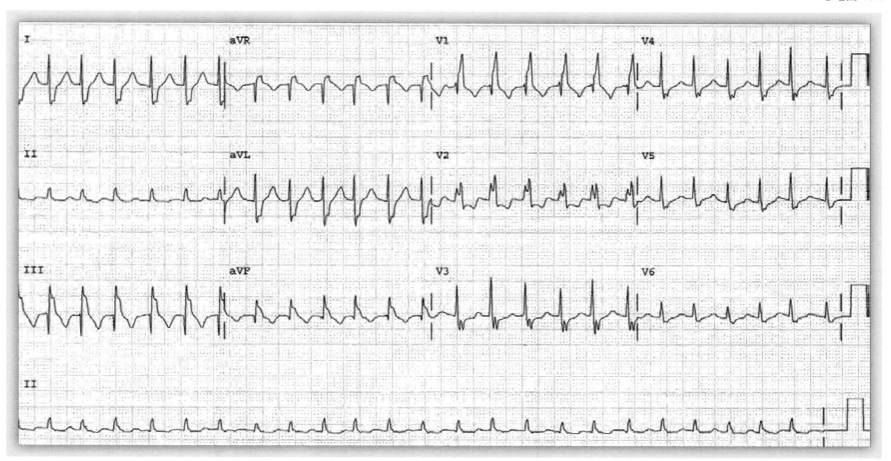

你对于该心电图的解释是什么，引起住院医师注意的可能的诊断是什么？

关于心电图 18B 的解释是什么，它提供了什么进一步的信息？

对于心电图 A 的诊断是支持还是推翻？

心电图 18B

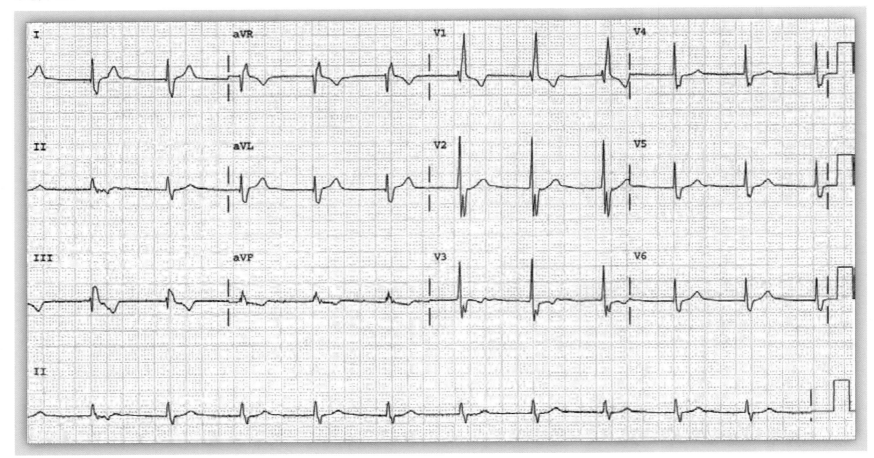

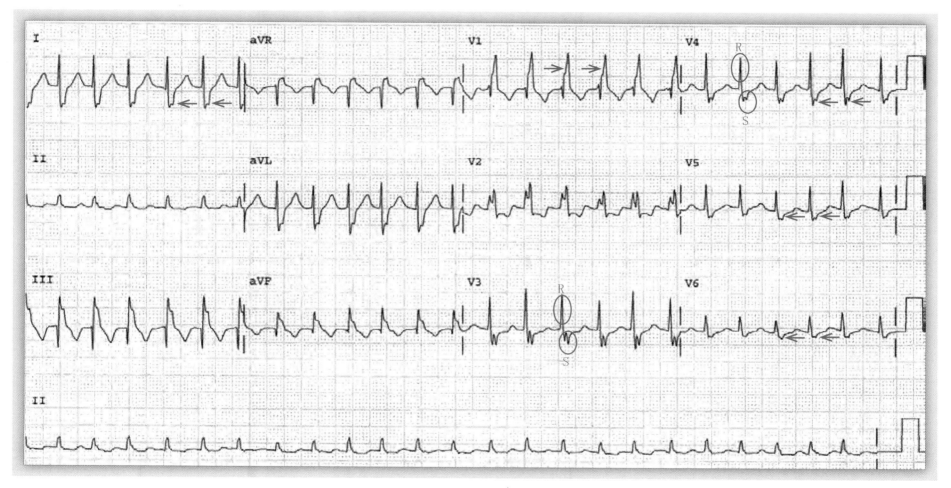

心电图 18A 分析:宽 QRS 波心动过速,交界区心动过速,完全性右束支传导阻滞。

心电图 18A 显示节律规整,频率 144 次 / 分。每个 QRS 波前均无 P 波。QRS 波群时限增加(0.14s),为右束支传导阻滞形态。RSR' 在 V$_1$ 导联(→)增宽,Ⅰ、V$_4$~V$_6$ 导联(←)可见终末 S 波。电轴正常,在 0°~+90°(QRS 波在 Ⅰ、aVF 正向)。QT/QTc 延长(320/490ms),但是考虑到增宽的 QRS(280/420ms),尚正常。尽管看上去没有心房活动,但是 QRS 形态为典型的完全性右束支传导阻滞。另外,V$_3$~V$_5$ 呈 RS 形,可见 R 波比 S 波明显要窄(R/S<1),R 波宽度 < 100ms。所以,这是室上性心动过速伴差异性传导。由于未见 P 波,所以这种图形定义为无 RP 心动过速,为结性心动过速。最可能的病因为房室结折返性心动过速(AVNRT)或异位结性心动过速(尽管这种常与逆行 P 波相关联)。

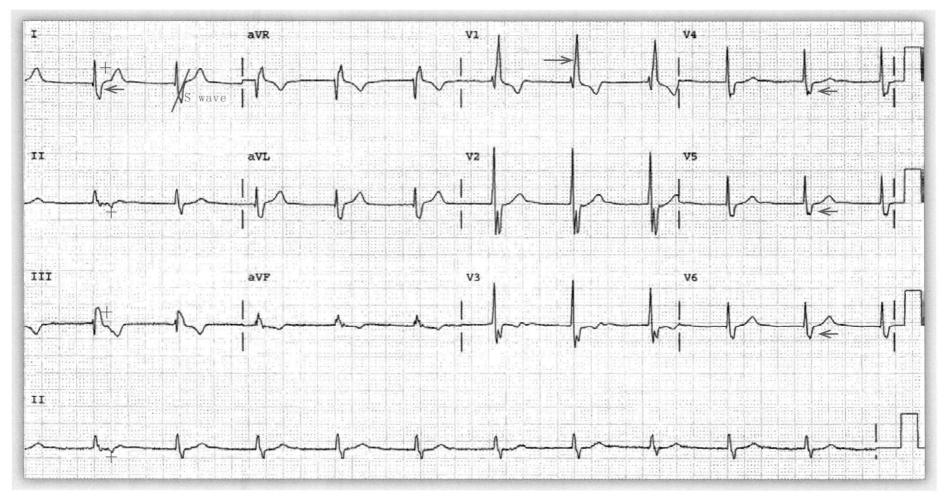

心电图 18B 分析:**交界性心律,右束支传导阻滞形态。**

心电图 18B 与心电图 18A 来自同一名患者。心律规整，频率 68 次 / 分。QRS 波增宽（0.14s）为完全性右束支传导阻滞形，RSR′ 在 V₁（→）增宽，I、V₄~V₆ 导联可见终末 S 波（←），电轴正常。在 0°~+90°（QRS 波在 I、aVF 导联正向）。在确定电轴时，非常重要的一点是不要把 S 波包括进去。在这份心电图中，S 波宽而且深，显示 QRS 波在该导联为正向。在 QRS 波前后看不到 P 波，这是一个交界区心律。除了第一个 QRS 波之外，可见负向的 P 波（+），特别是在 I、II、III 导联中。QRS 波形态与电轴与心电图 18A 相同，证实了心电图 18A 中的心动过速为室上性的。由于基础心律为交界区的，可能这个心律为一种快速的异位性结性心律。心动过速可能原因为任何交界区频率的增加。在较慢频率和快速心动过速中均为右束支传导阻滞形态。这种差异传导并非频率相关而是之前就存在的。QT/QTc 间期延长（440/470ms），但考虑到延长的 QRS 波群时限（400/415ms），尚正常。■

一名 78 岁女性患者在跌倒后被收入院。她的病史符合晕厥,据她描述她坐在椅子上看书学习,当从椅子上坐起来走向厨房的时候感到眩晕不稳,然后跌落在地板上。她记不起是怎么摔倒的,但她能记起的是从地板上坐起时感到头晕。她拨打 911 求助,这时她仍有持续的头晕。

体格检查值得注意的是,她的躯干右侧可见瘀斑。心跳加快,心音正常。可闻及 S4 奔马律,在胸骨上缘可闻及 2/6 级渐强减弱型杂音。她的手掌特别痛,但不伴有损伤。重要体征为心率增快,血压正常。在急诊科描记了一份心电图(心电图 19A)。

心电图 19A

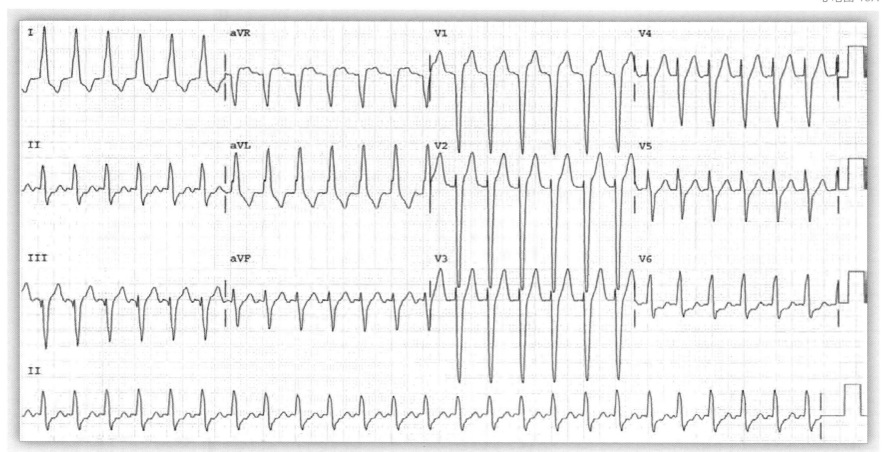

到达病房时，她的心率减慢。再次为她描记了心电图（心电图 19B）。

心电图 19A，你的解释是什么？
对比两份心电图（图 19A 和 19B）得出什么心律失常诊断？
如何解释他的症状？

心电图 19B

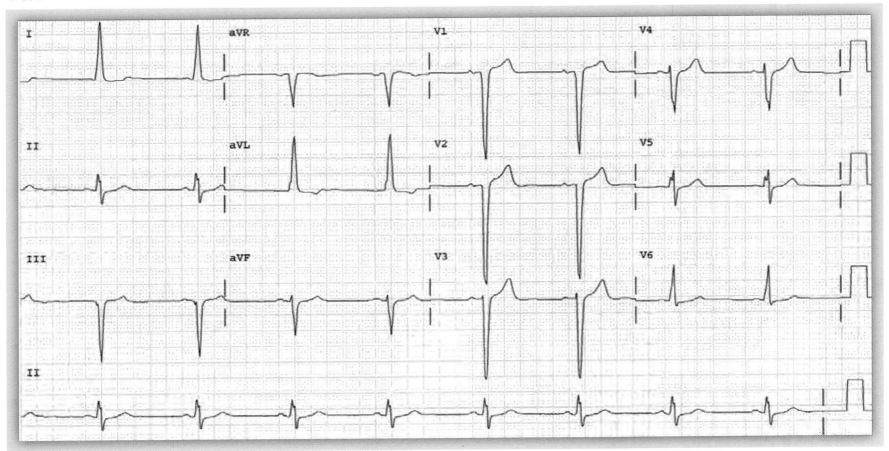

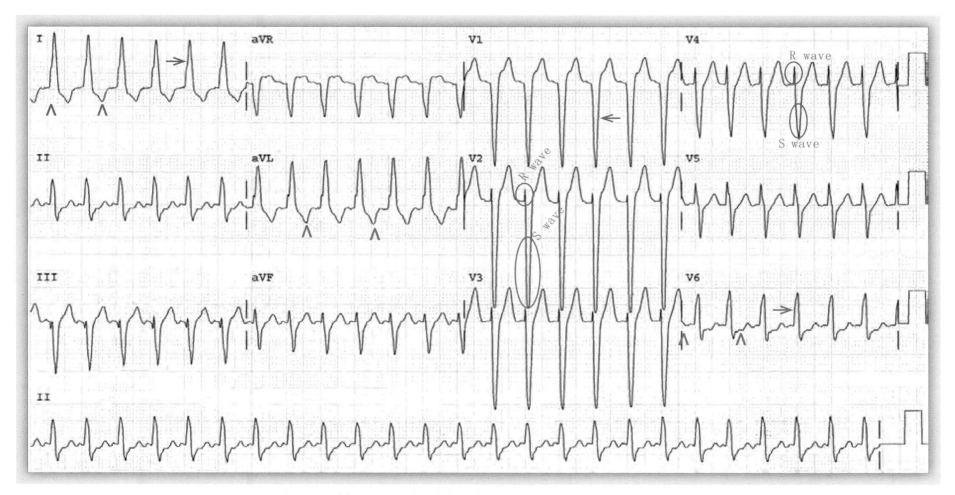

心电图 19A 分析:宽 QRS 波心动过速,房室结折返性心动过速,左束支传导阻滞。

心电图 19A 显示心率 150 次 / 分。每个 QRS 波前后未见 P 波。QRS 时限延长（0.16s），所以此为宽 QRS 心动过速，这可能是室速，也有可能是室上速伴差异性传导，形态为典型的左束支传导阻滞。Ⅰ、V₆ 导联（→）可见增高、增宽的 R 波，V₁（←）导联为深 QS 波，Ⅰ、aVL、V₆（∧）有 ST-T 改变。假如这是一个左束支传导阻滞，上述情况可能是继发于左束支传导阻滞；如果是室速图形，T 波异常反映了异常心室波群的存在。电轴左偏在 0°~+30°（在 Ⅰ、Ⅱ 导联 QRS 波 为 正 向，aVF 导 联 QRS 波 为 负 向）。QT/QTc 间 期 延 长（320/506ms），但考虑到 QRS 波时限延长（260/400ms）。QT/QTc 间期正常。从心电图上不能分辨出是室上性心动过速还是室性心动过速。然而，在 V₂~V₄ 导联，R 波与 S 波增宽，R 波小于 100ms（R/S ＜ 1），因而起始向量正常。QRS 终末部分增宽，这种形态支持室上性心动过速伴左束支传导阻滞。P 波消失支持这是一个无 RP 心动过速，目前最常见的心动过速为房室结折返性心动过速。

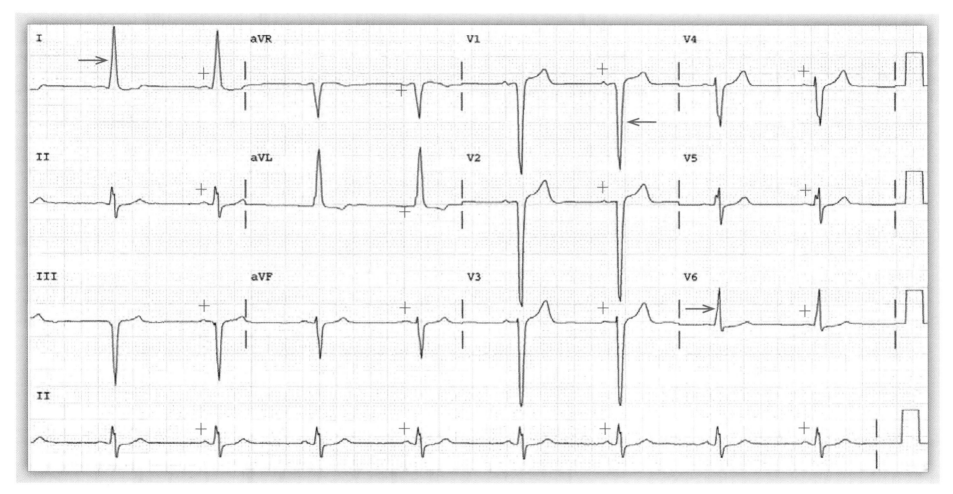

心电图 19B 分析:**窦性心动过缓,左束支传导阻滞。**

心电图 19B 与心电图 19A 来自同一名患者。节律匀齐，频率 50 次 / 分。每个 QRS 波（+）前后均可见 P 波，PR 间期固定（0.18s）。P 波在 I、II、aVF、$V_4 \sim V_6$ 导联正向。所以这是正常窦性心律。QRS 波增宽（时限 0.16s）具有典型左束支传导阻滞图形，I、V_6 导联（→）宽 R 波，V_1 导联（←）深 S 波。电轴左偏，在 0°~+20°（QRS 波在 I、II 导联正向，aVF 导联负向）。QT/QTc 间期延长（480/440ms），考虑到增宽的 QRS 时限延长后仍为正常（420/360ms）。这份心电图 QRS 波的形态、宽度、电轴、QT 间期与心电图 19A 相同，因而，这进一步证实了心电图 19A 节律是室上性的，为房室结折返性心动过速伴传导异常，左束支传导阻滞是基础存在的而非心率相关。

室上速本身一般不会引起晕厥，但初始发作时可能由于压力感受器的介导，导致血管紧张性调节的异常，从而伴随着明显的和短暂的低血压，这可能会导致短暂的意识丧失。另外，该患者杂音提示了主动脉瓣狭窄，长时间快速心室率可能造成血流动力学改变而引起晕厥，持续心动过速能造成持续低血压而发生头晕。■

一名 22 岁男性患者因主诉"心跳快"而首次就医。他描述近几个月注意到反复出现的上述症状。一般在夜间平卧睡眠时注意到上述症状。这种感觉突然出现,几分钟之后突然停止。他否认这些症状与气短、胸痛、晕厥相关。

体格检查显示发育良好,无疼痛不适。全身检查正常,心脏体格检查也是正常的。就诊后不久,他又出现典型的心跳症状。这时他的血压较平时偏低,心脏检查显示快速心率,心音不规律。

心电图 20A

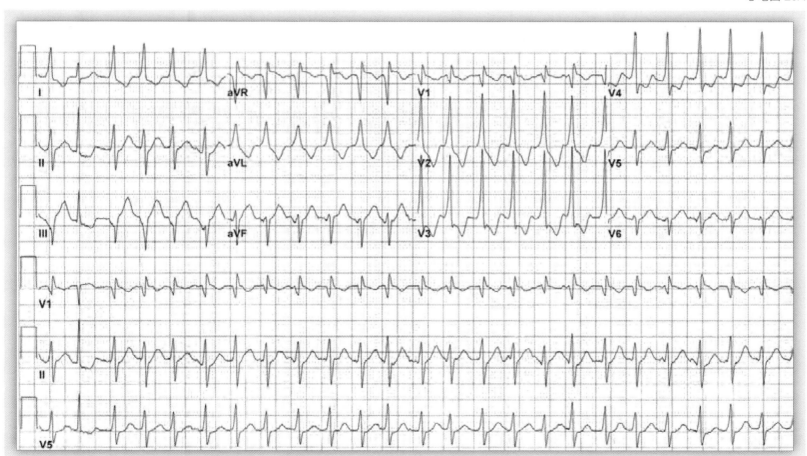

描记心电图（图 A）。将这份图（心电图 20A）与两年前为参加竞技运动而体检时的心电图（心电图 20B）进行对比。

这段心律失常的诊断是什么？
证实了什么诊断？

心电图 20B

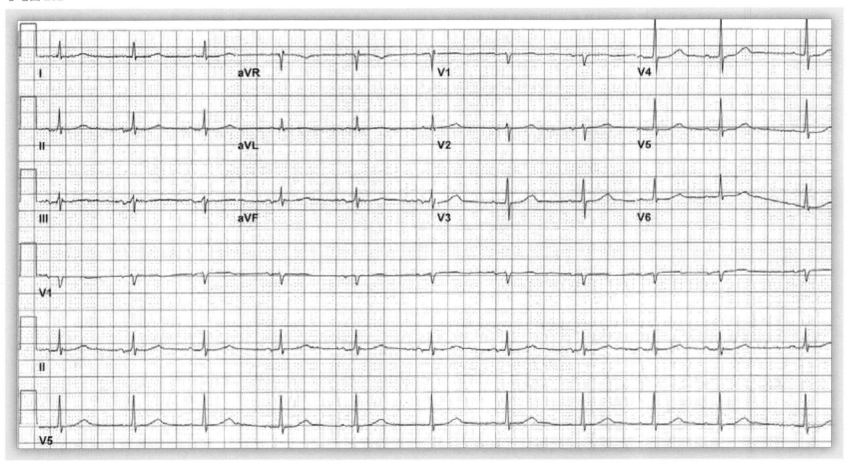

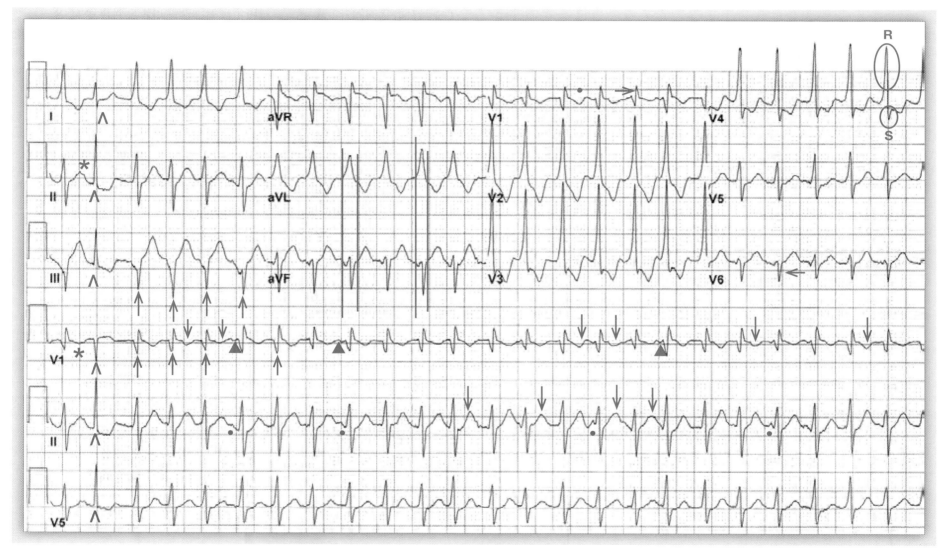

心电图 20A 分析:宽 QRS 心动过速,房室分离,心室夺获,室性心动过速。

心电图 20A 显示节律匀齐，频率 148 次 / 分。QRS 波增宽，时限为 0.14s。尽管 QRS 波显示为完全性右束支传导阻滞，V_1 呈 R 波（→）V_6 导联呈窄 S 波（←），但 I 导联无 S 波，因此并非典型的右束支传导阻滞形态。另外也不是左束支传导阻滞形态。电轴左偏，大约 -30°（QRS 波群在 I 导联正向，aVF 导联负向，II 导联正负双向）。同时注意到有一个窄 QRS 波（0.08s）（∧）。在这个 QRS 波之前有 P 波，在 II 及 V_1 导联最明显（*）；PR 间期为 0.18s。此外还可见其他 P 波（●，▲），但它们均与 QRS 波无固定关系，因此为房室分离。P 波在 V_1 及 II 导联最明显，例如，在 V_1 导联的第 6、9、16、21 个 QRS 波前（▲），在 II 导联的第 6、9、18 个 QRS 波前（●）。另外，ST-T 波形态也有微小差别（↓）（代表叠加了 P 波或复极的变化）。同时 QRS 也有细微的差异（↑）。因而，宽 QRS 波心动过速具有房室分离的特点，这是室速的特征。窄 QRS 波（∧）为心室夺获或得雷斯勒（Dressler）搏动，这是房室分离的特征性表现。ST-T 波和 QRS 波形态的微小差别为室速的特征。这是因为心室激动不经正常的浦肯野纤维路径而直接经过心肌途径。因而，QRS 波和 ST-T 波的变化是由于心肌直接激动导致的除极和复极的系列变化。与此对应的是，在室上速中的每个 QRS 波，不论起源（窦房结、心房肌或房室结），其总是通过同一路径传导到心室（即希氏束 - 浦肯野系统或附带的路径），因此，除极和复极一系列过程每个波群都是一致的。在 $V_4 \sim V_6$ 导联为 RS 波，R 波较 S 波宽，反映了心室激动的起始部分传导的不正常——这是室速的另一特征。

值得注意的是在 aVF 导联 QRS 波前小的负性波形，如果对比 aVL 导联与 aVF 导联的 QRS 波时限（‖）。可知这实际上为 QRS 波的一部分。室性心动过速的 QRS 波像是右束支传导阻滞图形但电轴左偏（左前分支传导阻滞形）。另外 QRS 波并非极度增宽，这是分支型心动过速的特征。包括左束支的任一个分支，此病例为左后分支性室型心动过速，导致这种 QRS 波形态和电轴改变。左后分支型室速为最常见的分支型室速，分支型室速为一种特发性左室室速，也称为维拉帕米敏感性室速或 Belhassen 室速。这种室速常见于无心脏病的年轻人，与猝死风险不相关。常见于无结构性心脏病患者。

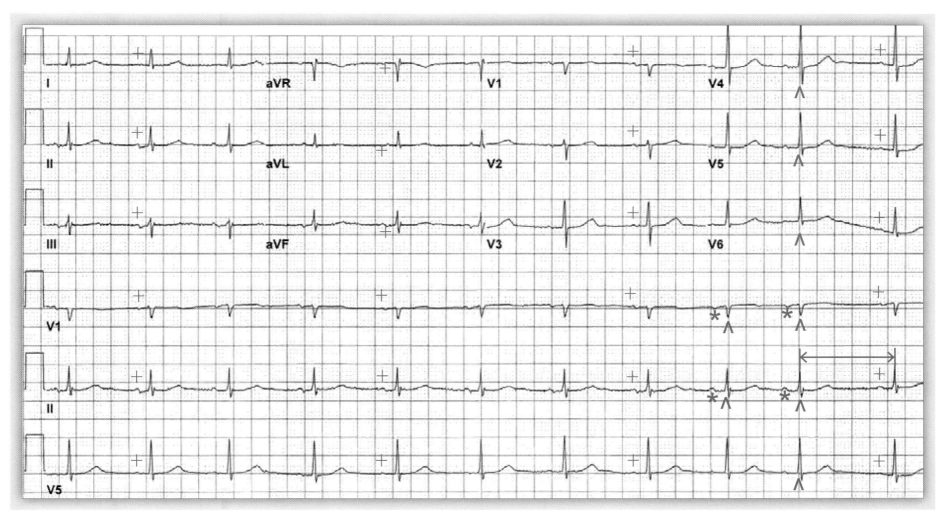

心电图 20B 分析：**窦性心律，房性早搏。**

心电图 20B 与心电图 20A 来自同一名患者。节律规整,心率 64 次 / 分。每个 QRS 波前均可见 P 波(+),PR 间期固定(0.18s)。P 波在 Ⅰ、Ⅱ、aVF、V_4~V_6 导联正向;所以这是正常窦性节律。然而,第 10 个与第 11 个 QRS 波提前出现(∧)。V_1、Ⅱ 导联 P 波形态轻度异常(*)。这是房性早搏,其后有一个停顿或一个长 RR 间期(↔)。QRS 波时限正常(0.08s),形态正常,电轴在 0°~+90°(Ⅱ、aVF 导联 QRS 波正向)。QT/QTc 间期正常(400/410ms)。心电图 20A 的心房夺获心律的 QRS 波形态和 PR 间期与正常窦性心律中的 QRS 波形态相同。■

一名 78 岁女性患者，既往有缺血性心肌病病史，此次因急性发作胸部不适就诊于当地急诊科。她描述因胸部压榨感和气短使其在睡眠中惊醒。她启动了紧急医疗服务。

在急诊室，她就显得比较痛苦。体格检查提示心动过速和轻度低血压（100/70 mmHg）。急诊医疗拿来了一份途中描记的心电图（心电图 21A）。

心电图 21A

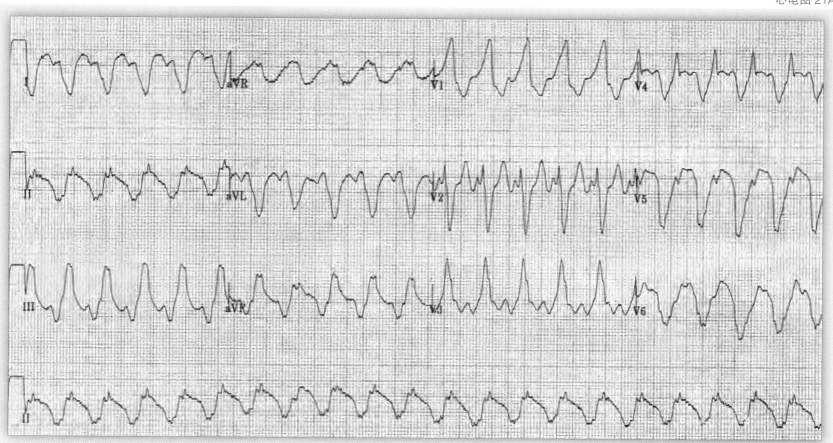

急诊科护士做了第二份心电图（心电图 21B）。

比较这两份心电图，结合患者的表现提示病因可能是什么？

心电图 21B

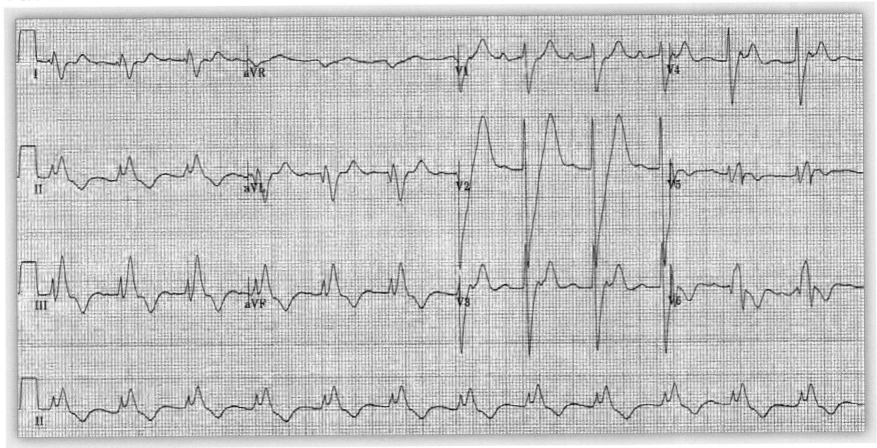

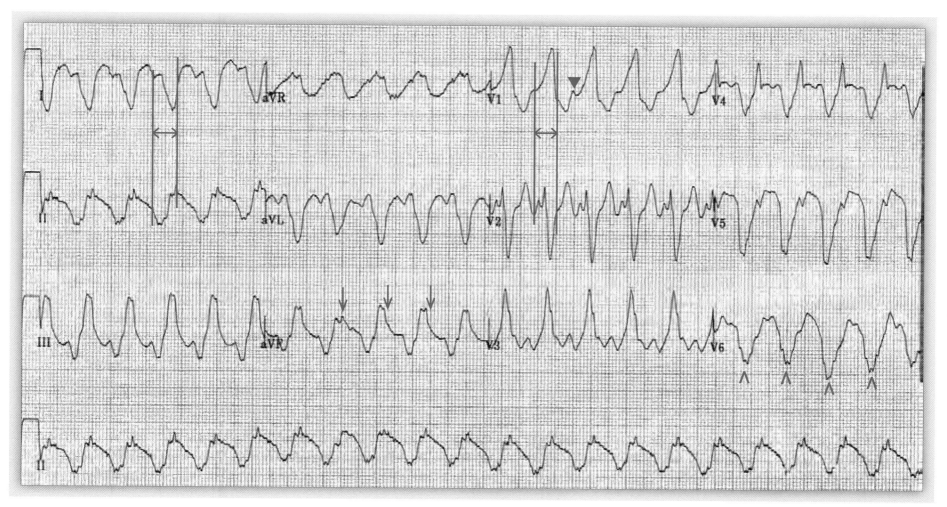

心电图 21A 分析:室性心动过速(持续性单形性)。

心电图 21A 显示节律规则,心率 130 次 / 分。QRS 波群时限延长(0.22 s),形态异常,显示既不是典型的右束支传导阻滞也不是典型的左束支传导阻滞。另外,电轴极度右偏在 ±180°~-90°（QRS 波在 Ⅰ 和 aVF 导联均为负向波）。在 QRS 波群之前或之后未发现恒定 P 波。应该注意的是在 Ⅰ 和 V_2 导联 QRS 波群之前的波形是 QRS 波群的一部分,而不是 P 波。这可以通过测量 V_1 导联 QRS 波群的最大宽度（↔）,与 Ⅰ 和 V_2 导联的 QRS 时限比较进行验证（‖）。偶尔有 P 波被发现,如在 V_1 导联第三个波群（▼）。在一些

QRS 波群之前有 P 波存在,有的没有,提示存在房室分离。QRS 波群的形态（例如 V_6 导联）（∧）及 ST-T 波形 [例如 aVF 导联（↓）] 也存在细微的差别。因此这个节律有许多室速的特征（即电轴极度右偏,房室分离,ST-T 波形及 QRS 波群形态的变化）。QRS 波群增宽（0.22 s）,这比通常所看到的室速的波形更宽,提示存在潜在的严重的心肌病变导致严重的室内传导延迟；也可能是存在高钾症造成的。

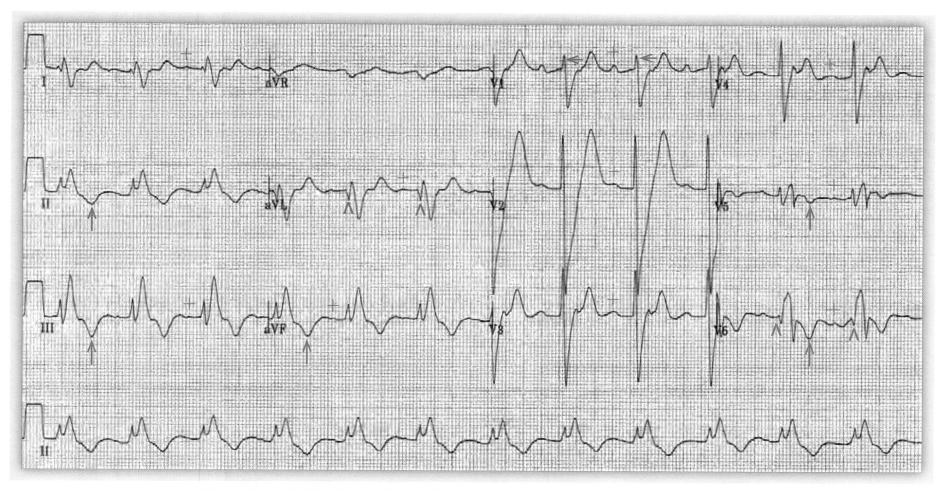

心电图 21B 分析:正常窦性心律,室内传导阻滞,电轴右偏(左后分支阻滞),Ⅰ度房室传导阻滞(房室传导延长)。

心电图 21B 与心电图 21A 来自于同一位患者。节律规则，心率 78 次 / 分。在每个 QRS 波群之前均可看见 P 波（+），PR 间期恒定（0.28 s）。P 波在 I、aVF、V_4~V_6 导联直立。因此这是一个正常的窦性心律，存在 I 度房室传导阻滞。QRS 波群时限延长（0.20 s）。虽然具有左束支传导阻滞的特点，但是存在明显的间隔波，即在 V_1 导联的 R 波（←）及在 aVL 和 V_6 导联（∧）的初始 Q 波。左束支传导阻滞是不存在间隔波的，因为室间隔的传导来自于左束支的间隔支，除极顺序是从左至右（导致 V_1 导联出现 R 波，I，aVL 及 V_4~V_6 导联出现间隔 Q 波）。因此这是一个室内传导阻滞。QRS 波群时限明显延长是严重扩张型心肌病的特点。电轴右偏在 +90°~+180°（QRS 波群在 I 导联呈负向波，在 aVF 导联呈正向波）。右偏电轴的存在是除外左束支传导阻滞的另一个特点。左束支传导阻滞时所有的向量都由右指向左，而不会有左至右的向量。在 II、III、aVF 及 V_5~V_6 导联存在非特异性的 T 波异常（↑）。注意的是心电图 21A 的 QRS 波群的形态与这份心电图 QRS 波群的形态存在明显的变化，进一步支持心电图 21A 的心动过速为室速。

这位有潜在心肌病的患者出现了室性心动过速。虽然此种心律失常与显著的血流动力学异常无关，但与心绞痛和气短的症状相关。有潜在结构性心脏病的患者出现室速是植入体内自动除颤器的适应证。■

一名 66 岁女性患者因急性胸痛被收入院。描记了第一份心电图（心电图 22A）。

患者被带入导管室并进行了相应的治疗。2 小时后在 CCU 做了第二份心电图（心电图 22B）。

心电图 22A

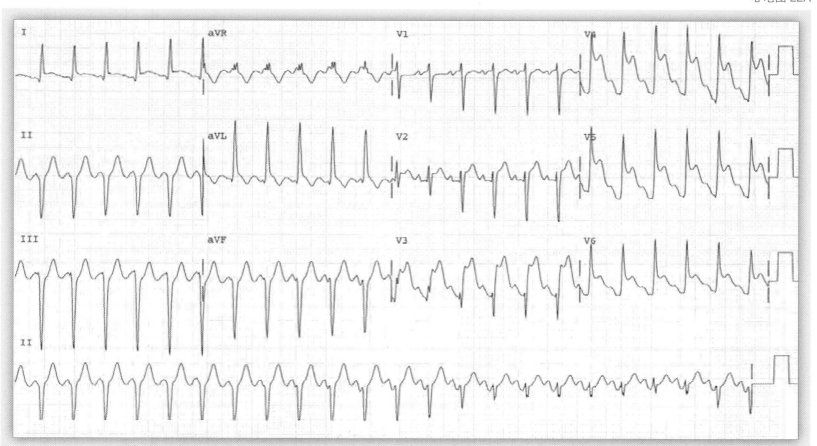

记录的心电图可以发现什么异常(心电图 22A)?

目前的心律失常可能提示什么样的临床问题?

提示什么样的冠脉病变?

如何解释另一份心电图(心电图 22B)?

心电图 22B

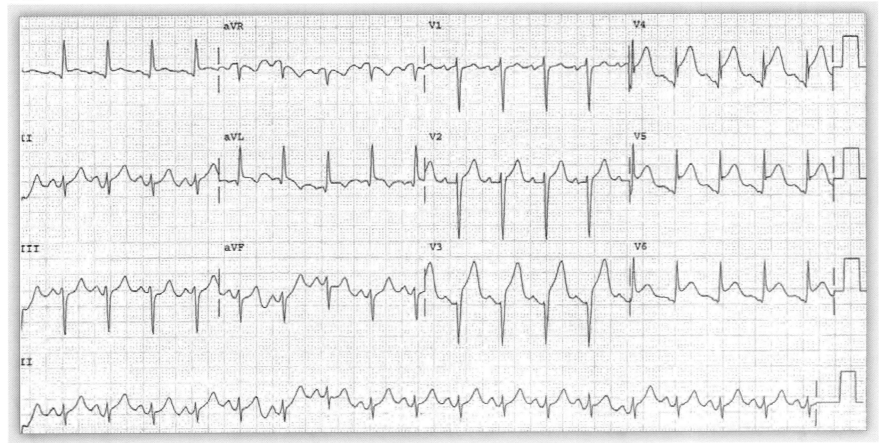

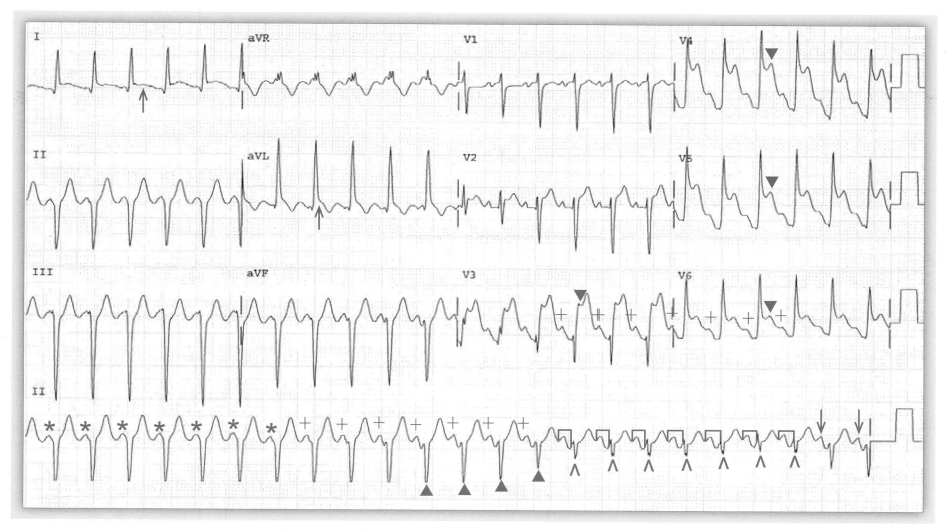

心电图 22A 分析：**窦性心动过速，急性前壁、高侧壁心肌梗死，房室分离（干扰脱节现象），室性融合波，室性心动过速。**

心电图 22A 显示节律规则，心率 140 次 / 分。在心电图的前半部分（前 14 个 QRS 波群）QRS 波群规则，每个时限都是 0.12s。虽然在心电图一开始未发现明显 P 波，但从第 8 个 QRS 波群开始 P 波变得明显（+）。事实上，在前 7 个 QRS 波群之前存在 P 波，其重叠在 QRS 波群的起始部（＊）。应该注意到的是随着 QRS 波群时限的缩短和形态的变化，PR 间期逐渐延长。到第 15~21 个 QRS 波群，PR 间期恒定（ ⌐ ）（0.16 s），QRS 波群形态固定（∧）。最后 2 个 QRS 波群之间均有 P 波（↓），但 PR 间期轻度缩短，QRS 波群的形态也有轻微的不同，且 QRS 波群时限延长。因此这份心电图具有房室分离和宽 QRS 波群的特点。QRS 波群的形态和时限随着 PR 间期的延长而变化表明其是融合波 [特别是第 11~14（▲）个 QRS 波群形态介于宽波和夺获波之间]，而第 15~21

个 QRS 波是夺获波。最后，再次出现融合波（最后 2 个 QRS 波群）。因此这是一个伴有房室脱节和室速的窦性心动过速。由于心室率和心房率是相近的，被称为干扰脱节现象。但不清楚是完全性传导阻滞伴室性逸搏心律还是加速性室性自主心律，即室速。而间断室性融合波和窦性夺获的存在提示这是加速性室性自主心律，即室速。当窦性心率轻微增加（或室率轻微减少），即发生房室夺获。

此外，在 V₃~V₆ 导联 ST 段显著抬高（▼）。ST 段仍弓背向下。结合临床病史，这份心电图的变化符合急性前侧壁心肌梗死特点。虽然在 I 至 aVF 导联是室性节律，但在 I 和 aVL 导联也可以看到 ST 段抬高（↑），提示高侧壁也存在梗死。

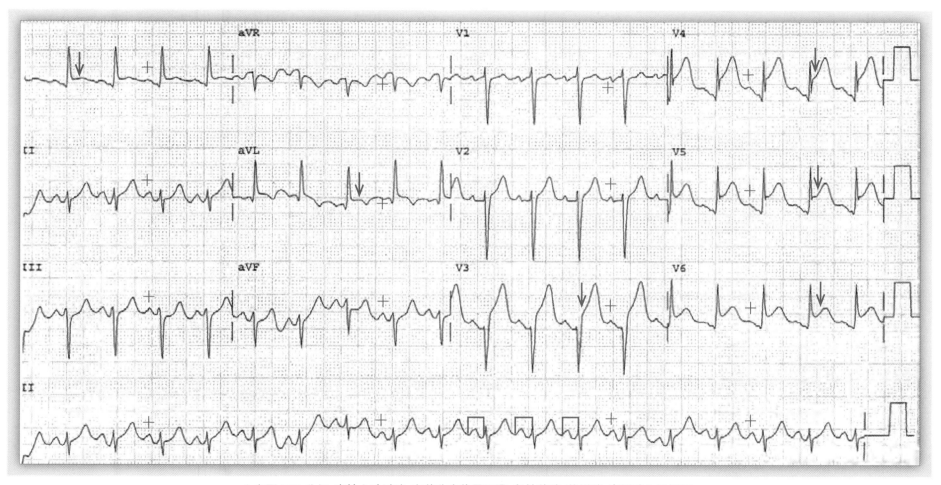

心电图 22B 分析:**窦性心动过速,左前分支传导阻滞,急性前壁、前侧壁、高侧壁心肌梗死。**

心电图 22B 是在获得心电图 22A 后两小时为同一位患者描记的另一份心电图。它的节律规则，心率 110 次 / 分。每个 QRS 波之前均有 P 波存在（+），PR 间期恒定（0.16 s）（⌐），其与在心电图 22A 看到的夺获的 QRS 波相同。P 波在 Ⅰ、Ⅱ、aVF 和 V$_4$~V$_6$ 导联是直立。因此这是一个窦性心动过速。QRS 波群的宽度和形态与心电图 22A 夺获波相同。电轴极度左偏在 –30°~–90°（QRS 波群在 Ⅰ 导联是正向波，在 Ⅱ 和 aVF 导联是负向波，呈 rS 型）；这是左前分支传导阻滞。QT/QT c 间期正常（330/410 ms）。在 V$_3$~V$_6$ 导联 ST 段显著抬高（↓），在 Ⅰ 和 aVL 导联 ST 段也有抬高。ST 段弓背向上，与 T 波融合。T 波形态对称。因此这符合急性前壁、前侧壁、高侧壁心肌梗死典型特点。

室性节律当心室率在 60~100 次时被称作加速性室性自主心律，当心室率＞100 次 / 分时被称作室速。虽然心室率是 140 次 / 分（因此被认为是室速），鉴于事实上窦性心律也是 140 次 / 分，因此实际上这可能被认为是加速性室性自主心律，这是冠脉再灌注的典型心律失常。鉴于此，患者出现此种心电图表现提示梗死动脉自发再通可能。自发性血栓溶解或者冠脉再通的发生率约为 20%，其与临床预后的改善相关。

与急性心肌梗死相关的心电图变化，首先是超急性期的 T 波改变，接下来是 ST 段抬高。最初 ST 段保持正常的弓背向下形态，但随后变为弓背向上，并与 T 波融合。这种变化在心电图 22A 和 22B 可以看到。■

一名 24 岁男性患者以间断心悸为主诉就医。这个症状间断发作持续有 1 年时间,其发作后可自行缓解,持续时间数分钟至 1 小时不等。除此之外他无其他健康问题,一般回顾时无异常症状。

可以看到什么异常?
提示什么临床症状?

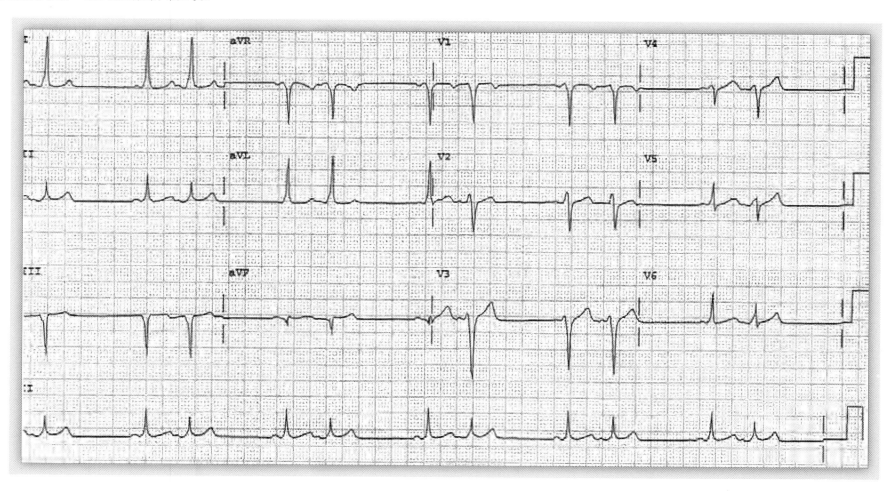

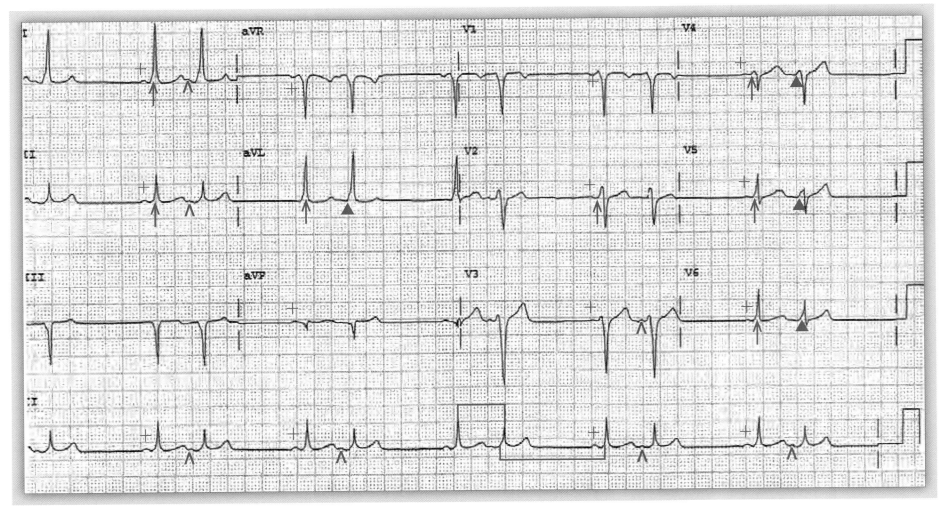

心电图 23 分析：正常窦性心律，预激综合征，伴有预激的房早二联律。

这份心电图的心律规律的不规则,平均心室率 78 次 / 分。心电图显示长 RR 间期(⎵)与短 RR 间期(⎴)交替出现。每个长 RR 间期之后都有一个 QRS 波,在 QRS 波之前均有 P 波(+),PR 间期缩短,但是恒定(0.10 s)。P 波在 I、II、aVF 和 V$_4$~V$_6$ 导联是直立。因此这是一个伴有短 PR 间期的窦性心律。QRS 波群时限延长(0.12 s),QRS 波群起始部分模糊即 δ 波(↑)。δ 波使 QRS 波的基底部增宽,而 QRS 其他部分是窄波。因此这是一个伴有预激(W-P-W)综合征的窦性节律。QT/QTc 间期 400/410 ms。

在窦性节律之后,有一个过早出现的 P 波(∧),其形态不同于窦性 P 波。这是房性早搏。每隔一个窦性节律有一个房早,这是房早二联律。每个房早的 PR 间期也是缩短的,与窦性节律 PR 间期相同(0.10 s),QRS 波群也有 δ 波(▲)。然而,QRS 波群的时限较窦性节律轻度延长(0.14 s),且 δ 波也更加突出,尤其是在 V$_4$~V$_6$ 导联更明显。预激综合征是经正常房室结 - 希氏束 - 浦肯野系统和旁道传导的融合波。PR 间期和 δ 波(由其造成 QRS 波群增宽)与经这两种传导路径的传导平衡有关。更宽的 QRS 波群和更突出的 δ 波提示房早经旁道下传激动心室的比例较窦性心律更大。这是因为房性早搏的 PP 间期缩短,传导到房室结的时间更早,房室结还没有完全复极,因此房室传导的速率减低,这被称为递减型传导,即心率越快,经房室结传导的速率越慢。而虽然经房室结传导速率减慢,但经旁道传导速率并没有变化。因此更多的心室被经旁道而不是希氏束 - 浦肯野系统下传激动,导致出现更明显的 δ 波和更宽的 QRS 波。最初的心室激动是通过旁道前传的,而旁道的传导速率是恒定的,因而窦性心律和房早的 PR 间期是相同的。另外一个引起房早 QRS 波群更宽的原因是异位心房起搏点更靠近旁道。

心电图证实 QRS 波群有预激图形。预激综合征表现与其相关的心律失常,通过短 PR 间期和 δ 波可以识别预激综合征。■

一名 16 岁健康女性患者,有强烈的心源性猝死家族史,做了一个心电图筛查。

可以注意到什么异常?
猝死的机制与看到的异常是否相关?

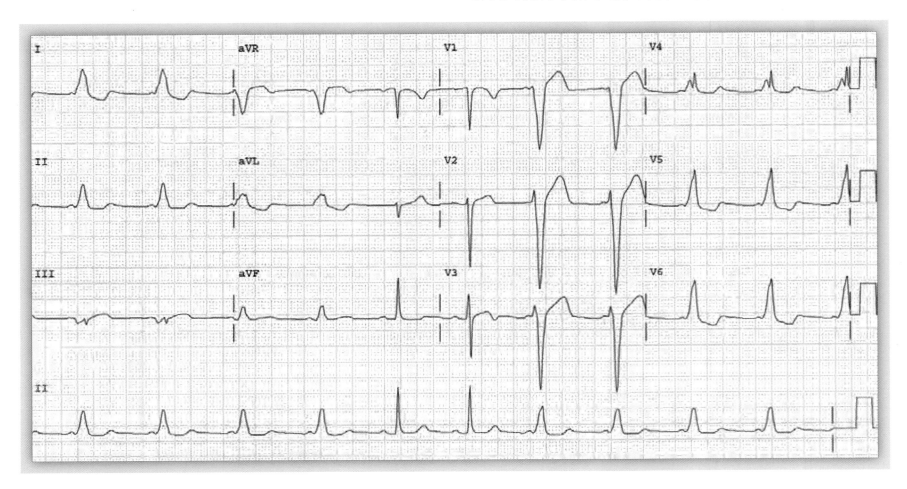

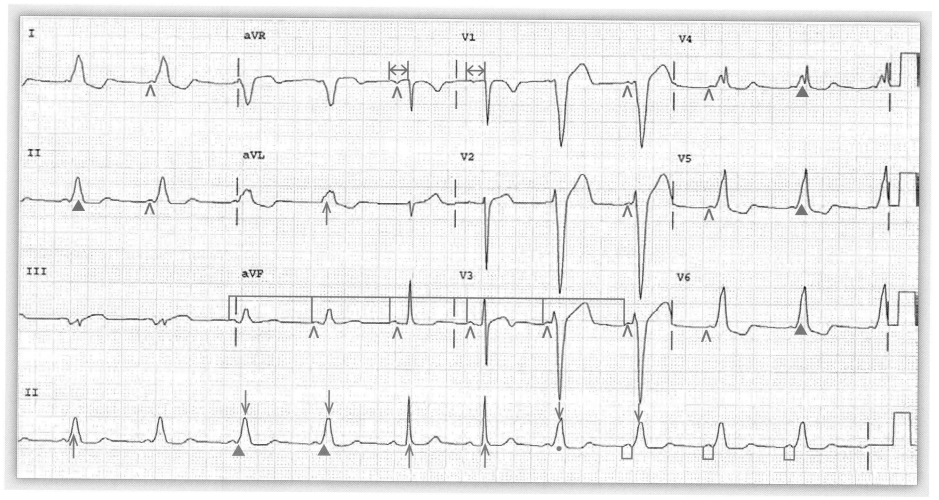

心电图 24 分析:**正常窦性心律,预激综合征(间歇性)。**

这份心电图的节律规则，频率 64 次 / 分。QRS 波群有两个不同的时限[窄波（↑）0.10s，宽波（↓）0.18s]。电轴正常在 0°~+90°（Ⅰ 和 aVF 导联 QRS 波是正向波）。QT/QTc 间期正常（420/430 ms）。每个 QRS 波群均有 P 波（∧），PP 间期恒定（⌐）。P 波在 Ⅰ、Ⅱ、aVF 及 V$_4$~V$_6$ 导联是直立，因此这是一个正常窦性心律，但 PR 间期不是恒定的。窄 QRS 波群之前的 PR 间期恒定（0.20 s）（↔），而宽 QRS 波群之前的 PR 间期也是恒定的，但短一些（0.10 s）（⌐）。窄 QRS 波仅在少数几个导联可以看到，但它的波形正常。宽 QRS 波群具有模糊的上升支或称 δ 波（▲），伴短 PR 间期，这是预激综合征的图形特点。因此，这份心电图显示间歇性预激。

预激综合征是经正常房室结 - 希氏束 - 浦肯野系统和旁道系统传导的融合波，旁道被命名为 Kent 束，连接在心房心室之间。QRS 波群的宽度或 δ 波的宽度取决于经房室结传导的概率，是部分经旁道下传还是全部经过旁道下

传或者没有通过旁道下传。而是否经旁道传导决定于它的不应期。如果它的不应期短，所有的心率均可通过旁道下传。如果它的不应期较长，当心率增快时可能不会经旁道下传。在这种情况下，预激的 QRS 波群会间歇性出现。事实上，正如这份心电图上所看到的，间歇性预激的存在通常表明这一旁道的不应期较长，因此通过这种途径的快速传导是不可能发生的。在这种情况下，与快速心房率相关的快速心室率的风险降低了，尤其是在心房颤动时，它的快速心室率可以达到 350 次 / 分以上，这即使对于一个结构正常的心脏也会诱发室颤而引起猝死。

预激综合征存在及其程度也取决于房室结传导。如果房室结传导缓慢，更多的心室肌经旁道下传激动，因此 δ 波会更加突出，PR 间期更短。如果房室结传导速度快，心室肌经旁道下传激动减少，δ 波变小，PR 间期延长。■

一名 18 岁男性患者在踢足球过程中突发严重头晕,近似晕厥。症状持续约 3 分钟左右突然缓解。

他被带入当地急诊科。既往体健,否认任何心脏及其他疾病史,无就诊记录。他没有常规服用药物,否认任何药物或酒精滥用史。

在分诊过程中发现他有静息性心动过速,描记了一份心电图。

如何解释这份心电图?
患者晕厥可能的原因是什么?

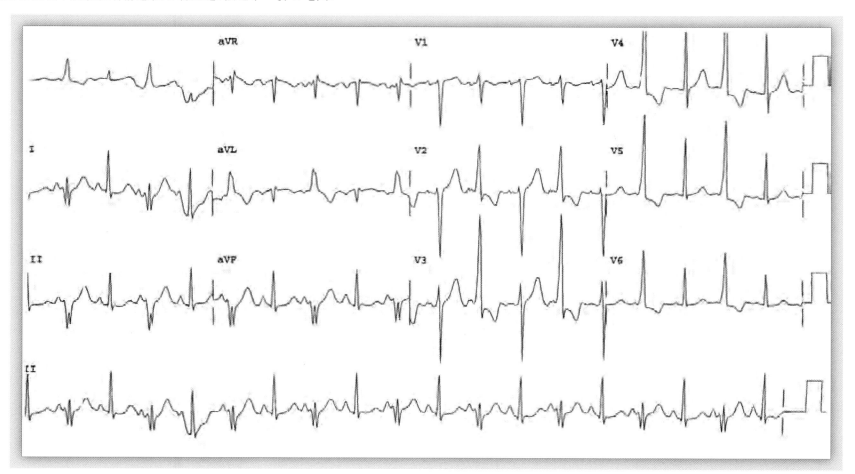

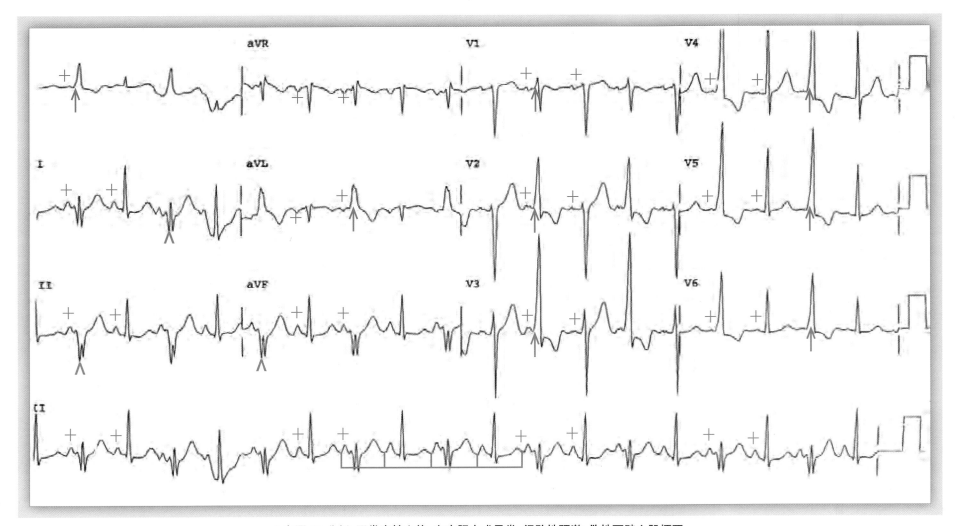

心电图 25 分析:**正常窦性心律,左房肥大或异常,间歇性预激,伪性下壁心肌梗死。**

这份心电图的心律规则,频率 120 次 / 分。QRS 波群有两种不同的形态和时限。窄 QRS 波(时限 = 0.08 s)的形态正常,电轴在 0°~+90°(Ⅰ 和 aVF 导联 QRS 波群是正向波)。QT/QTc 间期正常(320/450 ms)。宽 QRS 波群的形态异常(时限 = 0.14 s),可以看见缓慢的上升支(↑),这是造成 QRS 波增宽的原因,称之为 δ 波。电轴极度左偏在 –30°~–90°(QRS 波群在 Ⅰ 导联是正向波,在 Ⅱ 和 aVF 导联是负向波)。在 Ⅱ 和 aVF 导联由于存在较深的 Q 波(∧)使其主波方向向下,在 Ⅲ 导联同样可以看到(∧),这提示下壁心肌梗死可能。

每个 QRS 波群之前均可以看见 P 波(+),PP 间期恒定(⌴)。P 波在 Ⅰ,Ⅱ,aVF 及 V₄~V₆ 导联直立,P 波在 V₂~V₄ 导联有明显的切迹(常被称作是二尖瓣型 P 波),提示左心房异常(肥大)。PR 间期不同。与窄 QRS 波群相关的 PR 间期是 0.16s,而与宽 QRS 波群相关的 PR 间期较短(0.08 s)。短 PR 间期及带有 δ 波的宽 QRS 波群是典型的预激综合征。Q 波仅在宽 QRS 波群中存在,被称作是伪性梗死,提示后间隔旁道。V₁ 导联 δ 波是正向波,提示左侧旁道。因为预激经旁道下传直接激动心室,导致心室的异常除极波不能作为心梗的可靠诊断依据;因此这是伪性下壁心肌梗死。

交替出现的窄 QRS 波群和预激 QRS 波群被称作(W-P-W)间歇性预激。通常表明这个旁道的不应期相对较长,当心率较快时不能下传所有的激动。

伴有预激的患者发生心律失常构成预激综合征(W-P-W)。预激综合征具有形成折返性心律失常即房室折返性心动过速(AVRT)的解剖学基础。这是由连接心房、心室的两条传导路径即正常的房室结 - 希氏束 - 浦肯野系统及旁道构成的环路。连接心房肌和心室肌的这两条路径形成了一个大的折返环。由于这两个径路有不同的电生理特性,因而有形成折返性心律失常的潜在可能性。其通常由一个早搏诱发(室性或房性),沿着一条径路传导(顺传或逆传),然后进入另一个径路沿着相反的方向传导。如果这个过程持续进行,就形成了心律失常。除非有潜在性的结构或功能性心功能不全,这种心律失常通常不会引起晕厥,尤其是对于年轻人。此外,在预激综合征中存在其他类型的心律失常,即其起源于心房,但沿着旁道下传心室,这包括房性心动过速、房扑及房颤。这种情况下,心室率由心房率及旁道的传导能力决定。这里特别注意的是,房性心律失常是房颤,其心房率或许 > 350 次 / 分,常常 > 450 次 / 分。如果旁道的不应期较短,能够被快速激动,心室率可能达到 350 次 / 分以上,这种心室率与近似晕厥或晕厥相关。此外,这种快速心室率或许引起室颤,这即使对于结构正常的心脏也会引起猝死,为预激综合征最可怕的并发症。

本病例提示旁道的不应期较长,这意味着其不能被快速的心房率所激动;因此这位患者猝死风险小。然而,其可能存在一种心律失常,其快速的心室率足以导致眩晕或近似晕厥的症状。■

一名 32 岁女性患者以频繁发作的焦虑和心悸为主诉就诊。她的这些症状断断续续持续了 10 年。她目前服用短效巴比妥类药物治疗焦虑,而她指出最近不是非常有效。

她更详细地描述这些症状,急性发作,焦虑感,伴有"心脏快要从胸部跳出来"的感觉,最近伴有轻度呼吸困难。每次发作是没有征兆的,但是在早晨发作更频繁。同样终止发作也是没有征兆的,但是她注意到偶然的咳嗽可以终止发作。

她另外值得注意的病史是神经性厌食症。她除了抗焦虑药外未服用任何其他药物。值得引起注意的家族史是父亲有"心脏肥厚"。

她的检查没有特殊发现。在就诊过程中,她突然变得非常焦虑,表述说正有心悸发作。医生触摸她的脉搏,发现有心动过速,立即做了一份心电图(心电图 26A)。

心电图 26A

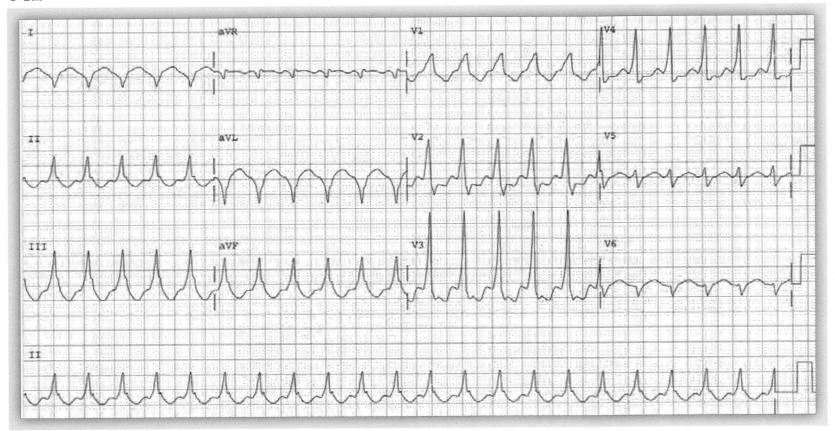

通过咳嗽终止了发作,心动过速后做了另一份心电图(心电图 26B)。

如何解释心电图 26A 这份心电图?

提示什么诊断?

根据 心电图 26B 这份心电图,诊断是什么,心律失常的病因是什么?

考虑什么治疗方案?

心电图 26B

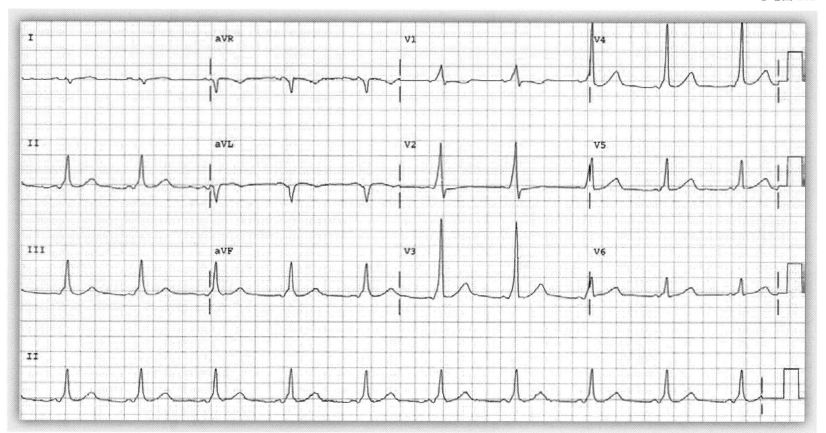

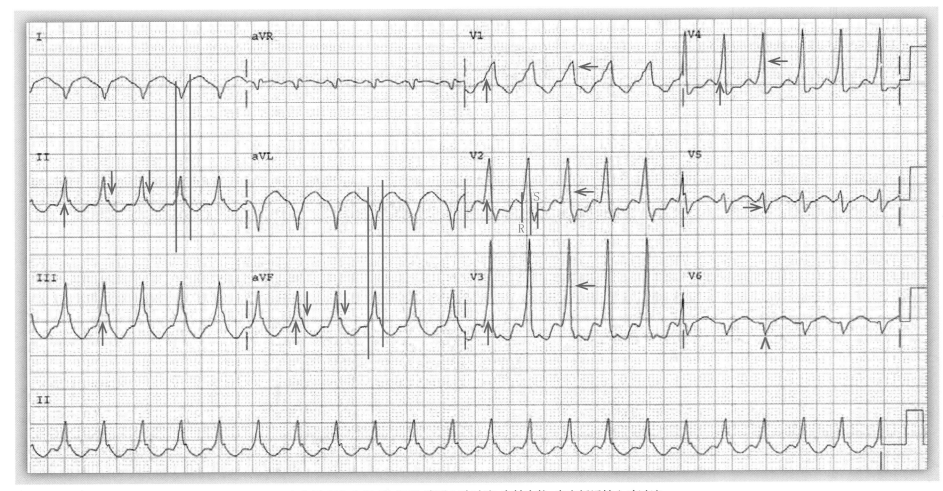

心电图 26A 分析：宽 QRS 波群心动过速，电轴右偏，房室折返性心动过速。

心电图 26A 显示节律规则,频率 136 次 / 分。QRS 波群时限延长(0.18s)。电轴右偏在 +90°~+180°(QRS 波在 Ⅰ 导联是负向波,在 aVF 导联是正向波)。未发现明显的 P 波。重要的是在 Ⅱ 和 aVF 导联之后的波形(↓)不是 P 波,而是 QRS 波群的一部分。这可以通过测量 QRS 波群的最大时限,在 Ⅱ 和 aVF(‖)导联 QRS 波群上比较验证。QRS 波群在 V_1~V_4 导联呈现高而宽的 R 波(←),而在 V_5 导联呈现小 R 波及大 S 波(→),在 V_6 导联呈 QS型(∧)。虽然类似于右束支传导阻滞,但 QRS 波群的形态既不是典型的左束支传导阻滞,也不是典型的右束支传导阻滞。在大部分导联可以看见一致的 ST-T 改变。

心电图上没有具体的波形有助于明确宽 QRS 波群心动过速的原因。异常的 QRS 波群,有缓慢的上升支(↑),可见于任何直接激动心室的情况,包括室性心动过速和室上性心动过速(房性心动过速,房扑或房室折返性心动过速)伴预激综合征(W-P-W)。在 V_2 导联呈 RS 型,R 波的宽度明显大于 S 波的宽度,这虽符合室速的特点,但其可见于任何直接激动心室的情况,包括预激综合征。电轴右偏没有鉴别意义,也不存在明显的房室分离。宽 QRS 波群心动过速伴房室分离是室速的鉴别点。具有预激表现的 QRS 波群是不可能存在房室分离的,因为旁道起始于心房,因此房室之间总是 1∶1 传导。然而,不存在明显的房室分离就对鉴别诊断没有意义。

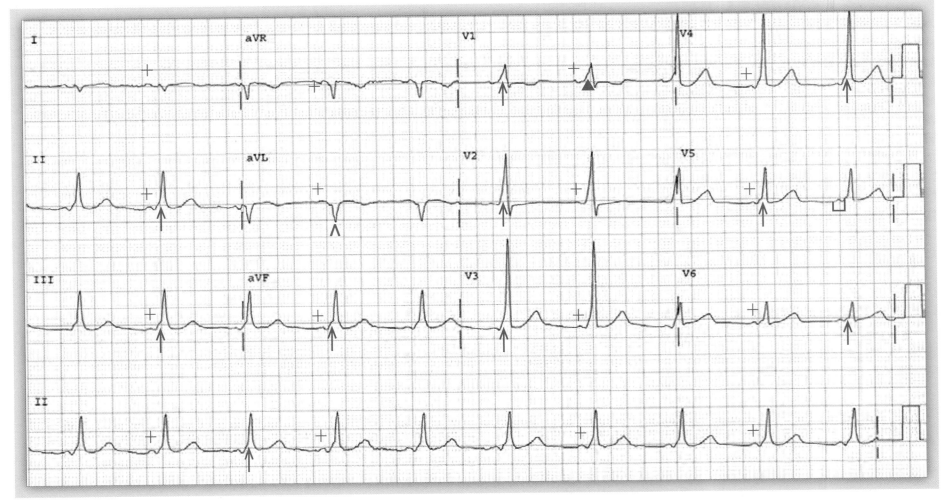

心电图 26B 分析：**正常窦性心律，预激综合征，伪性侧壁心肌梗死。**

心电图 26B 是与心电图 26A 来自于同一位患者的心电图。它的节律规则，心律 70 次 / 分。每个 QRS 波群之前均有 P 波（+），且波形正常，在 Ⅰ、Ⅱ、aVF 和 V₅~V₆ 导联为直立。因此这是一个正常窦性心律。PR 间期缩短（0.12 s）（ ⌴ ），QRS 波群由于缓慢上升支或 δ 波（↑）的存在导致时限延长（0.16 s）。由于 δ 波 的存在，QRS 波的基底部增宽，而顶部仍是窄的。因此这是伴有预激的 QRS 波群或预激综合征。V₁ 导联的 δ 波 是正向波（▲），这符合左侧旁道的特点。其最初被称作 A 型预激（前方），意味着最初的冲动是指向 V₁ 导联的，因此这是左侧旁道。B 型预激（后方）在 V₁ 导联的 δ 波是负向波，是由于最初的心室除极是背离 V₁ 导联的，因此这是右侧旁道。此外，其存在伪性侧壁心肌梗死 [在 aVL 导联可见 Q 波（ ∧ ）]；这提示左侧旁道。QT/QT c 间期延长（480/520 ms），但当 QRS 波群时限延长的因素被考虑后，QT/QT c 间期是正常的（420/450 ms）。

重要的是，对于心动过速中的 QRS 波群，此图在各导联 QRS 波群的形态是相同的，可以确定此宽 QRS 波心动过速为逆行房室折返性心动过速（AVRT）。这是确定宽 QRS 波心动过速为逆行 AVRT 的最重要的方法。逆行

AVRT 是冲动沿旁道前传至心室进行除极，然后沿希氏束 - 浦肯野系统和房室结逆传回心房。因此，QRS 波群在心动过速时是宽的，与窦性心律时预激图形相似，但波形更宽，或最大程度的预激，这是因为所有心室的激动均是通过旁道下传的。相反，窦性心律的预激 QRS 波是冲动沿旁道及房室结 - 希氏束 - 浦肯野系统前传激动心室的融合波。当冲动沿房室结 - 希氏束 - 浦肯野系统前传激动心室，而通过旁道逆传回心房时，QRS 波群是窄的，呈室上性波形。这被称作顺行性 AVRT。无论是逆行性还是顺行性 AVRT，房室结均是环路的一部分，因此任何改变房室结传导的因素均可能终止心动过速。治疗包括任何刺激迷走神经的动作（Valsalva 动作，按摩颈动脉窦，咳嗽反射），腺苷，β 受体阻滞剂，钙离子拮抗剂（维拉帕米和地尔硫䓬）或地高辛。当是一个顺行性 AVRT 及窄 QRS 波心动过速时，诊断是没有问题的。然而，当是一个宽 QRS 波群心动过速时，很难区分其是逆行性 AVRT 还是室速。如果逆行性 AVRT 诊断明确，其治疗方法是改变房室结传导，那些用于顺行性 AVRT 的治疗方法都是适用的。关键的问题是确定诊断，而区分逆行性 AVRT 和室速是具有挑战性的。■

一名 42 岁男性患者因晕厥被带到当地急诊科。他的血流动力学稳定,意识清楚。他能够描述被带入医院时的情况。

他开车时突然感到头晕目眩。在几乎失去意识之前踩了刹车,降到了最低速度。他否认与钝力伤相关的任何疼痛。安全气囊没有打开。

在过去的 1 年里,诸如此种晕厥症状已经发生过 3~4 次,但是他从未失去过意识。他值得注意的疾病史是高血压,服用 β 受体阻滞剂降压治疗。

在评估病情过程中,体格检查显示心动过速。按要求做了一份心电图(心电图 27A)。

基于对其心电图的认识,你的学生问给予患者应用钙离子拮抗剂治疗是否适当。

经过适当治疗后,心动过速被终止,重新做了一份心电图(心电图 27B)。

心电图 27A

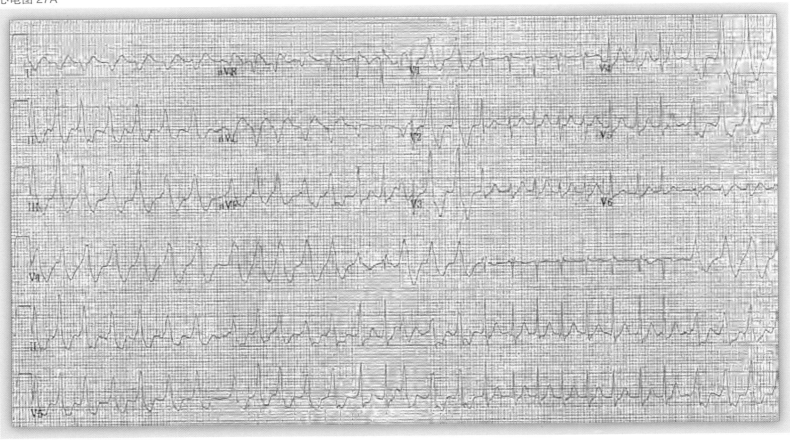

如何解释这份心电图（27A）？

它是否提示引起患者临床表现的原因？

你同意应用钙离子拮抗剂吗？

如果不同意，你建议如何治疗？

这份心电图可以确定什么诊断（心电图 27B）？

引起患者晕厥的可能原因是什么？

心电图 27B

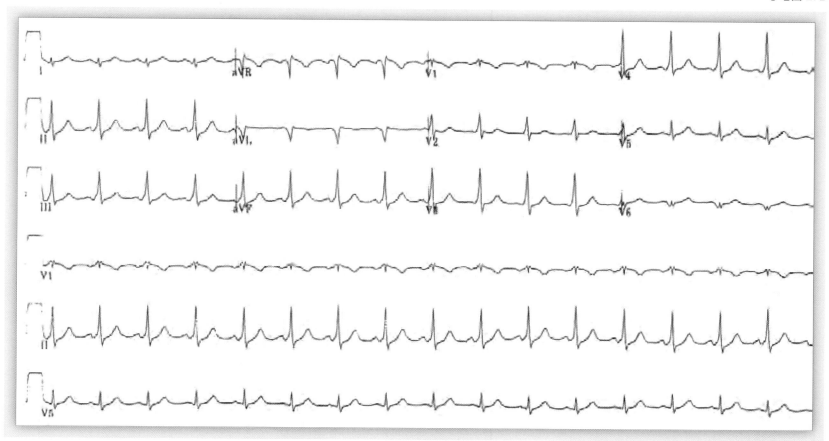

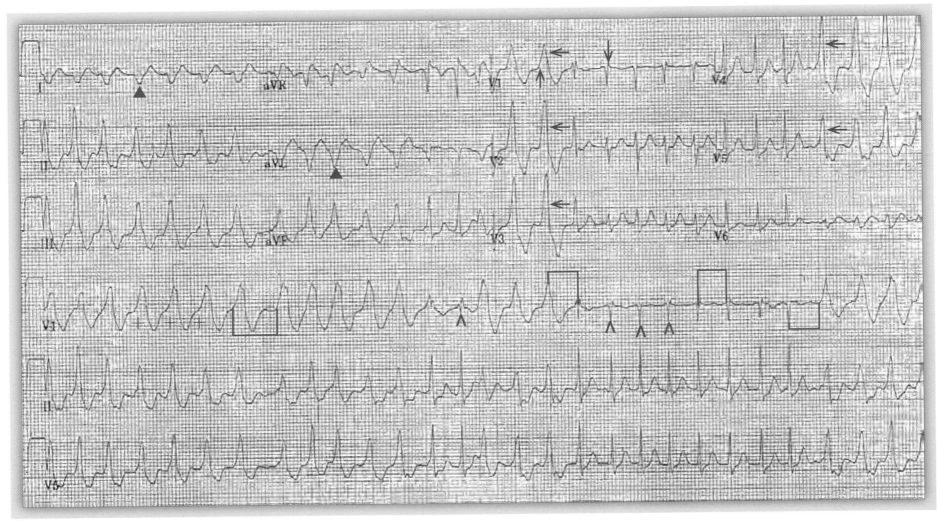

心电图 27A 分析：**心房颤动，预激综合征。**

心电图 27A 显示节律不规则,心率 180 次 / 分。只有 3 种室上性节律是不规则的,包括窦性心律不齐(有 P 波和恒定的 PR 间期);多源性房性心律,其频率＜ 100 次 / 分或多源性房性心动过速,其频率＞ 100 次 / 分(＞ 3 个非典型 P 波,PR 间期不同);或心房颤动(无 P 波)。房扑或房速或许也是不规则的,但是这种不规则取决于房室结传导或阻滞的程度(即 2∶1,3∶1,4∶1 或多变的)。因此这些心律或许是规律的不规则。此心电图每个 QRS 波群之前或之后均未发现 P 波。因此这是房颤。注意到的是 QRS 波群有宽(+)、有窄(∧)。宽 QRS 波群的宽度(0.12~0.16s)和振幅是变化的。宽 QRS 波群具有右束支传导阻滞图形,其在胸导联(除了 V₆ 导联)的主波方向向上(大 R 波)(←)。宽 QRS 波群的电轴右偏在 +90°~+180°(Ⅰ 导联是负向波,aVF 导联是正向波)。

窄 QRS 波的时限正常(0.08s),波形在胸前导联(胸前的每个导联都可以看见窄 QRS 波)是正常的,在 V₁ 导联可见 R′ 波(↓),是由于微小的异常传导到达右室造成的。最令人瞩目的发现是心率(或 RR 间期)和 QRS 波时限之间没有关系。值得注意的是窄 QRS 波的 RR 间期(⌐)比其中一些宽大畸形 QRS 波的 RR 间期(⌣)更短。

通常情况下,心率变化与 QRS 波时限相关(由于潜在传导系统的异常),即 RR 间期越短,QRS 波群时限越长。有一种情况在心率(RR 间期)和 QRS 波时限之间没有关系,即预激综合征(W-P-W)。预激综合征是在心房心室之间除了房室结 - 希氏束 - 浦肯野系统之外,存在旁道作为第二条传导通路。心房的激动如仅通过房室结 - 希氏束 - 浦肯野系统下传,将出现窄 QRS 波;心房的激如仅通过旁道下传,QRS 波将会很宽,由于达到了最大程度的预激(宽 QRS 波群是由于直接激动心室出现的 δ 波造成的);或心房的激动沿着两条传导通路下传形成融合而致各种宽度的 QRS 波群(δ 波时限)。融合波是由于最初的心室激动由旁道下传,余下的心室激动由房室结 - 希氏束 - 浦肯野系统下传。融合的程度(导致 δ 波和 QRS 波群宽度的变化)取决于两种传导通路间的平衡,这决定于房室结的传导速率。融合的程度也决定于心房激动起源的位置与两种传导径路的距离。旁道的传导速率是恒定的,因为其与浦肯野纤维的传导特性是相同的。如果房室结传导迅速,仅有小部分心室激动通过旁道下传,因此 δ 波较窄。如果房室结传导较慢,更多的心室激动通过旁道下传,δ 波较宽。房颤通过房室结传导的多变性和不规则性,是基于房室结的传导速率和房颤激动的位置。这将会导致各种程度的融合,出现各种宽度的 QRS 波群和 δ 波。

QRS 波群在 Ⅰ 和 aVL 导联呈 QS 型(▲),在 V₁ 导联呈正向的 δ 波(↑)。因此这是一个左侧旁道。这被称作伪性侧壁梗死,是由于预激综合征造成的。左室的异常不能作为可靠诊断的依据,因为最初的心室激动是通过旁道下传直接激动心肌造成的。

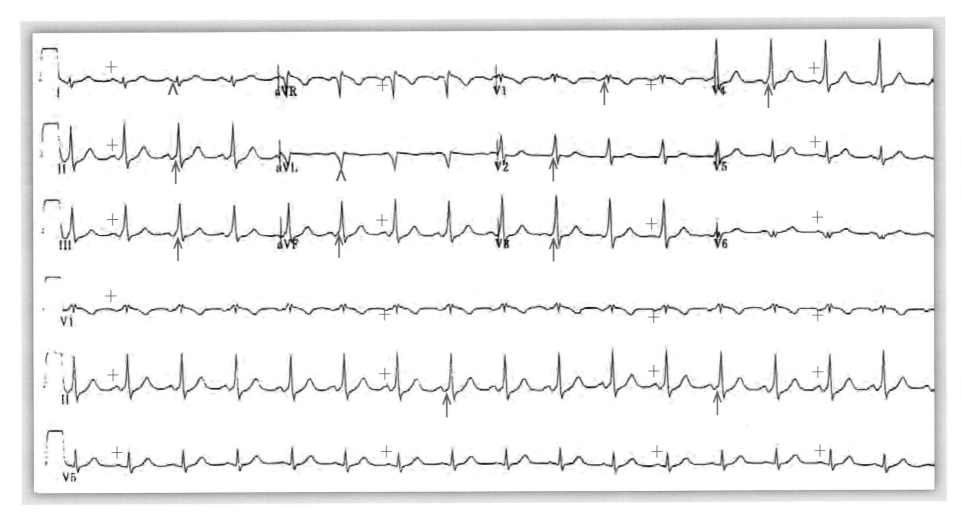

心电图 27B 分析：**正常窦性心律，预激综合征。**

心电图 27B 与心电图 27A 来自于同一位患者的心电图。它的节律规则，频率 96 次 / 分。每个 QRS 波群之前均有 P 波（+），PR 间期恒定（0.12s）。P 波在 I、II、aVF 和 V$_4$~V$_6$ 导联直立，因此这是正常窦性心律。QRS 波的时限延长（0.14 s），是由于其宽而缓的上升支引起的（↑），这是 δ 波。由于 δ 波的存在造成 QRS 波基底部增宽，而 QRS 波顶部是窄的。因此这个 QRS 波群有预激综合征的特点。在 I 和 aVL 导联可见 Q 波（∧），V$_1$ 导联呈正向 δ 波（↑），这符合左侧旁道的特点。QRS 波群的形态与心电图 27A 所看见的极其相似，尽管在心电图 27A 中的大部分 QRS 波群由于更大程度的预激而变得更宽，这表明房颤的大部分 QRS 波群是通过旁道下传的。QT/QTc 间期延长（400/510ms），但当 QRS 波群时限延长的因素被考虑后，QT/QTc 间期是正常的（360/455ms）。

能够识别具有快速心室率的房颤伴预激综合征是很重要的。由于房室结阻断药物被常规用于房颤患者以减慢心室率，但其不能用于伴有预激综合征患者，因其可以潜在增快心室率达到 350~450 次 / 分（这是房颤的频率），这潜在增加了诱发室颤的风险。预激代表两种传导径路的融合，如果房室结被阻滞，所有的心室激动将通过旁道下传。如果这条旁道的不应期较短，便能够被快速激动，因此将会以非常快的速率传导至心室（正如房颤中所看到的），这将会诱发室颤。

此外，激动通过正常径路传导的调节效应的丢失也会带来影响。因为通过正常的希氏束 - 浦肯野系统下传的激动能间断地进入旁道逆传。这种逆行性传导能够延长旁道的不应期（逆行性隐匿性传导），在快速心率时将降低旁道快速传导的能力。

适当的治疗是静脉注射减慢旁道传导的抗心律失常药物。这些药物包括普鲁卡因胺和伊布利特，这些药物也有潜在的转复房颤的作用。■

151

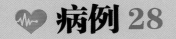

病例 28

一名 25 岁男性患者由他的医生为他做了一个常规体检。他否认任何疾病史，只是抱怨偶尔有心悸发作。他健康而充满活力。作为体检的一部分，做了一份心电图。这份心电图引起了关注，患者迫切要求心脏病专家会诊。

心电图显示什么？
为什么会引起关注？
是否需要额外治疗？

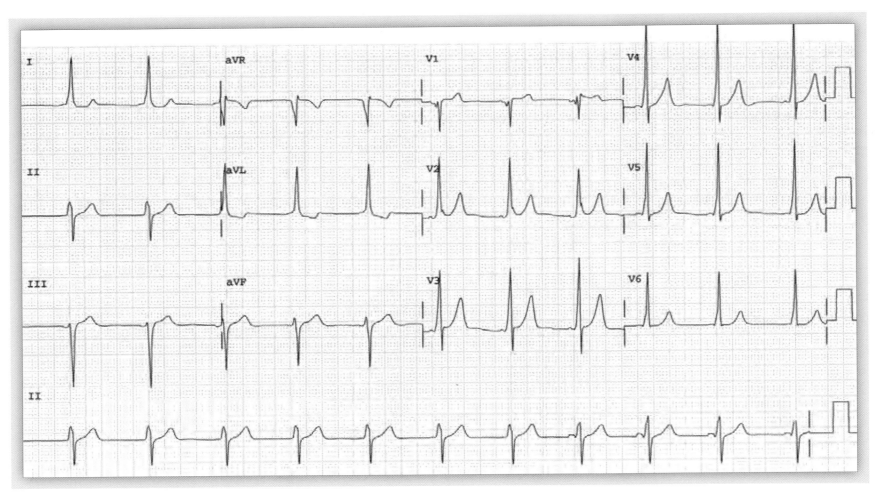

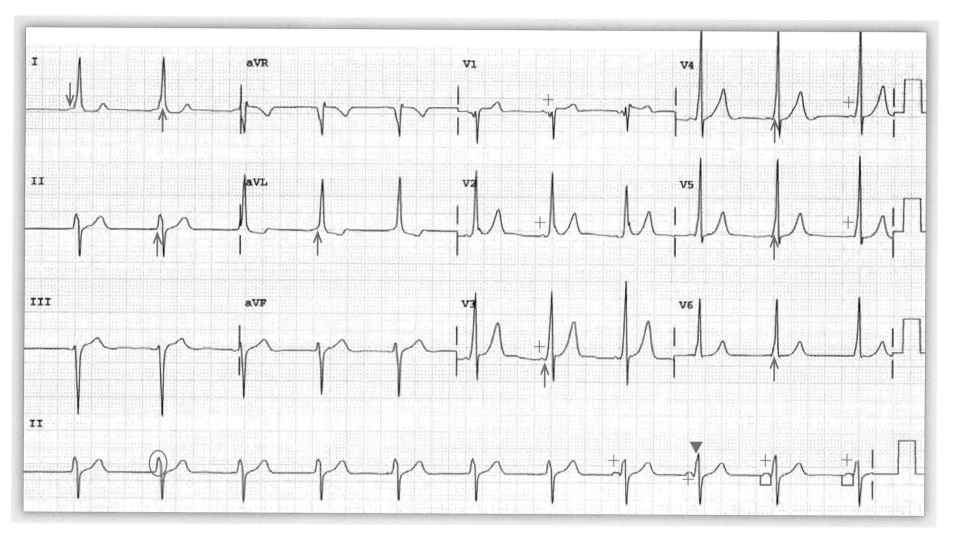

心电图 28 分析：正常窦性心律，预激综合征，手风琴效应。

这份心电图的节律规则，心律 72 次 / 分。QRS 波群的时限延长（0.14s），是由于 QRS 波群缓慢、延长的上升支造成的（↑），这是 δ 波。在心电图的初始部分未发现清晰 P 波（如长 Ⅱ 导所见），尽管在 Ⅰ 导联可以看见与 QRS 波群融合的 P 波（↓）。在第 8~11 个 QRS 波群可见看见 P 波（+）。其 PR 间期恒定，但很短（0.11s）（⎵）。P 波在 Ⅱ 和 V₄~V₆ 导联直立，因此这可能是窦性心律。短 PR 间期伴 δ 波是预激综合征的特点。QT/QTc 间期延长（440/480ms），但当把 QRS 波群时限延长的因素被考虑后，QT/QTc 间期是正常的（400/440ms）。

可以发现在长 Ⅱ 导联的起始部分无 P 波存在，δ 波轻度增宽，而在长 Ⅱ 导联的后半部分可见看见 P 波，δ 波变窄（▼）。这种变化的 PR 间期和 δ 波在预激综合征中偶尔被见到，这被称为手风琴效应。这种效应是由于激动经房室结和旁道传导的比例变化造成的。预激综合征是经旁道（其与希氏束 - 浦肯野系统具有相同的特征，无论心率多少，传导速率不变，即全或无的传导特点）

传导激动心室的最初或早期部分（预激），经正常房室结 - 希氏束 - 浦肯野系统传导激动心室的其他部分而形成的融合波。房室结传导速率是可变的，其取决于其自身因素及自主神经的调节。因为 QRS 波群代表两种径路之间的传导平衡，房室结传导发生的任何变化，均会导致预激程度或经旁道下传激动心室的变化。如果房室结传导速率增加，经旁道下传激动心室的比例减少。PR 间期延长，δ 波变窄。房室结传导减少会导致更多的心室除极由旁道下传，因此 PR 间期更短，δ 波更宽。房室结传导的变化是由于房室结自身因素或自主神经（交感神经和副交感神经）的变化造成的，其自主神经独立于窦房结的自主神经；因此窦性心率不会发生任何变化。

医生关注这份心电图可能是由于最初的部分没有 P 波，基于宽大畸形的 QRS 波群，有潜在的室速的可能性。其后短 PR 间期，宽 QRS 波群，或许被认为是伴有房室分离的室速。∎

一名 17 岁男性患者因外伤性前交叉韧带损伤入院。对他进行韧带修复术后,转入骨科病房进行监护。他突然诉心悸。注意到他的心率增快。做了一份心电图(29A)。

此后不久,他突然诉头晕,且表情痛苦。他的心率显著增快,且伴有血压下降。从他的心电监测获得了第二份心电图(心电图 29B)。

心电图 29A

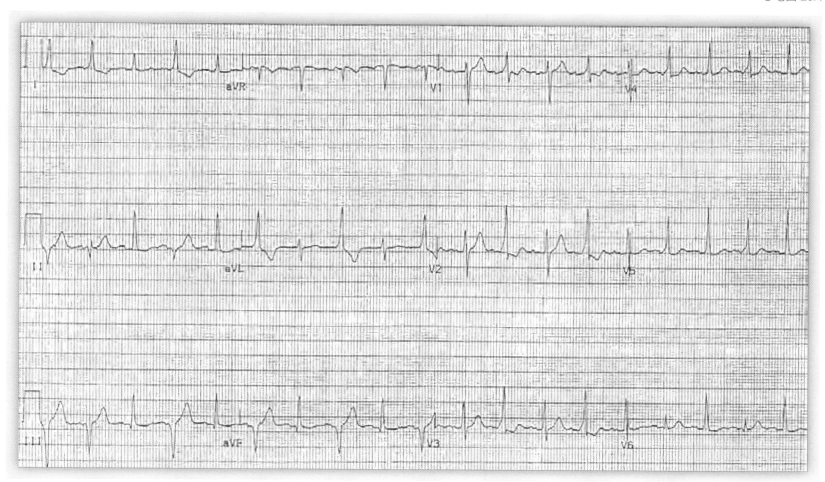

对这份心电图如何解释（心电图 29A）？
其提示什么类型的心律失常？

基于第二份心电图可以做出什么诊断（心电图 29B）？
什么治疗是恰当的？

心电图 29B

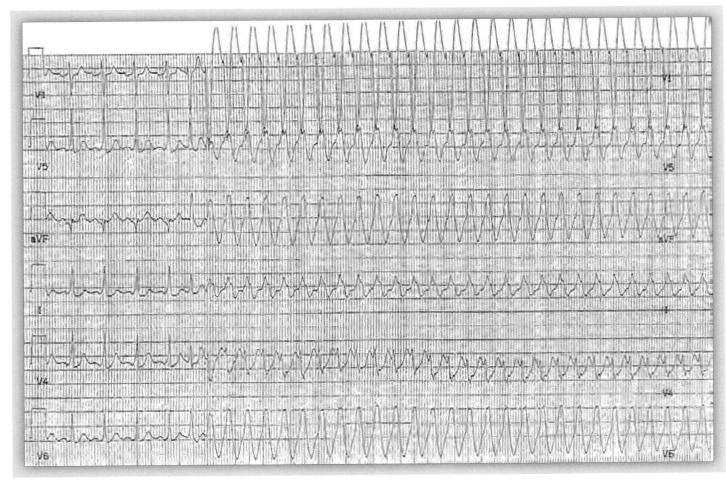

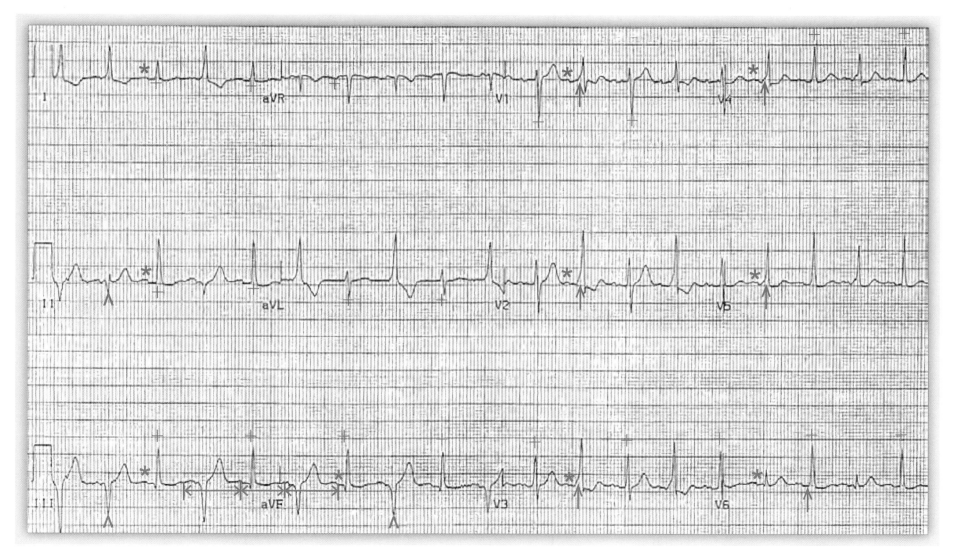

心电图 29A 分析:**窦性心动过速,左心房肥大(异常),间歇性预激。**

心电图 29A 显示节律规则，心率 120 次 / 分。其存在两种不同的 QRS 波群形态和时限，且交替出现。每个窄的 QRS 波群（+）时限正常（0.08s），电轴在 0°~+90°（在 I 和 aVF 导联 QRS 波群是正向波）。交替出现的 QRS 波群增宽（时限 0.14s），电轴极度左偏在 –30°～–90°（QRS 波群在 I 导联是正向波，在 II 和 aVF 导联是负向波）。QRS 波群在 II 和 aVF 导联主波方向下是由于存在大 Q 波（^），其符合下壁心肌梗死的特点。QRS 波增宽（最主要是基底部）是由于缓慢的上升支造成的，在 V$_1$~V$_6$ 导联最清晰（↑），这是 δ 波，符合预激综合征的特点。因此这些波群是预激综合征。QT/QTc 间期（窄 QRS 波）正常（300/420ms）。

每个 QRS 波群之前均可见 P 波（*），且 PP 间期恒定（↔）。P 波在 I、II、aVF 和 V$_4$~V$_6$ 导联直立，因此这是窦性心动过速。然而，其存在两种不同的 PR 间期。每个窄的 QRS 波群的 PR 间期是 0.22s，代表 I 度房室传导阻滞（房室传导延迟）。宽 QRS 波群的 PR 间期相对较短，但仍在正常范围（0.14s）。预激综合征的 PR 间期应该缩短，而本病例的 PR 间期正常是由于宽大异常的 P 波造成的，其存在明显的切迹（二尖瓣型 P 波），在 V$_3$~V$_6$ 导联最清晰。PR 间期代表经心房及房室结 - 希氏束 - 浦肯野系统的传导时间。PR 段实际上是测量房室结 - 希氏束 - 浦肯野系统的传导时间。因此预激综合征中在房室结 - 希氏束 - 浦肯野系统外存在旁道，短 PR 间期实际上是由于短 PR 段造成的。这种情况下事实上是不存在 PR 段的。这位患者存在间歇性预激（二联律）。Q 波实际上是伪性下壁心肌梗死，窄 QRS 波群是经过房室结 - 希氏束 - 浦肯野系统下传激动的结果，不存在 Q 波。在预激综合征中，最初的心室激动是通过旁道下传的，因此，心室肌的异常不能作为可靠的诊断依据。伪性下壁心肌梗死的存在提示旁道的位置在后间隔。δ 波在 V$_1$ 导联是直立的，表明最初的心室除极是朝向 V$_1$ 导联的（原称为 A 型预激）因此是左侧旁道。

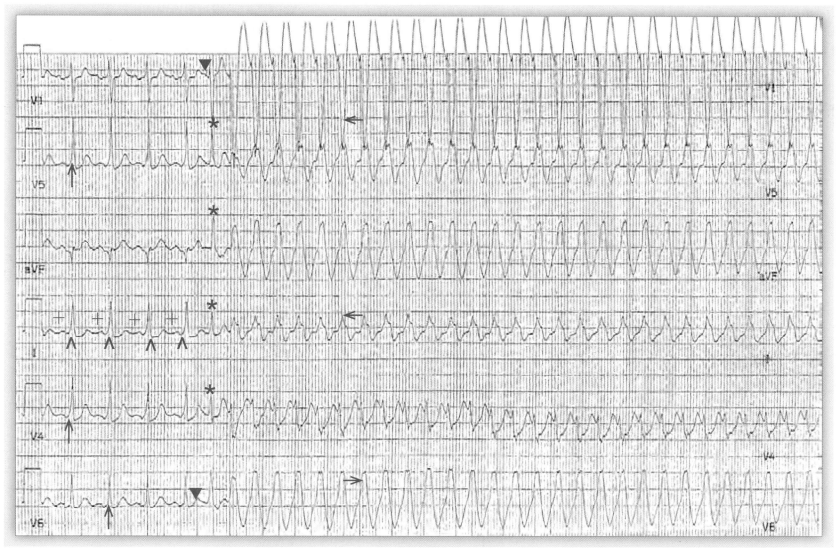

心电图 29B 分析:窦性心动过速,预激综合征,房性早搏,房室折返性心动过速(AVRT)伴频率相关的左束支传导阻滞。

心电图 29B 与心电图 29A 来自于同一名患者。前 4 个 QRS 波群是规则的,频率 130 次 / 分。由于 δ 波(↑)的存在 QRS 波的时限延长(0.14s)。这些波群的形态与在心电图 29A 看到的预激综合征的形态相同。每个 QRS 波群之前均有 P 波(+),PR 间期是 0.14s,其与在心电图 29A 中预激综合征相关的 PR 间期相似。因此这些波群是预激综合征。第 5 个 QRS 波群是提前出现的窄波(*),其与在心电图 29A 看到的窄 QRS 波群的形态相似。虽然在这个早搏之前没有看见明显的 P 波,但在其前面 T 波的降支可以一个切迹,在 V_1 和 V_6 导联最明显(▼)。有 P 波的存在,因此这是一个房性早搏。因为其是窄波,不存在预激,因此其是通过正常的房室结 - 希氏束 - 浦肯野系统传导激动的心室。紧随这个早搏之后出现宽 QRS 波群的心动过速,频率 220 次 / 分。QRS 波的时限是 0.16s,形态是典型的左束支传导阻滞,即在 V_1 导联呈 QS 型(←),在 Ⅰ 和 V_6 导联呈宽大的 R 波(→)。未发现明显的 P 波。然而,因为其最初继发于一个房早,且其表现为典型的左束支传导阻滞图形,因此这最可能是阵发性室上性心动过速。由于预激综合征的存在,其最可能的心律失常是房室折返性心动过速(AVRT)。由于 QRS 波群增宽,其或许被认为是逆行性 AVRT(即,心室的激动是通过旁道下传)。对于逆行性 AVRT,其 QRS 波群是通过旁道下传的,其形态尽管由于被最大程度的预激(因为所有的心室激动均通过旁道下传)而变得更宽,但与窦性心律的预激综合征的形态基本是相同的。在这个病例中,AVRT 的 QRS 波形态与预激综合征的 QRS 波形态存在很大差异,即,其不存在 δ 波,表现为典型的左束支传导阻滞图形。因此这是伴有频率相关性左束支传导阻滞的顺行性 AVRT,正如在心电图 29A 看到的窄的没有畸变的窦性 QRS 波群,顺行性 AVRT 是激动通过正常的房室结 - 希氏束 - 浦肯野系统顺行传导至心室,而通过旁道逆传回心房。进一步支持这是顺行性 AVRT 的是此心律失常最初继发于房性早搏,其是窄波,因此是经过正常的房室结 - 希氏束 - 浦肯野系统传导的。这样通过旁道逆传回心房而形成折返环,发生折返性心律失常。急性终止 AVRT 的方法有刺激迷走神经(Valsalva 动作,按摩颈动脉窦,咳嗽反射)或应用房室结阻滞剂,其可以减慢或阻滞环路中必要的也是最薄弱的房室结的传导。其包括腺苷、钙离子拮抗剂(维拉帕米和地尔硫䓬)、β 受体阻滞剂或地高辛。然而,由于与室速相似,逆行性 AVRT 可能难以诊断。在应用房室结阻滞剂治疗这种心律失常之前,需明确心律失常的病因。如果这种心律失常被确定是逆行性 AVRT,可以应用房室结阻滞剂。■

一名患者既往有阵发性室速病史，现应用普罗帕酮治疗。在治疗期间做了一份心电图（心电图 30A），并为这位患者做了运动实验。3 分钟后做了心电图心电图 30B，运动实验被迫终止。运动实验后监测过程中做了另一份心电图（心电图 30C）。

心电图 30A

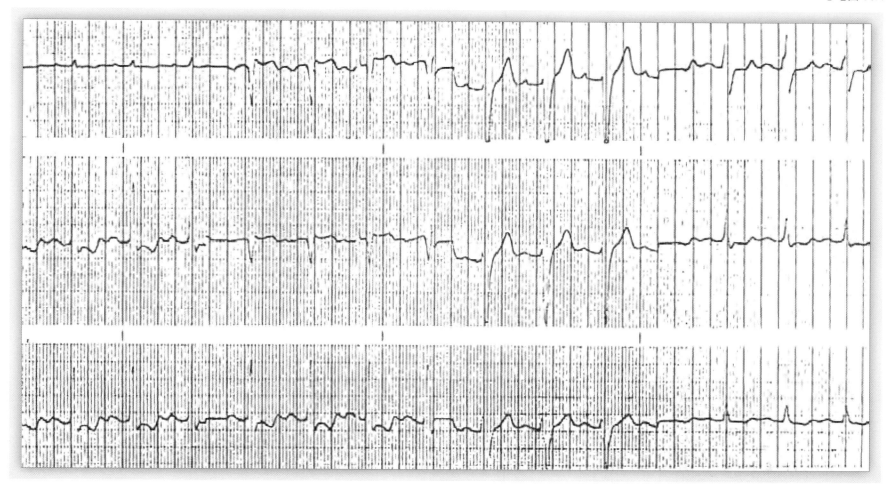

心电图 30A 显示什么？

心电图 30B 是什么心律而被迫终止运动实验？

引起异常的原因是什么？

心电图 30B

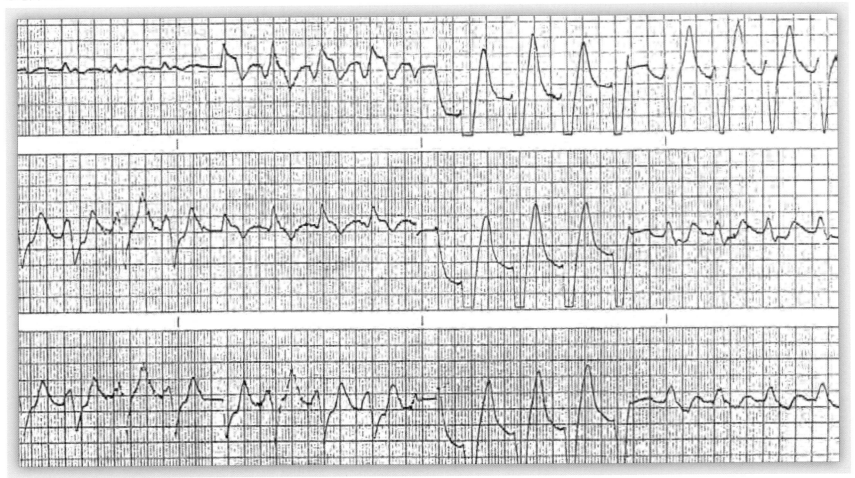

心电图 30C

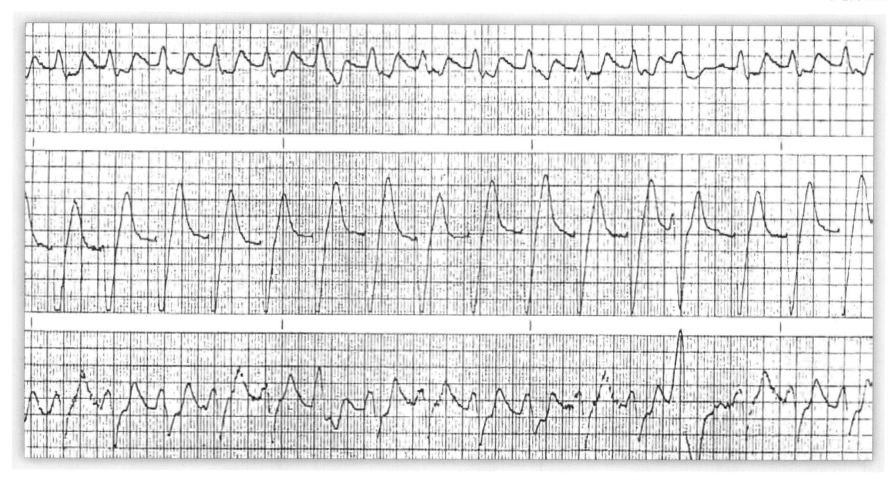

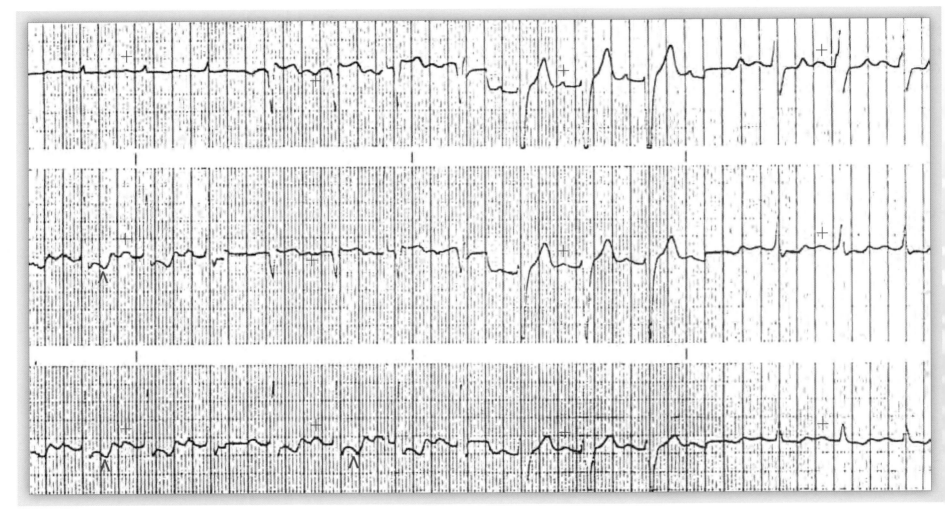

心电图 30A 分析:正常窦性心律，Ⅰ度房室传导阻滞（房室传导延迟），室内传导延迟，非特异性 ST-T 改变。

心电图 30A 显示节律规则，频率 90 次 / 分。每个 QRS 波群之前均有 P 波（+），PR 间期恒定（0.26s）。P 波在 I、II、aVF 和 V$_4$~V$_6$ 导联直立，因此这是伴有 I 度房室传导阻滞（房室传导延迟）的窦性心律。QRS 波群的时限延长（0.12s），其既不是右束支也不是左束支传导阻滞。因此这是室内传导延迟。

电轴正常，在 0°~+90°（在 I 和 aVF 导联 QRS 波是正向波）。其也存在非特异性的 ST-T 改变，尤其是在 II、III 和 aVF 导联。QT/QTc 间期延长（400/490ms），但当考虑延长的 QRS 波群后，QT/QTc 间期仅有轻微的延长（380/465ms）。

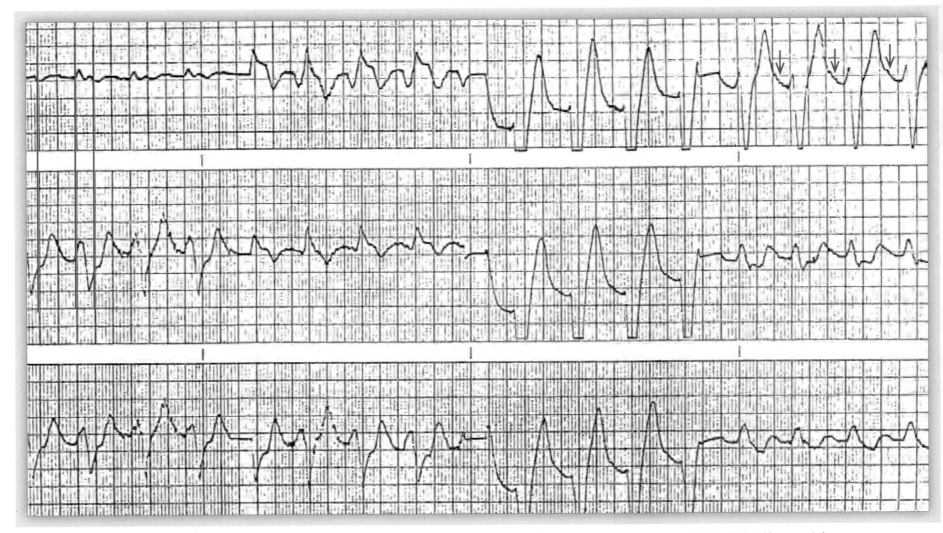

心电图 30B 分析：正常窦性心律，Ⅰ度房室传导阻滞（房室传导延迟），室内传导延迟（抗心律失常药物的作用依赖性），非特异性 ST-T 改变。

患者在跑步机上进行了运动实验。3 分钟后做了心电图 30B。它的节律规则，频率 100 次 / 分。QRS 波群的时限延长（0.20s），未发现明显 P 波。虽然在 I 导联存在一个波形看起来像是 P 波，但通过在另外一个导联（诸如 II 导联）测量 QRS 波的时限（‖）证实这个波形其实是 QRS 波群的一部分。在 T 波的下降至可见细微的切迹（↓），在 V$_4$ 导联最清晰，这提示其或许是 P 波。如果是 P 波，其 PR 间期是 0.26s，与心电图 30B 中的 PR 间期相同。电轴极度左偏在 $-30°\sim-90°$（QRS 波群在 I 导联是正向波，在 II 和 aVF 导联是负向波）。QT/QTc 间期延长（400/515ms），但当考虑延长的 QRS 波群后，QT/QTc 间期是正常的（300/390ms）。

QRS 波群时限的突然增宽及 P 波消失的错觉使人联想到持续性室速，因此终止了运动实验。QRS 波群的形态尽管有广泛性增宽，但与在心电图 30A 看到的相同。此外，经仔细观察可以看出其可能有 P 波的存在。由于心率增快及一度房室传导阻滞的存在，P 波与 T 波融合而变得不明显。然而，在 T 波的降支可以看见切迹。更重要的是 T 波的升支和降支均应该是光滑的，因此任何的切迹、凸起或不规则均提示有 P 波的重叠。QRS 波群的增宽是抗心律失常药物作用依赖性的结果，这在 IC 类抗心律失常药物中很常见。I 类抗心律失常药物的主要作用是阻断动作电位 0 相的快钠通道，钠离子内移速率决定动作电位的 0 相除极上升速率，而其又决定了冲动经浦肯野纤维和心室肌传导的速率。因此，I 类抗心律失常药是钠通道阻滞剂，其影响钠离子的内移，降低动作电位的 0 相除极上升速度。其对心电图的影响是导致 QRS 波增宽。IC 类抗心律失常药对 QRS 波群时限的影响更显著，因为其是更有效的钠通道阻滞剂。这些药物通过在心脏收缩期阻断钠通道受体而起效，干扰钠离子的快速内流。此种药物在心脏舒张期进行解离。当心率增快时，药物的解离时间减少，导致被阻滞的受体数量增加，因此钠离子内流进一步减少，动作电位 0 相上升速度减慢，传导速率降低。因此出现与速率相关的 QRS 波群增宽。这被叫做药物的作用依赖效应。重要的是，QRS 波群的突然增宽可能被误认为是室速，尤其是当 PR 间期延长，P 波与 T 波融合而变得不明显时。这些具有快速频率的 QRS 波群或许与室速相混淆。这就是这位患者引起关注的原因。然而，每个 QRS 波群之前均有 P 波，且 PR 间期恒定，可以确诊是窦性心动过速。

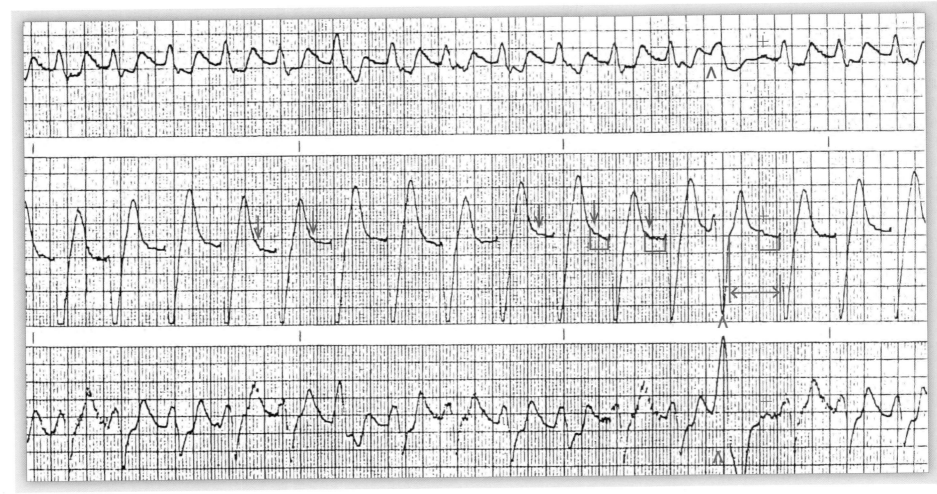

心电图 30C 分析：**窦性心动过速，Ⅰ度房室传导阻滞（房室传导延迟），室性早搏，室内传导延迟（抗心律失常药物的作用依赖性）。**

心电图 30C 显示的是在运动实验终止后的心电图节律。持续的心电图监测提示心率仍保持在 100 次 / 分。QRS 波群仍是增宽的,时限是 0.20s。而第 13 个 QRS 波群(∧)是提前出现的,其具有更长的时限和不同的波形,因此这是室早,在其之后有一个长间歇(↔)。在长间歇的下一个 QRS 波群之前可见清晰的 P 波(+),PR 间期是 0.26s(⎵)。既然 PR 间期已经确定,可以看出在每个 QRS 波群均有 P 波,即,在 T 波的降支看见的切迹(↓)。从 P 波至 QRS 波的间期(PR 间期)是 0.26s(⎵),其与室早之后的 PR 间期及窦性心律(心电图 30A)的 PR 间期相同。因此这是伴有与频率相关的 QRS 波时限延长的窦性心律。当 PR 间期延长,随着心率的增加,P 波与 T 波融合,因而 P 波变得不明显。异位节律后的长间歇中 P 波的识别证实这是窦性心律,因此 QRS 波增宽是药物作用依赖的结果。■

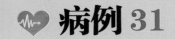
一名 70 岁女性患者自从因症状性心动过缓和莫氏 II 度 II 型心脏阻滞植入心脏起搏器后,已经多次由于令人痛苦的心悸发作,因此多次急诊就诊已经变得很普通,患者为观察入院。这段心电图是其夜间睡眠时记录。

患者症状性心动过速的本质是什么?
如何治疗这种心动过速?

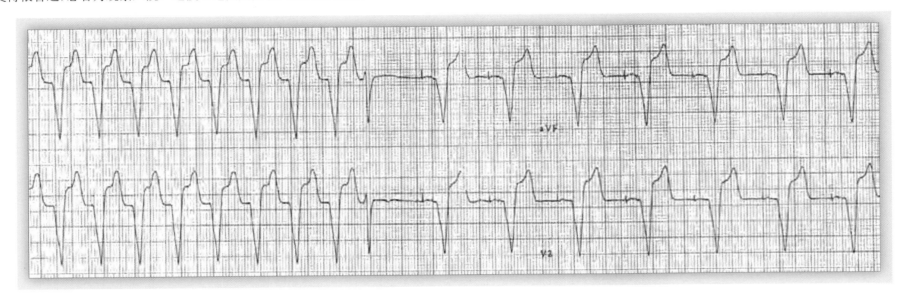

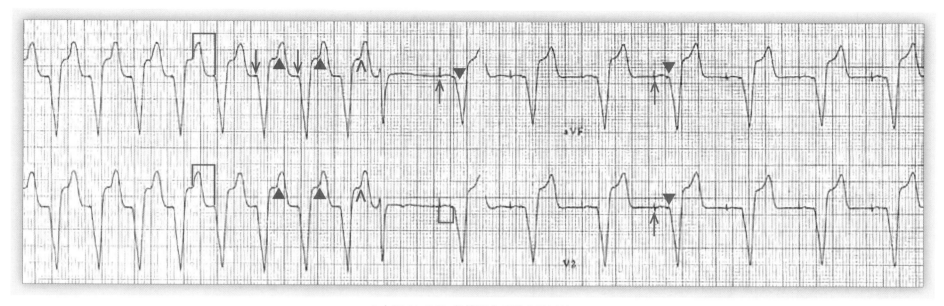

心电图 31 分析:起搏器介导性心动过速。

有两段同时记录的心电图,首先8个QRS波群节律规则,频率126次/分;QRS波群增宽(0.16s),每一个QRS波群前可见很小的起搏器刺激信号(↓)。第9个QRS是窄的早搏(0.12s),其前无P波,因此这可能是交界区起源。早搏之后有一间歇,间歇后的P波前有一起搏器刺激信号(↑),QRS前也有刺激信号(▼)。所以,这是房室顺序起搏节律,频率72次/分,代表起搏器的下限频率,房室延迟为0.20s(⌴)。尽管所有的QRS波群均为起搏的,有同样的形态,但是在前8个QRS波群的ST段上可见切迹(▲),而在间歇后的房室顺序起搏中并没有见到,因此这些是P波,相应的PR间期为0.20s(⌐),和起搏器的房室延迟一样。在交界区早搏后频率突然降低,提示初始的节律为折返机制,其被交界区早搏引起的房室结不应期所终止。重要的是,心动过速最后一个QRS还有一个P波(∧),提示P波是逆行传导的——起搏的QRS波逆行传导的结果。因此,这宽QRS心动过速称为起搏器介导性心动过速,也可以称为无休止的环形心动过速。这出现在双腔起搏器有完整的室房传导通过自身房室结时,除了正常房室结希普系统外,双腔起搏器作为第2条房室通路。在这种情况下,起搏的心室波导致逆行心房激动,如果这个心房冲动被心房电极感知,将会相应产生一个心室刺激发放和心室刺激波。如果室房逆传再次出现,则包括起搏器和自身传导系统的折返机制建立。因此,起搏器将连续以上限频率起搏心室,在这名患者频率就是126次/分。交界区的早搏提早除极了心室,抑制了起搏器,从而终止了折返性心动过速。这导致了房室结的无反应,也不能逆行传导任何激动。

起搏器介导性心动过速能通过关闭心房(或心室)的感知而终止,因为没有任何逆行心房冲动被心房电极感知,也就没有相应的心室刺激。这可以通过磁铁来实现,磁铁关闭了所有感知功能,将起搏器转换为DOO模式,即固定频率的房室顺序起搏。这种情况下,心房、心室起搏刺激以固定的频率(即下限频率)工作。如果心房、心室为自身波群激动则刺激不能夺获,所以不产生反应。如果心肌可以被刺激,则起搏器刺激可产生起搏波群,这就像间歇性夺获。作为一种永久性治疗,可以延长心室后心房不应期(PVARP),PVARP代表心室刺激后心房电极不能感知任何心房冲动的时间,即空白期间,心房电极在这段时间不能感知任何心房激动,因此,逆传的P波也不能被感知,也不会发放心室刺激。PVARP也决定了起搏器的上限频率,延长这一参数,上限频率也降低。■

　　因完全性心脏阻滞植入起搏器两周后，一名 52 岁男性患者常规进行起搏器程控。在开始检查时，他有一阵中等程度心动过速，采集了心电图。

心电图的诊断是什么，心动过速的原因是什么？如何治疗？

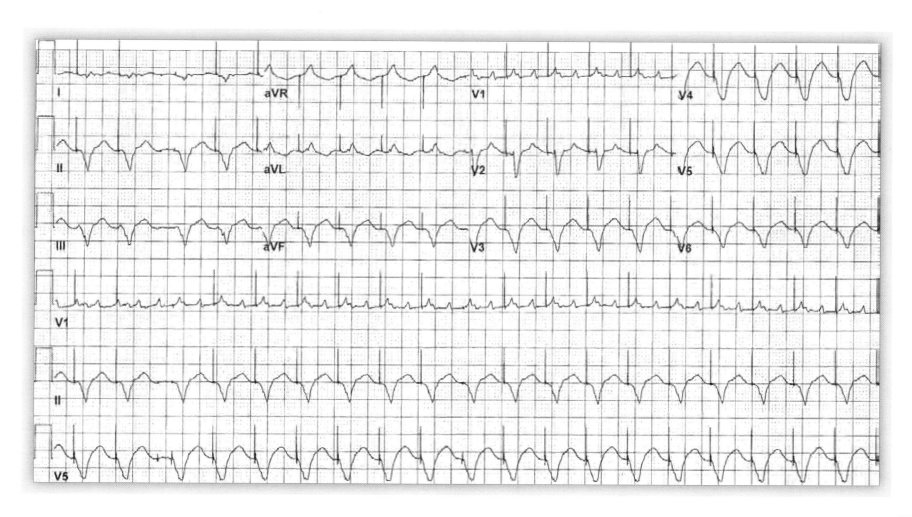

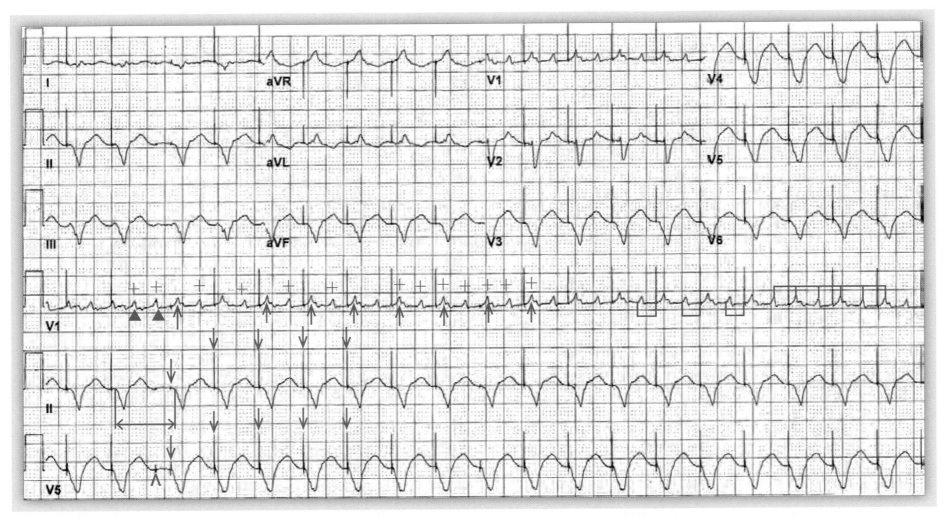

心电图 32 分析:**心房扑动,房室顺序起搏和 P 波同步的心室起搏(或心房跟随的心室起搏)。**

　　尽管有一长 RR（↔），心电图中节律规则，频率 130 次 / 分。每一个 QRS 波前可见一起搏信号（↓）。因此，这代表心室起搏。因为起搏器的频率为 130 次 / 分，所以起搏器必定是对心房的激动发生反应，且为 P 波同步或跟随的心室起搏。在间歇后，P 波（∧）和 QRS 波前均有起搏信号，这是房室顺序起搏，虽然这似乎不是心房刺激产生的 P 波。所以，患者植入的是双腔起搏器。尽管在大部分导联看不到 P 波，但在 V₁ 导联（+）可见心房激动的证据。在间歇内有 2 个心房波（▲），频率 260 次 / 分，有些心房波重叠在 QRS 的末尾（↑）。然而，不管什么时候出现的心房波，包括那些重叠在 QRS 的心房波，它们都按时出现（频率 260 次 / 分）。心房的节律规则，频率 260 次 / 分（⊓），所以心房节律是心房扑动。因为心房的频率是起搏心室频率的 2 倍，起搏器每隔一个扑动波感知一次，因而起搏频率是 130 次 / 分。起搏器不能感知每一个扑动波，所以存在 2∶1 阻滞。可以看到在心房扑动波和心室起搏刺激间存在固定的关系（0.20s）（⊔），这是起搏器的房室延迟时间。因此，宽 QRS 波是起搏器性心动过速，是起搏器跟随了心房扑动，模式是 2∶1 阻滞，即每隔一个 P 波感知一次，导致心室起搏波群。这种宽 QRS 心动过速是起搏器跟随了房性心律失常。这可以通过放置磁铁使所有感知功能取消，转为 DOO 模式来治疗，或以固定频率房室顺序起搏治疗。心房激动不被心房电极感知，也不会产生相应心室刺激。在这种情况下，患者的自身节律将出现，心室反应的频率由房室结的传导决定。但是，心房和心室起搏刺激将以固定的频率发放（即起搏器的低限频率）。如果心房和心室能被自身激动刺激，则产生不应期，起搏刺激则不能夺获。如果心肌能够被刺激时，则产生刺激波，这似乎是间歇性夺获。大部分起搏器有一可程控的程序，称为模式转换。在此时，如果有快速的心房节律，起搏器自动转换为 VVI 起搏，即变为心室按需型起搏，则不再有心房感知和心房起搏。心室频率由房室结传导决定，且只有心室起搏，当自身心室率低于起搏器的低限频率时，心室起搏就会发放。■

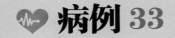
　　一名68岁男性患者因心悸数小时来急诊科就诊,他没有已知的心脏病史,但是他有慢性阻塞性肺病史,且近期因为病情加重使用吸入剂更为频繁。尽管他没有任何其他症状,他深受心悸的困扰,即使在他停止吸入剂治疗时。

你对这份心电图的诊断是什么?
这种形式的传导名称是什么?

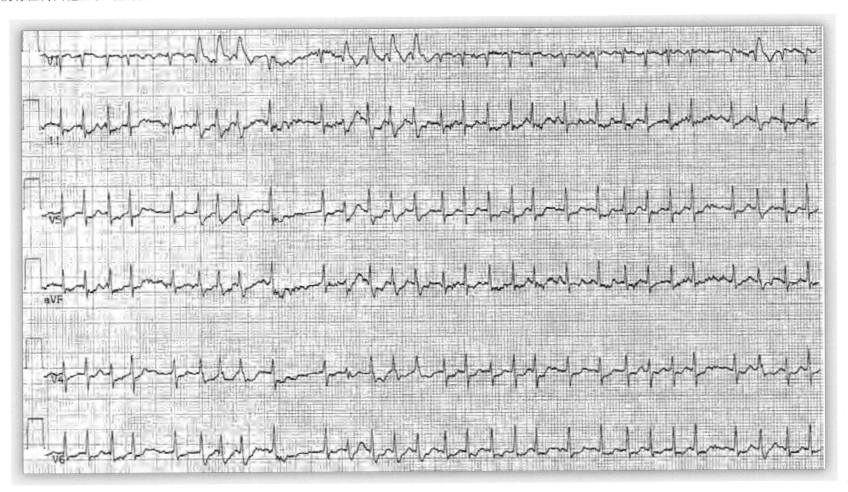

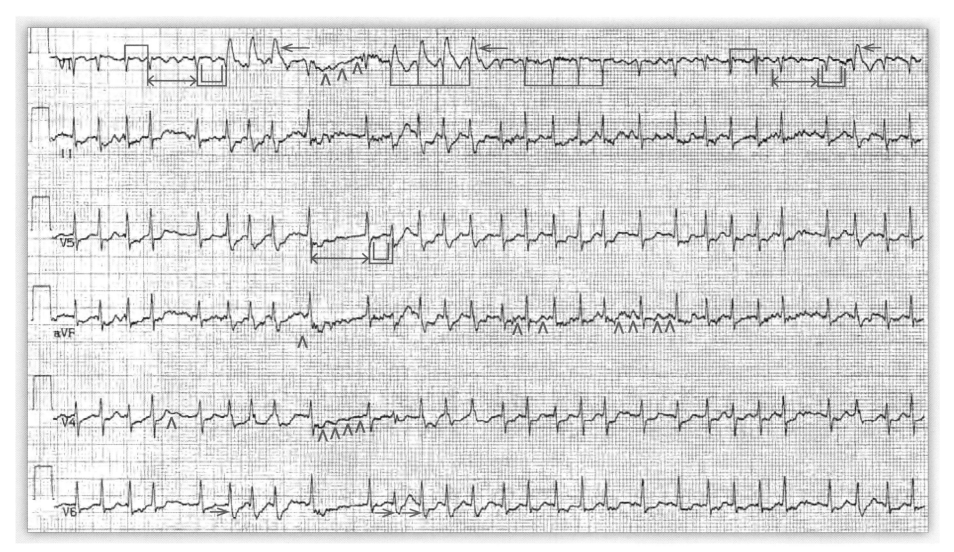

心电图 33 分析:**心房颤动,阿斯曼现象。**

心电图 33 显示 6 段同时记录的心电图。节律绝对不规则，频率 174 次 / 分；只有 3 种室上性心律失常节律是决断不规则的，包括窦性心律失常（1 种形态 P 波和稳定 PR 间期）；多源性房性节律（房性起搏点游走），频率小于 100 次 / 分，或多源性房性心动过速（3 种以上形态的 P 波和不同的 PR 间期）；心房颤动（无可见的 P 波）。房扑或房性心动过速可能不规则，但有一种不规则的基于不同房室结阻滞或传导的方式（即，2 : 1, 3 : 1, 4 : 1 或可变），这些节律为规律的不规则。此心电图在任何 QRS 波前或后没有清晰或明确的 P 波，基线有快速和不规则的波动，大部分在 V₁、V₄、aVF 导联明显，因此，这是心房颤动。QRS 有 2 种宽度，窄 QRS 波时限 0.08s，形态正常。宽 QRS（0.14s）呈典型右束支传导阻滞，V₁ 导联 RSR′（←），V₄~V₆ 导联呈宽 S 波（→）。宽 QRS 波为差异性传导，这不是典型的频率依赖性差异性传导，因为宽 QRS 的 RR 间期并非不同于窄 QRS 的 RR 间期（ ⎵ ）。实际上，常有短 RR 间期不伴随差异性传导（ ⎴ ）。令人注意的是，在宽 QRS 前都有一长 RR 间期（↔, ⎵ ）。因此，这种差异性传导是阿斯曼现象：差异性传导是和心率的突然变化有关，即慢心率（长 RR 间期）后跟随较快的心率（短 RR 间期）。

通常差异性传导是和快心率相关的（功能性束支传导阻滞），是由于潜在传导系统疾病导致的传导阻滞（传导系统不能以快速心率传导）。相反，阿斯曼现象是希氏束 - 浦肯野系统不应期正常生理变化的结果。希氏束 - 浦肯野系统在慢心率时（长 RR 间期）不应期增加，而快心率时（长 RR 间期），不应期缩短。每当心率快速变化时，即慢到快，不应期没有足够时间缩短或适应，因此，不应期变长而阻滞传导，导致差异性传导。这更可能见于心房颤动，伴随频繁、显著的不规则 RR 间期和更频繁发作的长 - 短 RR 间期。阿斯曼现象在心率突然变化由慢到快时发生。阿斯曼现象通常表现为右束支差异性传导，可能是右束支不应期轻度长于左束支。阿斯曼现象可能持续超过一个 QRS 波群。正如上图所见，有一个差异性传导，也可以有 3 个或 4 个连续蝉翼型传导 QRS 波。设想的机制是右束支的传导通过左束支来进行，存在逆行激动至右束支（隐匿性传导），导致前传仍然处于不应期。■

以下心电图是一名心律失常患者动态监测心电图。

心电图 34A

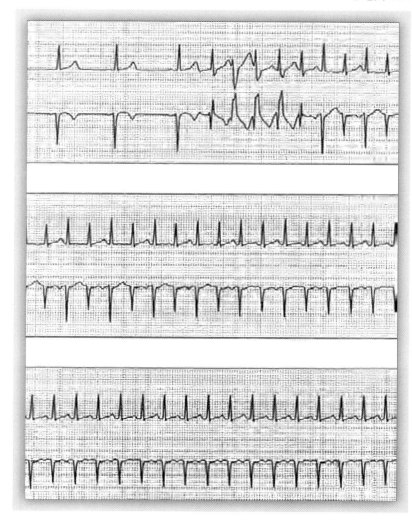

你如何解释心电图 34A 和 34B 的 QRS 波群变化?

该图描述的差异性传导现象是什么?

心电图 34B

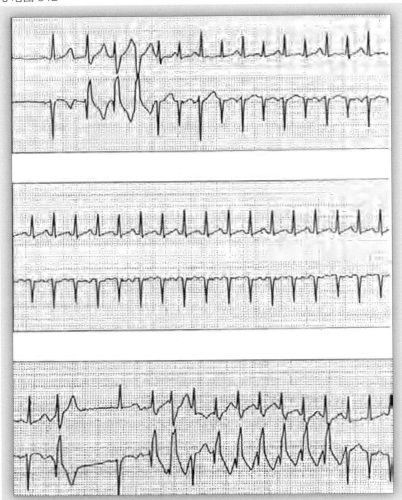

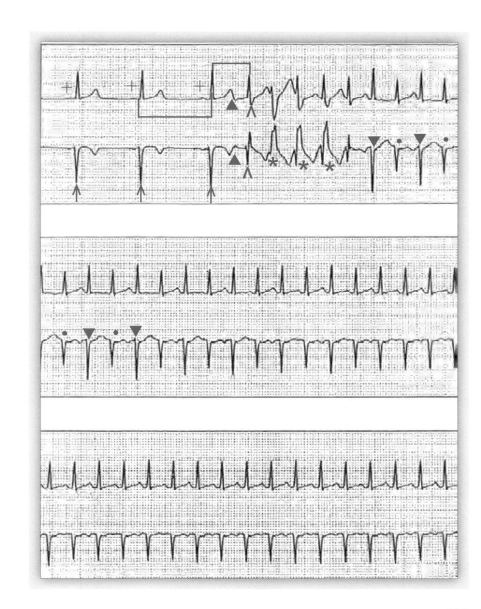

心电图 34A 分析：正常窦性心律，房性早搏，房室结折返性心动过速，QRS 和 T 波电交替，阿斯曼现象。

心电图 34A 来自一名患者连续的动态心电图记录，最顶层前 3 个为窄 QRS 波群，时限 0.08s，它们前面均有 P 波（↑），PR 间期稳定为 0.14s（+）。第 4 个 QRS 波群为早搏（∧），早搏前有 P 波（▲），PR 间期为 0.20s，P 波为负向，这是一个房性早搏，早搏之后 3 个宽 QRS 波群（0.16s）（*），呈右束支传导阻滞形态，频率为 180 次 / 分。之后所有 QRS 波为窄 QRS（0.08s），形态和初始窦性波群相同（↑）。它们为规则节律，频率同样 180 次 / 分，因此，初始的差异性传导波群（∧,*）不是频率依赖性差异性传导，它们和之后窄 QRS 波群节律相同。然而，它们是伴随一长 RR 间期（ ⌣ , ⌐ ），即慢心率后心动过速起始频率突然增加。所以该差异性传导 QRS 波群是由于阿斯曼现象导致。阿斯曼现象可能出现在任何快速性室上性心律失常的突然起始（突然由慢到快心率），可以是一个也可以是多个 QRS 波群。

阿斯曼现象是希氏束 - 浦肯野系统不应期正常功能性变化的结果。在慢心率时（长 RR 间期）希氏束 - 浦肯野不应期增加，但快速心率时（短 RR 间期）不应期缩短。当心率突然变化时，即心率由慢到快，不应期没有时间缩短或适应，因此，由长不应期导致传导阻滞，导致差异性传导。阿斯曼现象在心率突然变化，由慢到快时，即可出现。阿斯曼现象主要伴随右束支阻滞差异性传导，可能是右束支不应期轻度长于左束支。阿斯曼现象可以多于 1 个波群，正如上述所见，可以是 3 个和 4 个，也可以是单个差异性传导。这一现象设想的机制为右束支的传导通过左束支来进行，有电位通过右束支逆向传导（隐匿性传导），导致前向传导时右束支仍处于不应期。

窄 QRS 心动过速由一个房性早搏引发，房性早搏 PR 间期长于窦性波群，心动过速时无 P 波可见。因此，这是无 RP 心动过速，最可能的病因则是房室结折返性心动过速，也可以观察到 QRS 和 T 波电交替（●，▼），QRS 和 T 波振幅每次心跳均在变化。QRS 和 T 波电交替常见于任何快速室上性心动过速，是由于每次心搏的钙内流变化所致。页面底部的心动过速心电图电交替消失了。电交替在急性心肌梗死、失代偿性心力衰竭、扩张型心肌病时也可以出现，这些情况也和钙内流变化有关。在心包填塞时也可见到电交替，但这种情况其机制是机械性的，是由于心包囊充满液体心脏摆动（钟摆效应）导致。这种情况下，也可以见到 P 波交替。

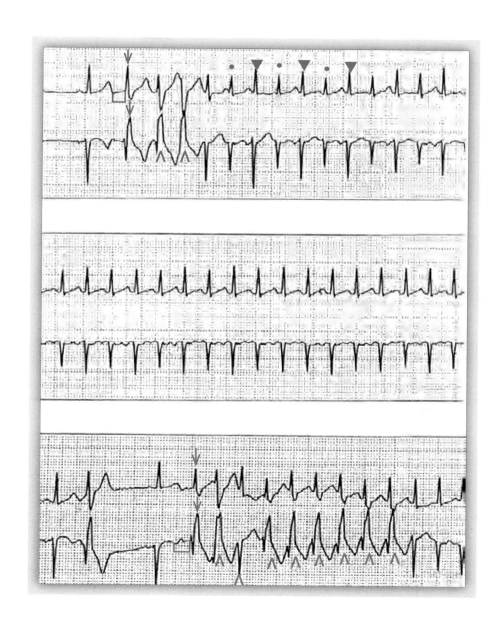

心电图 34B 分析：**正常窦性心律，房性早搏，房室结折返性心动过速，QRS 和 T 波电交替，阿斯曼现象。**

心电图 34B 显示一系列心电图和心电图 34A 为同一名患者,可见房室结折返性心动过速的两次以上的始发。正常的窦性波群 PR 间期 0.14s,其后接一次房性早搏(↓),PR 间期(⎵)长于窦性 PR 间期。房性早搏引发心动过速,房性早搏和起始的几个房室结折返性心动过速的波群呈右束支传导阻滞(∧),这是阿斯曼现象所致(即在差异性传导波群前有长短周期现象)。和心电图 34A 一样,心动过速的起始即伴有 QRS 和 T 波电交替(●,▼)。∎

一名 44 岁男性糖尿病患者因在家中意识丧失经急救系统送到当地医院，患者初始生命体征评估显著特征为低血压，但心率正常。实验室检查数据显示患者有高血糖性高渗性昏迷（血糖 800mg/dL，血清渗透压 400mOsm/kg， pH

7.35，无阴离子间歇，血钾 8.2mmol/L）。心电图如 35A，患者经过适当治疗，第二天再次采集心电图 35B。

心电图 35A

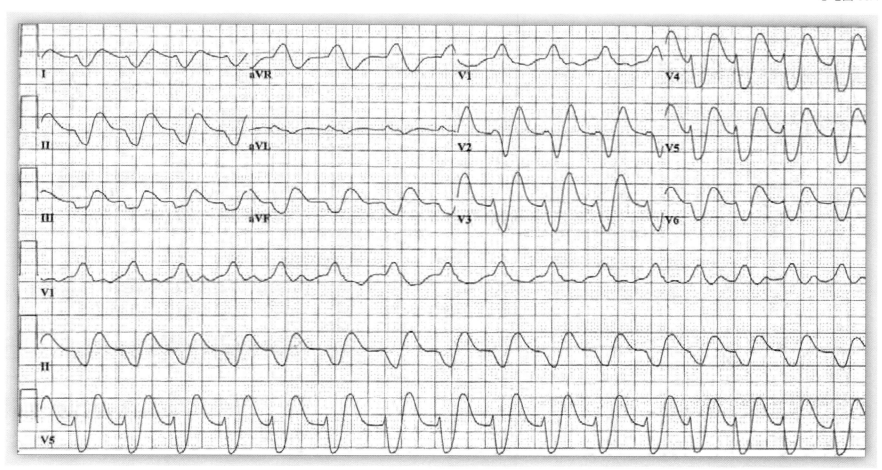

心电图 35A 的致心律失常的病因是什么?

结合第 1 份心电图 35A, 第 2 份心电图(35B)如何解读?

心电图 35B

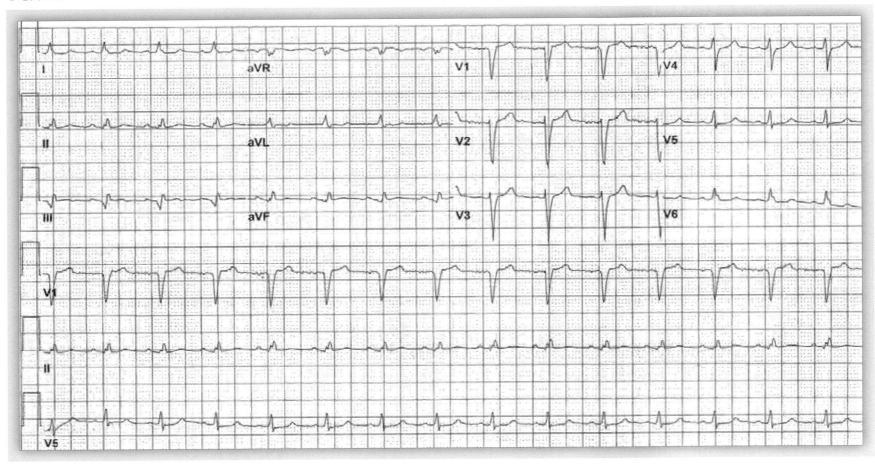

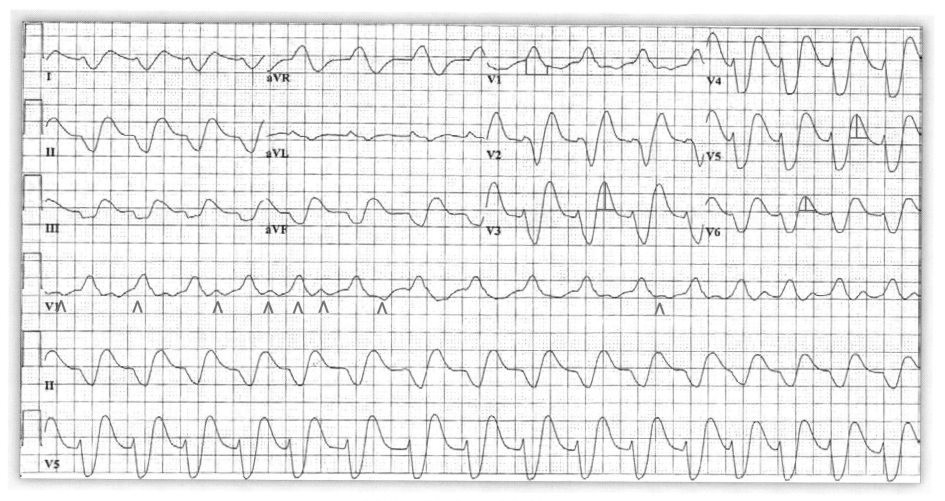

心电图 35A 分析：宽 QRS 节律，高钾血症。

心电图 35A 显示为规则的节律，频率 90 次 / 分。在任何导联都无可见的 P 波，QRS 波群很宽（0.24s），在 V$_1$ 导联上最适进行 QRS 时限的测量，起始和结束（J 点）都能分辨（ ⊔ ）。QRS 增宽超过 0.24s 的唯一一种临床异常为高钾血症，通常束支传导阻滞或室性波群不会导致 QRS 增宽到这种程度。宽 QRS 增宽至 0.22s 在严重扩张型心肌病可以出现，这是弥漫性纤维化和激动缓慢传导的结果。此外，T 波对称（上升和下降支相等）（ ⊥ ），这进一步支持了高钾血症的病因。QRS 电轴在 -90°～±180°，宽 QRS 伴随不定的电轴出现在心室肌直接刺激情况下，而不是通过正常希氏束 - 浦肯野系统下传的心室激动。包括室性波群、起搏波群或 QRS 伴随预激综合征时。另外，在 V$_1$ 导联最易观察到 ST-T 不规则（∧）。这个发现，加上不确定的电轴，提示高钾血症合并室性心动过速的诊断。但这个诊断很难确定，因为电轴的改变也可能是高钾血症的结果。

高钾血症时的 QRS 增宽与快反应细胞动作电位 0 期除极上升支速度显著减慢有关，快反应细胞静息膜电位为 -90mV，这与细胞内外钾浓度的平衡有关。细胞内的钾浓度远远高于细胞外，这种平衡通过能量依赖的钠 / 泵的钠钾交换来保持。0 期上升速度决定了冲动沿浦肯野系统和心肌传导的速度，其与快速钠内流相关。上升支的速度由静息膜电位和阈电位 -60mV 间的平衡决定。静息膜电位越接近阈电位，即静息膜电位负值减少，钠离子内流越慢，则 0 期上升支速度越慢。高钾血症时，细胞内外钾平衡降低，膜电位负值减少，所以，冲动传导速度减慢，导致 QRS 增宽。如果静息膜电位正好在阈电位 -60mV 水平，细胞膜不能激动，则心脏无收缩。

心房肌对高钾血症更敏感，因此，在较低的血钾水平可出现无收缩，经常在 QRS 波群宽度无实质性改变前就出现。这种情况下，仍然是窦性节律，但没有心房激动，因此无 P 波和心房收缩，称为窦室节律。

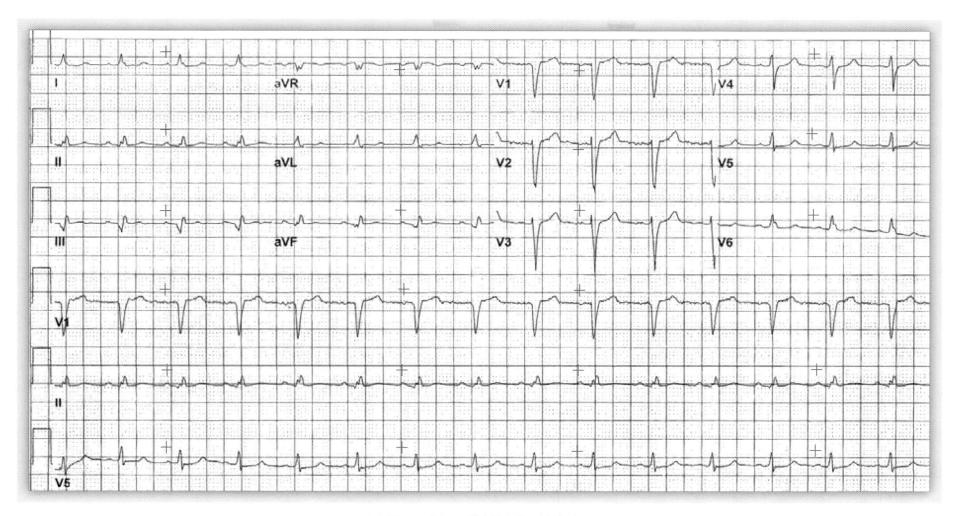

心电图 35B 分析:**正常窦性心律,肢导低电压。**

心电图 35B 和 35A 来自同一名患者，为入院第二天采集，在纠正高血钾治疗后，血钾水平得到恢复。

心电图 35B 节律规则，频率 90 次 / 分，每个 QRS 波前均有 P 波，PR 间期稳定（0.22s）。Ⅰ、Ⅱ、aVF 和 V_4~V_6 导联 P 波直立，因此，这是正常窦性节律合并Ⅰ度房室传导阻滞。QRS 波群时限（0.08s）、形态正常，电轴在 0°~+90°（QRS 波群在Ⅰ、aVF 导联为正）。肢体导联低电压（即，每一肢体导联低于 5mm），QT/QTc 间期正常（340/420ms）。

高钾血症的急性治疗包括胰岛素（促进钾进入细胞内）和葡萄糖（预防胰岛素诱发的低血糖）。钙亦被建议应用稳定细胞膜及提高细胞膜的兴奋性；然而，这一过程如何仍未明确，这项治疗是否必要还不清楚，另外，树脂（磺苯聚乙烯酸钠）可用来去除钾。■

一名 70 岁的男性患者,患有非缺血性心肌病和心力衰竭,正接受 β 受体阻滞剂、血管紧张素转换酶抑制剂、呋塞米和螺内酯治疗。他一直代偿良好,但最近出现上呼吸道感染,气短加重,并开始出现端坐呼吸及夜间阵发性呼吸困难,几天后患者出现显著乏力、恶心、呕吐,尿量减少。最后,他去急诊科就诊,体检和 X 线检查均提示肺水肿。实验室检查显示血清肌酐为 4.5(基线 1.8),尿素氮 146。血钾 7.6mmol/L,采集心电图如 36A,他接受了呋塞米治疗,并申请了肾脏会诊考虑透析治疗。

心电图 36A

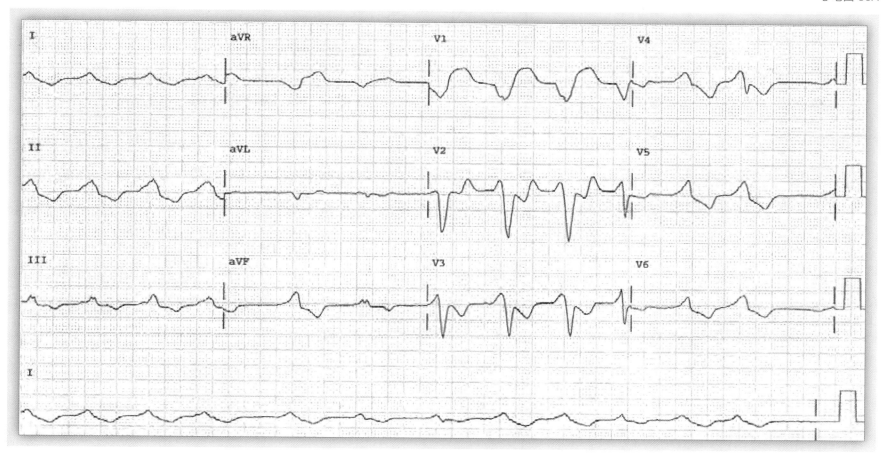

心电图提示什么异常？
需要什么治疗？
患者临床表现的病因是什么？

心电图 36B

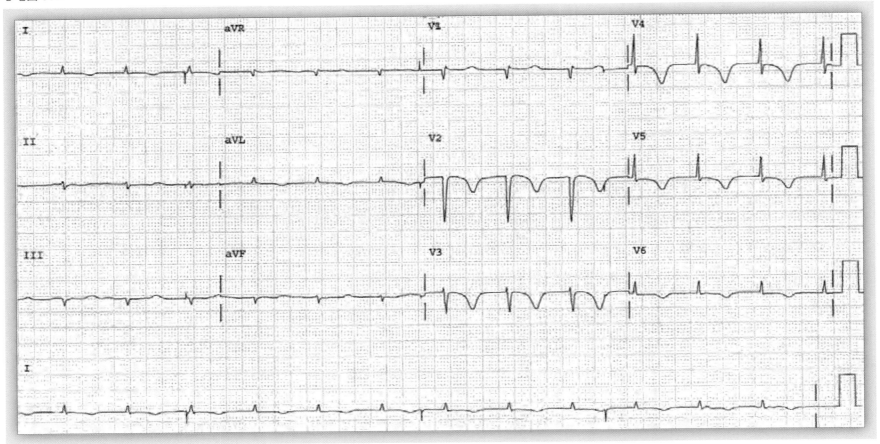

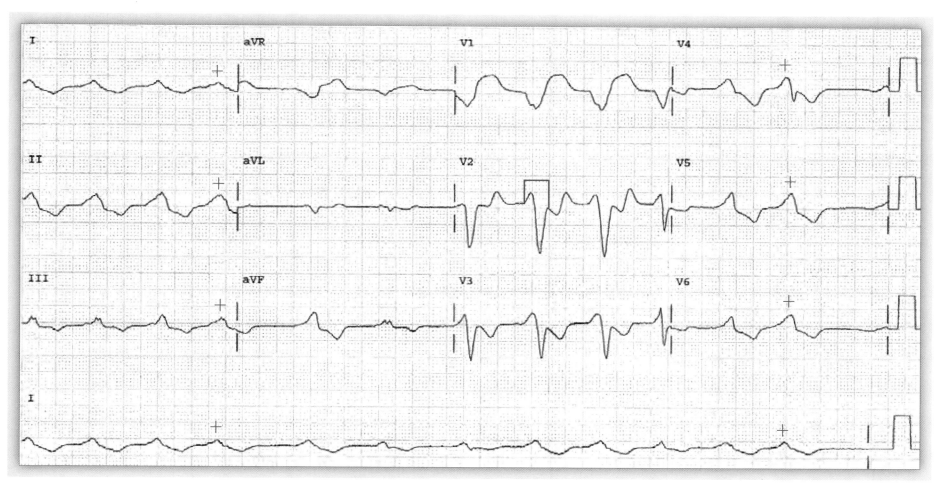

心电图 36A 分析:高血钾引起的宽 QRS 节律,早搏,弥漫性 ST-T 异常。

心电图 36A 显示为规则的节律，频率 76 次 / 分。QRS 前后均无可见的 P 波。QRS 时限增宽显著（0.30s），QRS 时限增宽超过 0.24s 的唯一一种情况是高钾血症，第 4 和第 12 个波群为早搏，尽管这些波群形态相同，但是增宽（时限 0.32s），这是因为当 QRS 间期缩短或心室率加快时，传导速度进一步延迟。这些早搏波群是室上性的还是室性的还不清楚，因为它们和其他 QRS 波群有相同的形态从而提示可能是室上性起源。

高钾血症时 QRS 增宽是由于快反应细胞动作电位 0 期上升支速度显著延缓所致。快反应细胞动作电位静息膜电位为 -90 mV，这是和细胞内外的钾浓度平衡有关。细胞内的钾浓度远高于细胞外，这一平衡通过能量依赖的钠 / 钾泵进行钠钾交换来维持。0 期上升的速度决定了冲动通过浦肯野纤维和心肌组织的传导速度，和钠快速内流相关。上升速度由静息膜电位和阈电位间（-60mV）的平衡决定。静息电位越接近阈电位，即静息膜电位负值减小，钠离子内流速度减慢，0 期上升支越慢。高钾血症时，细胞内外钾的平衡降低，膜电位负值减小，所以冲动传导速度减慢，导致 QRS 增宽。如果静息电位处于阈电位 -60mV，细胞膜则不能激动，导致心肌无收缩。

心房肌对高血钾更敏感，因此，在较低的高血钾水平时即出现心房无收缩，且经常在 QRS 时限增宽前出现。这种情况时，仍然是窦性心律，但是没有心房激动和 P 波，即心房无收缩。这称为窦室节律。

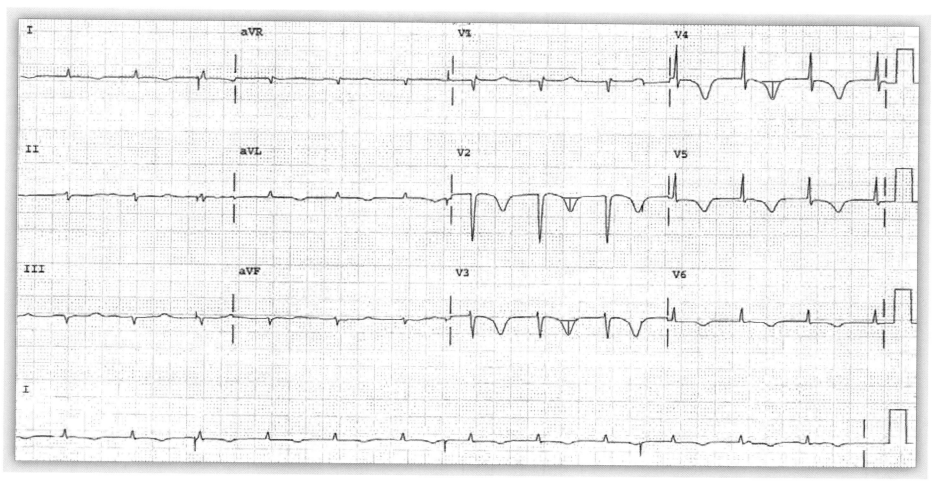

心电图 36B 分析:**结性心律或窦室心律,肢导低电压,弥漫性非特异性 ST-T 异常,左前分支阻滞,超急性期 T 波。**

心电图 36B 和 36A 来自同一名患者，在高钾血症治疗两小时后采集。节律规则，频率 76 次 / 分。QRS 前后无 P 波，尽管存在肢体导联低电压（即肢体导联 QRS 振幅小于 5mm），QRS 时限正常（0.08s），形态亦正常。电轴 -30°～-90° 极度左偏（Ⅰ 导联 QRS 正向，Ⅱ、aVF QRS 负向）。且 QRS 呈 rS 形态，这称为左前分支阻滞，QT/QTc 轻度延长（420/470ms）。Ⅰ、aVL、V$_2$～V$_6$ 导联 T 波导致，尽管倒置，T 波仍对称。这提示患者仍然有血钾增高，尽管血钾水平肯定低于心电图 36A，因为现在 QRS 已正常。P 波缺失，提示为结性心律，也可能是窦室节律。这可能是心房激动仍未恢复，所以 P 波没有出现。

高钾血症的治疗包括胰岛素（促使钾进入细胞内）和葡萄痛（预防胰岛素诱发的低血糖）。有建议给予钙可以稳定细胞膜和提高膜的兴奋性，然而，这其中机制还未明确，也不确定这种治疗是否必须。此外，离子交换树脂（磺苯聚乙烯酸钠）可以用来排钾。

这位患者的临床表现，一是和心衰加重有关，也可能是上呼吸道感染和慢性肾功能不全急性进展导致。肾功能恶化，也包括血管紧张素转换酶抑制剂、螺内酯治疗，导致了高钾血症。■

一名 22 岁大学生在某天步行去上最后一节课的过程中突然出现心悸、头晕发作。因此他就诊于大学生医疗服务诊所，在那里记录他的脉搏超过 200 次 / 分，血压 90/60mmHg。

他描述在数月前曾有类似症状发作，但是在咳嗽后症状消失。给他描记了一份心电图（心电图 37A）。

心电图 37A

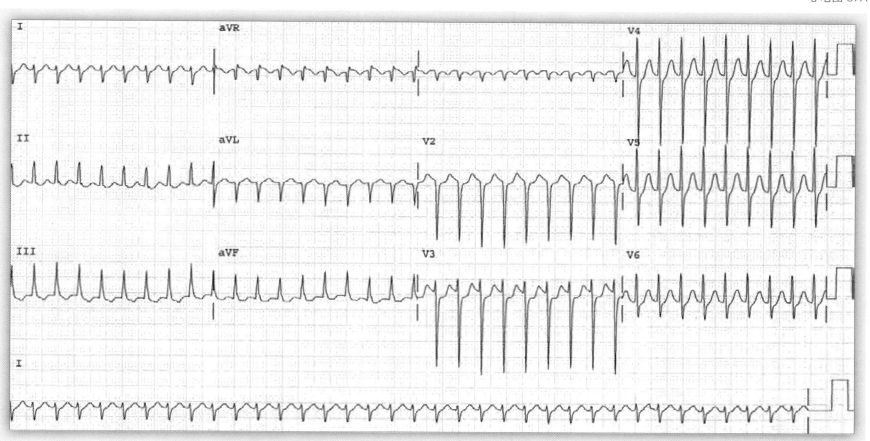

经过治疗后,他立刻感觉好多了,再次描记了一份心电图(心电图 37B)。

第一份心电图(37A)显示什么?

最可能的病因是什么?

有什么治疗方法?

第二份心电图(37B)显示什么?

是否需要进一步治疗?

心电图 37B

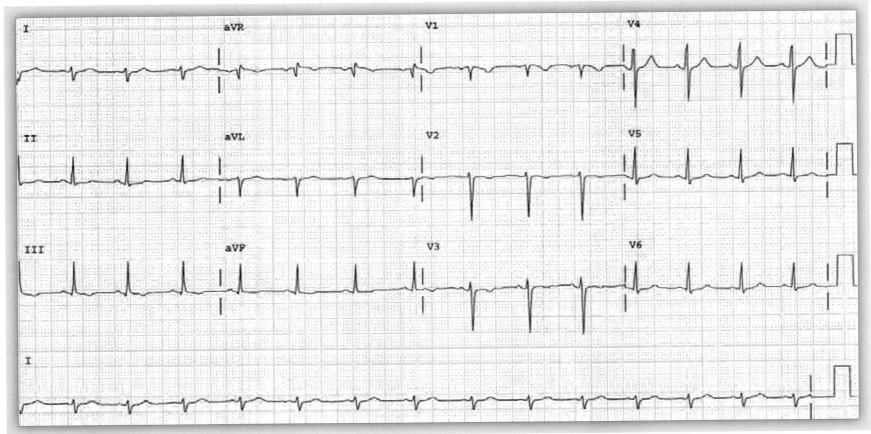

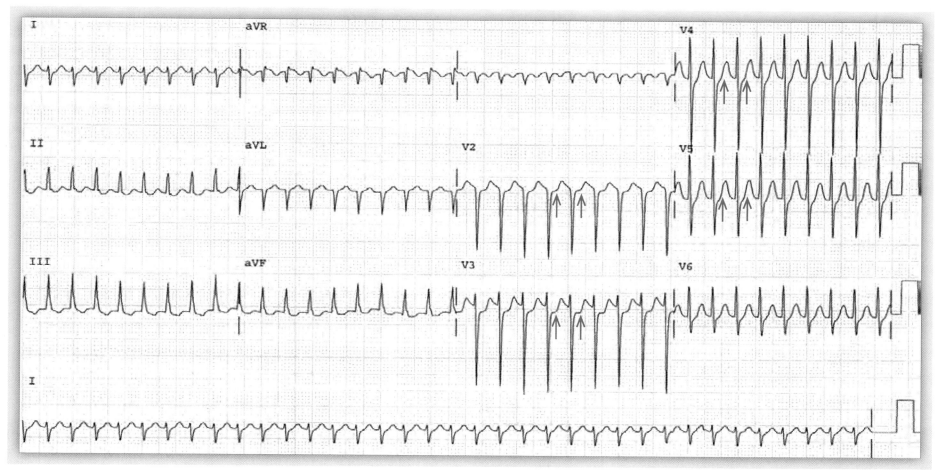

心电图 37A 分析:窄 QRS 波群心动过速,无 RP 心动过速,房室结内折返性心动过速,左后分支传导阻滞。

心电图 37A 显示节律规则的心动过速，频率 220 次 / 分。在任一 QRS 波的前后未发现 P 波。QRS 波群的时限（0.08 s）和形态正常。电轴右偏在 +90°～+180°（QRS 波群在 I 和 aVF 导联是正向波）。电轴右偏可见于右室肥厚（V1 导联可见高大 R 波），高侧壁心肌梗死（在 I 和 aVL 导联可见病理性 Q 波），右位心（在 I 和 aVL 导联可见负向 P 波，整个胸前导联 R 波的递增相反），预激综合征（由于 δ 波存在造成的宽 QRS 波群及短 PR 间期），左右臂导联接反（P 波在 I 和 aVL 导联为负向波）。没有任何原因的电轴右偏被称为是左后分支传导阻滞。右心室肥厚和高侧壁心肌梗死是不存在的，也不存在右位心的证据。既然不能看见 P 波，导联接反是不能确定的。因此这些都是室上性 QRS 波群。QT/QTc 间期正常（220/420 ms）。在 V2～V5 导联存在 ST 段上斜型压低（↑）。ST 段在 J 点之后 0.08s 回到基线表明这是与频率相关的改变。例外的是 V3 导联，其在 J 点 0.08s 之后仍存在 ST 段压低。而局限于一个导联的 ST 短压低，不能确定其有什么意义。在 II、III 和 aVF 导联存在非特异性的 ST 段变化（低平）。因为不存在 P 波，这种室上性心动过速是无 PR 心动过速。其最常见的病因是常见或典型的房室结折返性心动过速（慢 - 快型）。

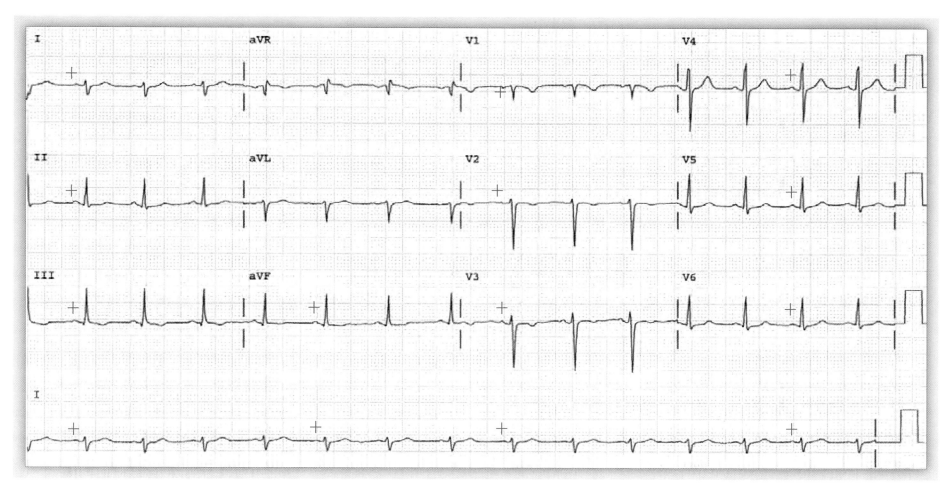

心电图 37B 分析：正常窦性心律，左后分支传导阻滞。

心电图 37B 是心电图 37A 的基线心电图。它的节律规则，频率 86 次 / 分。在每个 QRS 波群之前均有 P 波（+），PR 间期恒定（0.14 s）。P 波在 I、II、aVF 和 V_4~V_6 导联直立；因此这是正常窦性心律。QRS 波群的时限、电轴、形态及振幅和 QT/QTc 间期均与心电图 37A 中的相同，证实了心电图 37B 是无 RP 心动过速，因此其是房室结折返性心动过速（AVNRT）。电轴右偏，与心电图 37A 的电轴相似。其 P 波在 I 导联直立，因此电轴右偏不是左右臂导联接反造成的。因此这是左后分支传导阻滞。

AVNRT 是由于房室结双径路引起房室结内折返造成的，即，快径路传导速度快，但恢复（复极）慢，而慢径路传导速度慢，但恢复（复极）快。典型的 AVNRT，其激动是通过慢径路传导至心室，而通过快径路逆传回心房（因此称作慢 - 快型）。由于心房和心室被同时激动，因此不能看见 P 波。其可以通过任何改变房室结电生理特性的方法被终止。这可以通过刺激迷走神经的方法实现，如压迫颈动脉窦，Valsalva 动作，咳嗽，屏气，或呕吐。房室结阻滞剂也是有效的，其包括腺苷、β 受体阻滞剂、钙离子拮抗剂（维拉帕米或地尔硫䓬）或地高辛。是否需要长期的治疗以预防复发，取决于发作的频率，相关的症状及心律失常是否可以很容易地终止，比如刺激迷走神经法。如果需要，可以应用 β 受体阻滞剂，钙离子拮抗剂或地高辛治疗。房室结的射频消融也是一种有效的治疗方法。■

一名 19 岁女性患者,既往有间歇性心悸病史,在一次大学考试前出现心悸发作而就诊于急诊科。

做了第一份心电图(心电图 38A)。她在等待看病过程中症状突然自动消失,随后做了第二份心电图(38B)。

心电图 38A

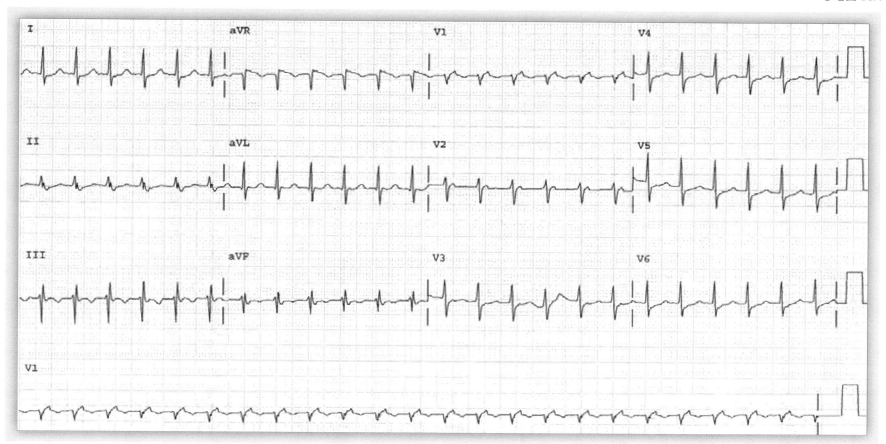

心电图显示什么?
有哪些鉴别诊断?

心电图 38B

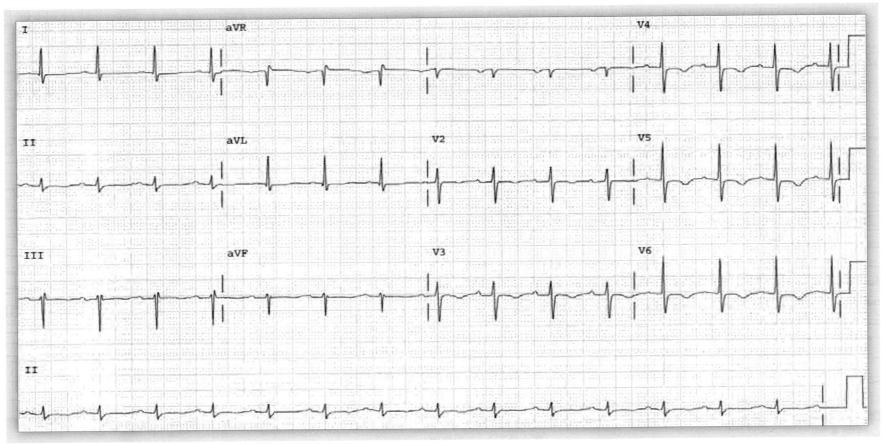

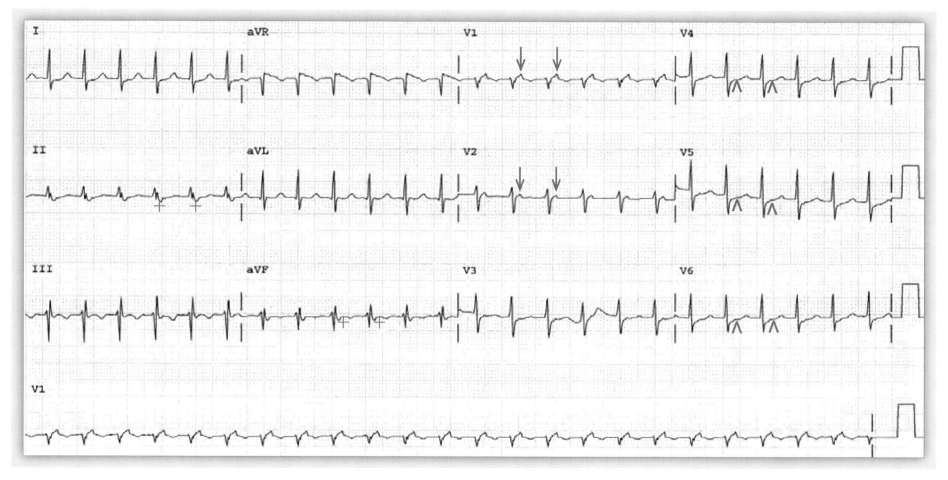

心电图 38A 分析：**窄 QRS 波群心动过速（ 短 RP 型 ）。**

心电图 38A 显示节律规则，频率 140 次 / 分。QRS 波群时限正常（0.08 s），生理性电轴左偏在 0°~-30°（QRS 波群在 Ⅰ 和 Ⅱ 导联是正向波，在 aVF 导联是负向波）。QRS 波群形态正常。QT/QT c 间期正常（280/430 ms）。在任一 QRS 波群之前无 P 波。在 QRS 波群之后存在一个正向波，其在 V_1~V_2 导联看得最清晰（↓），这看起来像是 P 波，其与 QRS 波群相分离，在 ST 段的最初始部分（即，RP 间期 > 0.08s，但少于 RR 间期的一半）。P 波在 V_4~V_6 导联也可以看到，表现为在 ST 段的切迹（∧），在 Ⅱ 和 aVF 导联也可以看到，其看起来像是 S 波（+）。RP 间期（⊓）是 0.10 s，PR 间期是 0.30s。因此这是短 RP 心动过速。

短 RP 心动过速有多种病因，包括房室折返性心动过速（AVRT），房性心动过速，常见的房室结折返性心动过速（AVNRT）的变异型被称为慢 - 慢型，伴有 Ⅰ 度房室传导阻滞的窦性心动过速，2:1 传导的房扑，或异位交界性心动过速。因为 P 波在 Ⅱ 和 aVF 导联是负向波，其不可能是窦性心律。其不存在第二个房波的证据，因此不可能是房扑。需要鉴别的是房性心动过速或房室结来源的心律失常（即，交界性心动过速，AVRT 或 AVNRT）。不幸的是，这份心电图没有提供任何额外的信息以明确诊断。然而，异位交界性心动过速是罕见的。AVNRT 的罕见类型（慢 - 慢型）在年轻人也是罕见的，因为其通常反映经快径路相对缓慢的传导回心房；其更常见于老年人及那些服用房室结阻滞药物的人群。

因此其最可能的两个病因是房性心动过速或 AVRT（要么是显性旁道，即 W-P-W 综合征的 Kent 束，或 L-GL 综合征的 James 束，要么是隐形旁道）。

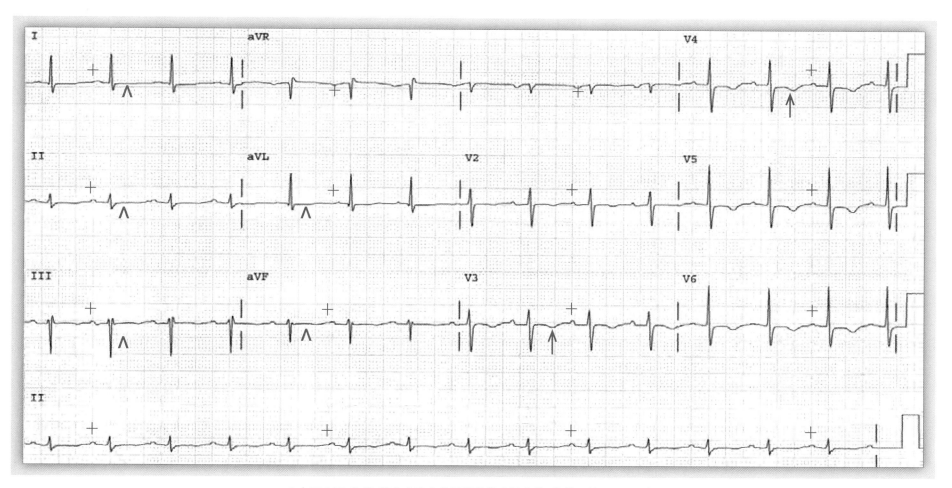

心电图 38B 分析:伴Ⅰ度房室传导阻滞的窦性心律,非特异性 ST-T 改变。

心电图 38B 是心电图 38A 的基线心电图。其节律规则，频率 86 次 / 分。在每个 QRS 波群之前均有 P 波（+），PR 间期恒定（0.22 s）。P 波在 I、II、aVF 和 V₄~V₆ 导联直立，因此这是伴有 I 度房室传导阻滞的窦性心律（I 度房室传导延迟）。QRS 波群的时限、电轴、形态与心电图 38A 相同。注意到的是在 V₁~V₂ 导联 QRS 波之后的正向波不存在，II 和 aVF 导联无 S 波，V₄~V₆ 导联的 ST 段无切迹。这支持在心电图 38A 看到的异常波形是 P 波，因此其是短 RP 心动过速。其不存在预激综合征的证据（PR 间期是长的），因此，心电图 38A 的心律失常不是房性心动过速就是隐形旁道造成的 AVRT。

也可以注意到弥漫性的 T 波异常，即，肢体导联 T 波的低平（∧）和 V₃~V₆ 胸前导联 T 波的倒置（↑）。■

一名 64 岁男性患者在过去的几年中有间歇性心悸病史。其通常持续 5~10 分钟后自行缓解。当出现一次持续时间超过 1 小时的发作,他就诊于急诊科。

心电图显示什么?
有什么鉴别诊断?

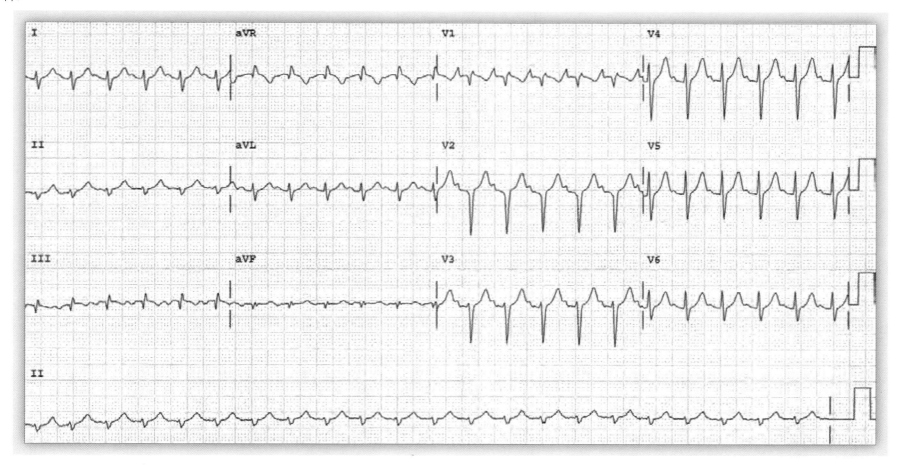

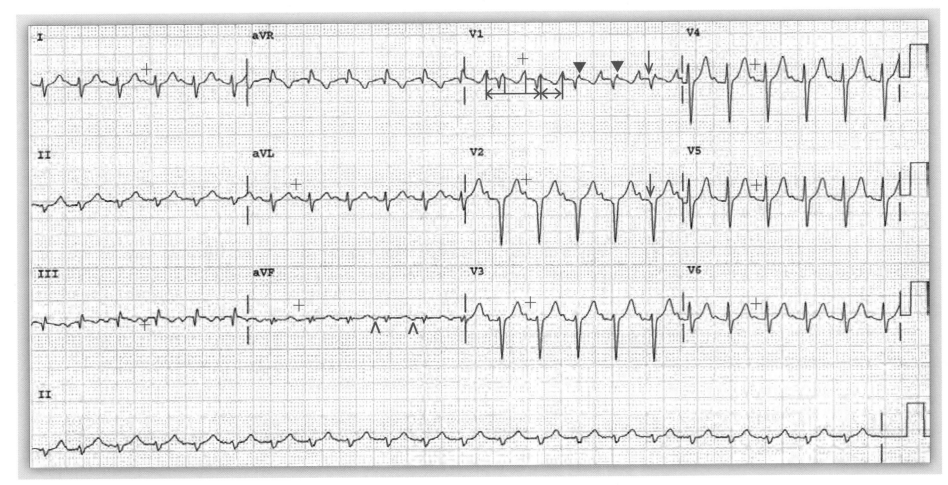

心电图 39 分析：窄 QRS 波群心动过速（长 RP 型），V_1~V_2 导联 R 波递增不良，符合陈旧性前间壁心肌梗死特点，左后分支传导阻滞，肢体导联低电压。

心电图 39 显示节律规则,频率 140 次 / 分。每个 QRS 波群之前均有 P 波(+),PR 间期恒定(0.16 s)。P 波在 I、II、V_4~V_6 导联是正向波;而在 aVF 导联是负向波。在 V_1 导联 QRS 波群的终末部分可见另外一个波形(▼)。虽然其类似于 P 波,但 P 波与此波的间期(0.20 s)(⎵)不同于此波与其后面 P 波的间期(0.26 s)(↔)。因此,这不是另一个按时出现的心房波,而是 QRS 波群的一部分,即 R′波,代表右室传导延迟。因此这是长 RP 间期心动过速(RP = 0.28 s,PR = 0.16 s)。长 RP 间期心动过速的病因包括窦性心动过速,房性心动过速,异位交界区性心动过速,伴 2∶1 房室阻滞的房扑,房室折返性心动过速(AVRT),非典型(快 - 慢型)房室结折返性心动过速(AVNRT)(即,通过快径路下传至心室,而通过慢径路逆传回心房)。P 波在 aVF 导联是负向波(∧),因此这不是窦性心动过速。不存在第二个按时出现的心房波的证据,因此其不是房扑。这份心电图没有其他的特征有助于区分房性心动过速和交界区性心动过速(即,异位交界区性心动过速,AVNRT 或 AVRT),因为这些心律失常在 aVF 导联均可呈负向 P 波。然而,最可能的原因是房性心动过速。

QRS 波群的时限正常(0.08 s),电轴右偏在 +90°~+180°(QRS 波群在 I 导联是负向波,在 aVF 导联是正向波)。有许多的病因可导致电轴右偏,包括右室肥厚(在 V_1 导联呈高大的 R 波以及肺型 P 波),陈旧性侧壁心肌梗死(I 和 aVF 导联可见 Q 波),预激综合征(短 PR 间期及 δ 波),左、右臂导联接反(I 和 aVL 导联呈负向 P 波和 T 波),右位心(类似于左右臂导联接反,整个胸前导联 R 波递增相反),或左后分支传导阻滞(在 I 和 aVL 导联呈 rS 型),这是一个排除性诊断。这个病例是左后分支传导阻滞。肢体导联低电压(任一导联＜5 mm)。V_1~V_2(↓)导联可见病理性 Q 波(QS 型),符合陈旧性前间壁心肌梗死特点。QT/QTc 间期正常(280/430 ms)。■

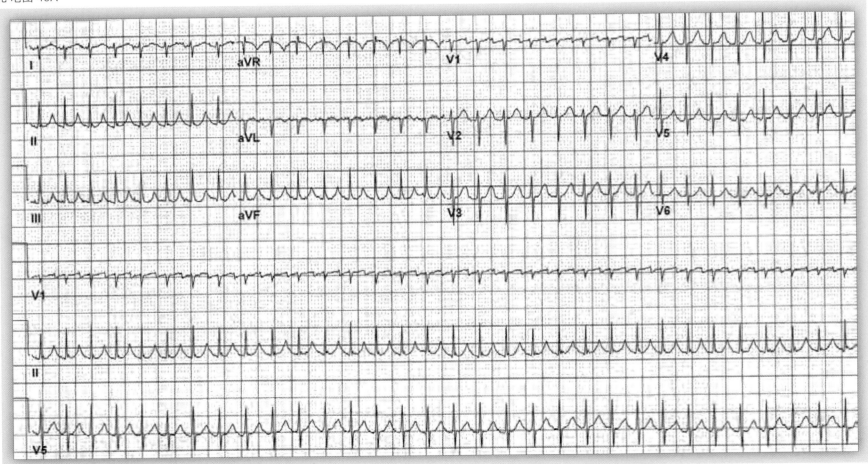

病例 **40**

一名 38 岁男性患者因急性胰腺炎被收入院。在他入院的最初 6 小时内，被注意到有严重的心动过速，心率超过 200 次 / 分。血压 80/60mmHg。描记了第一份心电图（40A），在进行液体复苏及控制疼痛后做了另一份心电图（40B）。

心电图 40A

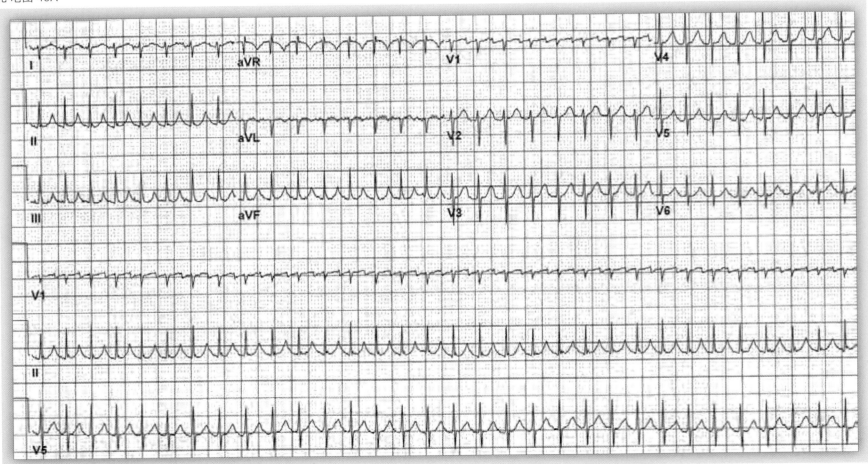

心电图显示什么?
可能的诊断是什么?

心电图 40B

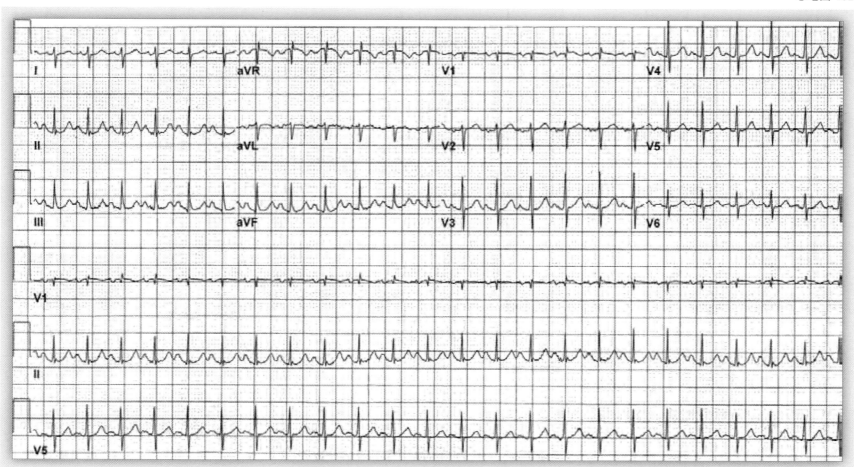

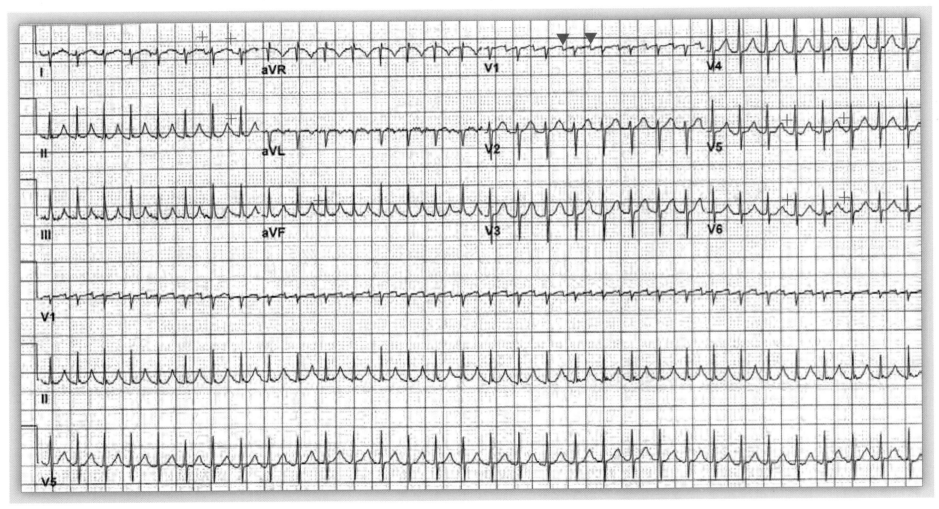

心电图 40A 分析：窄 QRS 波群心动过速（长 RP 心动过速）（窦性心动过速），左后分支传导阻滞。

心电图 40A 显示节律规则, 频率 210 次 / 分。QRS 波群的时限正常 (0.08 s), P 波形正常。电轴右偏在 +90°~+180° (QRS 波群在 I 导联是负向波, 在 aVF 导联是正向波)。电轴右偏的病因包括高侧壁心肌梗死 (在 I 和 aVL 导联可见病理性 Q 波), 右室肥厚 (V₁ 导联可见高大 R 波), 右位心 (在 I 和 aVL 导联可见负向 P 波和 T 波, 整个胸前导联 R 波的递增相反), 左右臂导联接反 (P 波在 I 和 aVL 导联为负向波), 预激综合征 (短 PR 间期及 δ 波), 或左后分支传导阻滞 (这是一个排除性诊断)。QT/QTc 间期正常 (240/450 ms)。虽然 P 波不明显, 但经过仔细观察在 I、II、aVF 及 V₅~V₆ 导联 T 波的终末部分可见一小的正向转折波 (+)。这些可能是 P 波。PR 间期是 0.12s。在 V₁ 导联可见一突出波形 (▼), 其 PR 间期与在 I 和 V₅~V₆ 导联所见相同。这个波形是 P 波而不是 T 波。因此这是长 RP 心动过速, 其 PR 间期是 0.12s, RP 间期是 0.20s。病因包括窦性心动过速, 房性心动过速, 伴 2 : 1 房室阻滞的房扑, 异位交界区性心动过速, 非典型房室结折返性心动过速 (快 - 慢型), 或房室折返性心动过速。P 波在 I、II、aVF 和 V₅~V₆ 导联直立, 在 V₁ 导联是双向波, 表明这可能是窦性心动过速。因为其不存在侧壁心肌梗死、右室肥厚、右位心、预激综合征或左右臂导联接反的证据, 因此电轴右偏是由左后分支传导阻滞造成的。

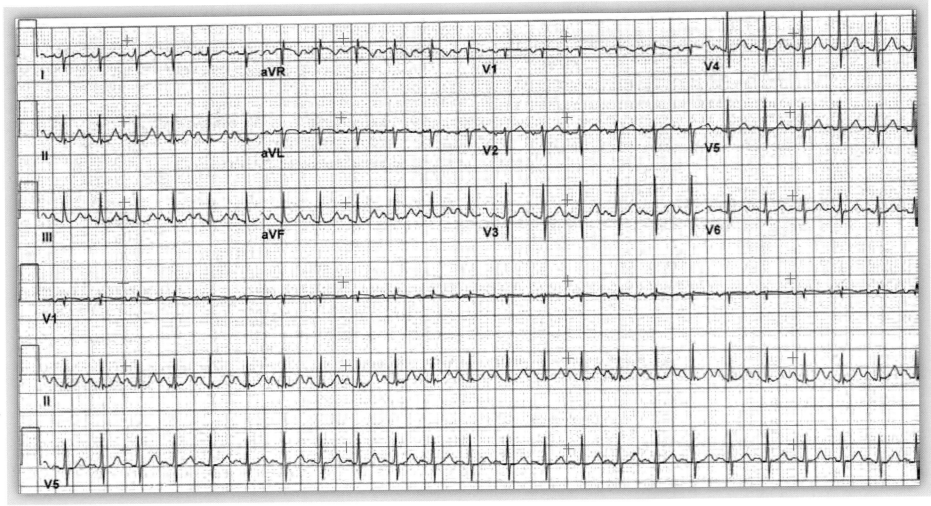

心电图 40B 分析：**窦性心动过速，左后分支传导阻滞。**

心电图 40B 与心电图 40A 来自于同一名患者。其节律规则,频率 144 次 /分。QRS 波群的时限、电轴和形态与心电图 40A 中所见相同。每个 QRS 波群之前可见清晰 P 波(+),PR 间期恒定(0.14 s)。P 波在 I、II、aVF 和 V_4~V_6 导联直立,因此其是窦性心律。P 波形态与心电图 40A 所见相同,证实在心电图 40A 中的长 RP 心动过速是窦性心动过速。PR 间期的轻微延长与窦性心律频率减慢有关。

生理性窦性心动过速常常是由于交感神经兴奋造成的。其结果是,由于交感神经兴奋促进房室结传导,导致 PR 间期缩短。这可以解释当频率达 220 次 / 分时,PR 间期缩短,而当心率减慢至 144 次 / 分时,PR 间期轻微延长。本病例窦性心动过速是由于脱水所致低血压以及疼痛造成的。■

一名 64 岁女性患者因择期骨科手术而住院。在手术之前,注意到她有突发突止的周期性心动过速。她感觉很好,没有意识到这些心律失常的发作。做了一份发作时心电图(41A),以及发作终止时的心电图(41B)。

心电图 41A

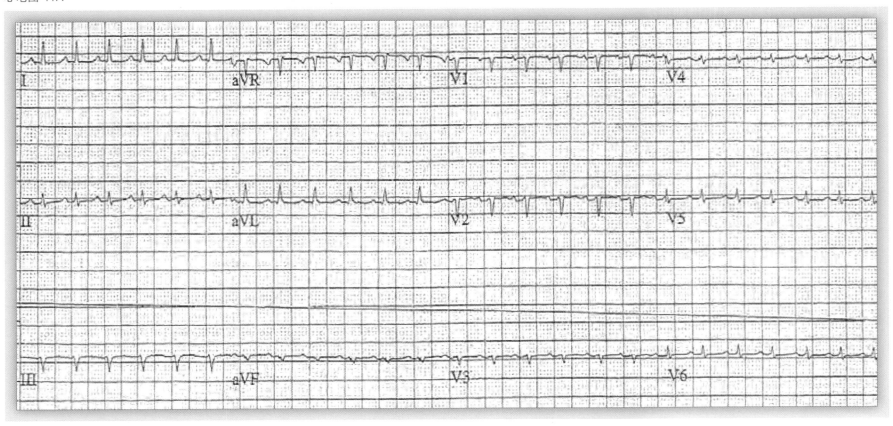

心电图显示什么（心电图 41A 和心电图 41B）？
可能的诊断是什么？

心电图 41B

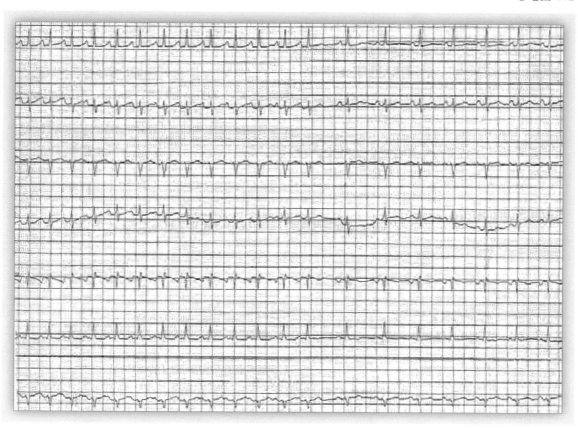

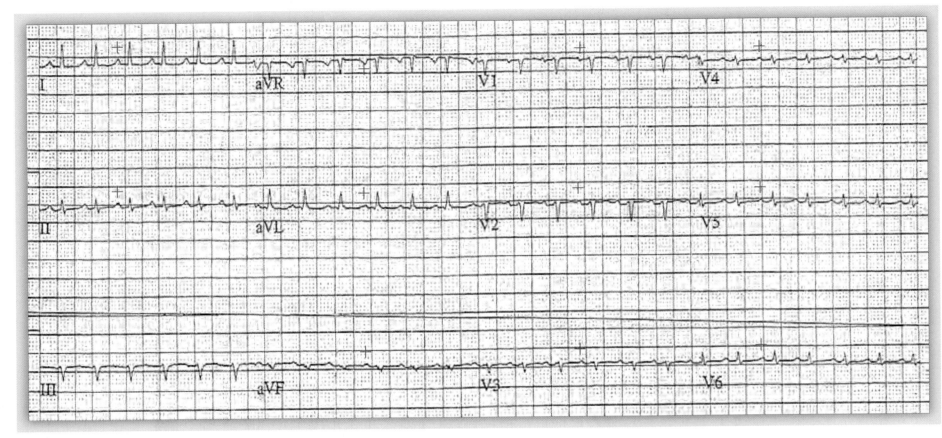

心电图 41A 分析：**窦性心动过速，QRS 波群低电压，电轴左偏。**

心电图 41A 显示节律规则，频率 148 次 / 分。每个 QRS 波群之前均有 P 波（+），PR 间期恒定（0.16 s）。P 波在 I、II、aVF 和 V₄~V₆ 导联直立，因此这是窦性心动过速。QRS 波群的时限正常（0.08 s），电轴左偏在 0°~–30°（I 导联 QRS 波群是正向波，II 和 aVF 导联 QRS 波群是负向波）。QRS 波群低电压（在每个肢体导联 < 5 mm，每个胸前导联 < 10 mm）。QT/QTc 间期正常（260/410 ms）。

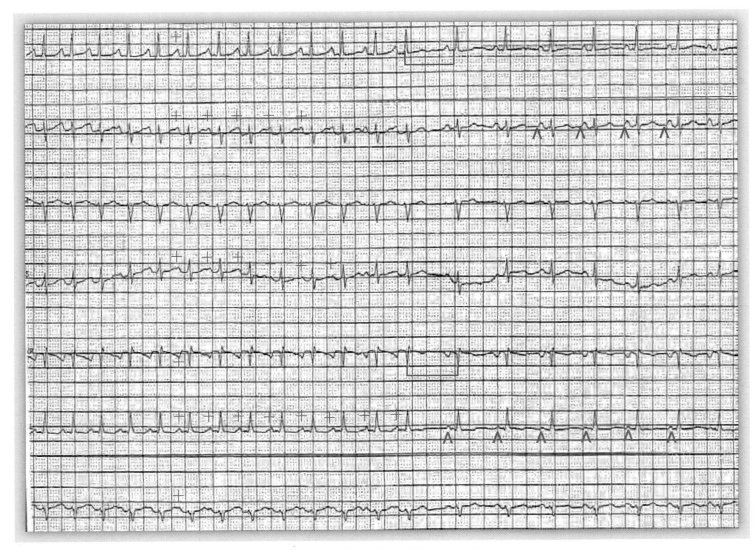

心电图 41B 分析:**窦房结内折返性心动过速。**

心电图 41B 是与心电图 41A 来自同一位患者。前 13 个 QRS 波群节律规则，频率 148 次 / 分，其与心电图 41A 所见相同。QRS 波群的形态和电轴与心电图 41A 所见相同。QT/QTc 间期正常，与心电图 41A 相同。在每个 QRS 波群之前均有 P 波（+），PR 间期恒定（0.16 s）。P 波和 PR 间期与心电图 41A 所见相同。因此这是窦性心动过速。在第 13 个 QRS 波群之后，心率突然变慢至 96 次 / 分（⊔）。每个 QRS 波群之前均有 P 波（∧），PR 间期恒定

（0.16 s）。P 波形态和 PR 间期与前面 13 个相同。因此这是窦性心动过速突然终止而恢复正常窦性心律。这符合窦房结折返性心动过速的特点。这种心律失常类似于窦性心动过速。然而，窦性心动过速心率是逐渐增加，然后逐渐减慢。此病例中，窦性心动过速突然终止。这是折返性心律失常的终止方式。因此这是窦房结折返性心动过速，其是由窦房结及其周围的心房阻滞形成的环路造成的。■

一名 88 岁的老年男性患者因肺炎院治疗。整个治疗期间他一直心率加快，但无不适症状。他的氧合正常，无发热，也无呼吸窘迫。

心电图表现是什么?
最可能的诊断是什么?

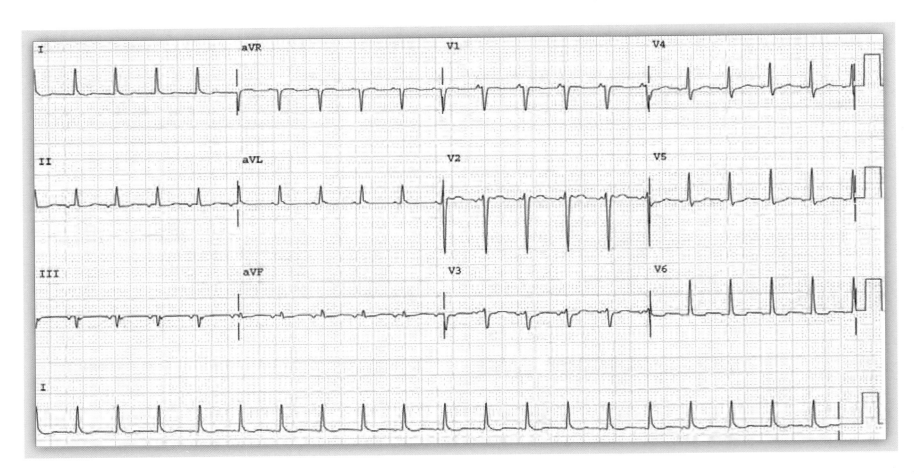

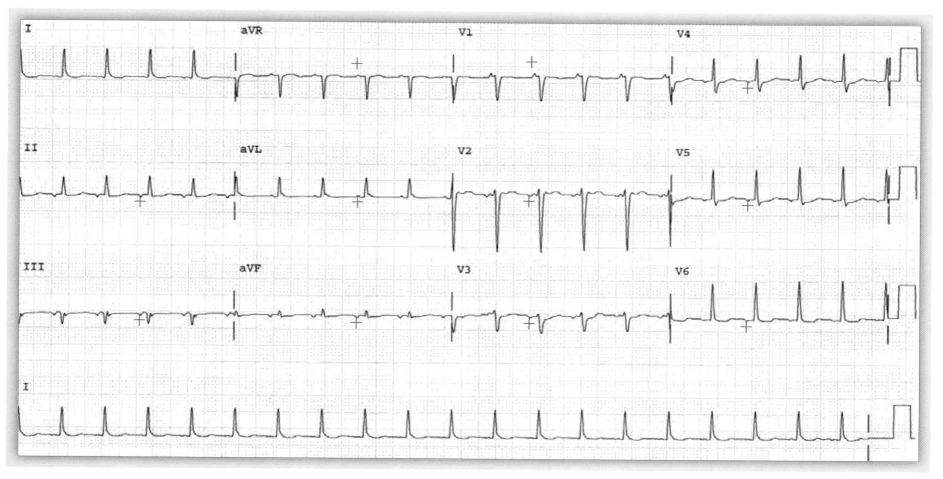

心电图 42 分析:窄 QRS 室上性心动过速(长 RP 心动过速),房性心动过速,顺钟向转位。

心电图 42 显示心率 120 次 / 分，节律规整。每个 QRS 波群前都有一个 P 波（+），短而固定的 PR 间期（0.10s）。P 波在 Ⅱ、aVF 和 V₄~V₆ 导联倒置，因此 P 波不是窦性的。这是一个长 RP 心动过速（PR 间期 =0.36s）。长 RP 心动过速的病因包括窦性心动过速、房性心动过速、异位交界性心动过速、2∶1 房室阻滞的心房扑动、房室折返性心动过速，或者非典型的房室结折返性心动过速（快 - 慢型）。这种心律失常给出了 RP 间期的长度和频率，其特征提示一种异位性房性心动过速。QRS 波群时限正常（0.08s），V₁~V₃ 导联 R 波递增不良，提示横面电轴顺钟向转位。假想从膈下方水平来看心脏，以判断心脏电轴顺钟向转位。伴随顺钟向转位，胸前导联左心室压力递增延迟。QT/QTc 间期正常（280/400ms）。大多数导联 T 波低平，这种异常改变是非特异性的。

房性心动过速大多是异位心房灶搏动的结果，这些异位心房灶在很多情况下可以兴奋性增强。常见病因是肺源性的，在这个病例中，是肺炎。不常见机制是折返，在心房肌内有一个小折返环。尽管突发突止提示折返，但依靠体表心电图不可能明确真正的机制。房性心动过速的初始治疗包括减慢心率，必要时可通过阻断房室结来减慢心率。更确切的治疗包括应用影响心房肌的抗心律失常药物，具体包括 ⅠA、ⅠC 和 Ⅲ 类抗心律失常药物。■

一名 70 岁老年女性患者向她的初级保健医生主诉轻微呼吸困难、先兆晕厥。医生为她进行了心电图（心电图 43）检查，大约 30 分钟后又了第二份心电图（心电图 43B）。

心电图 43A

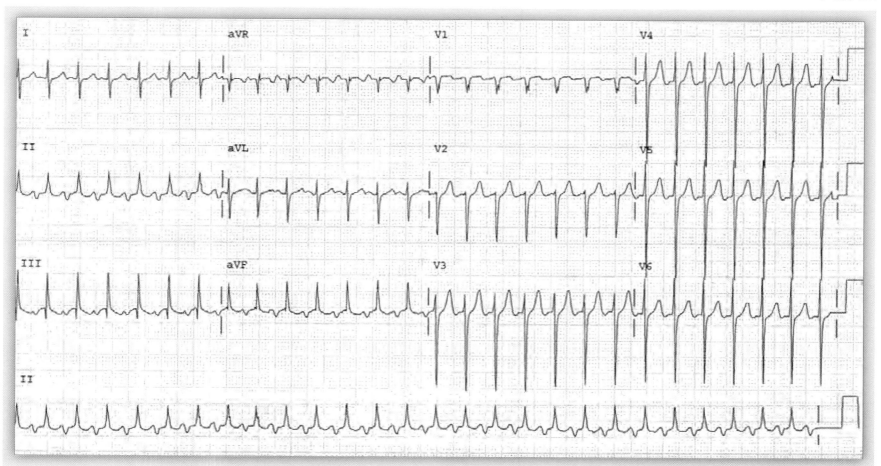

心电图的表现是什么？

最可能的诊断是什么？

怎样治疗有效？

心电图 43B

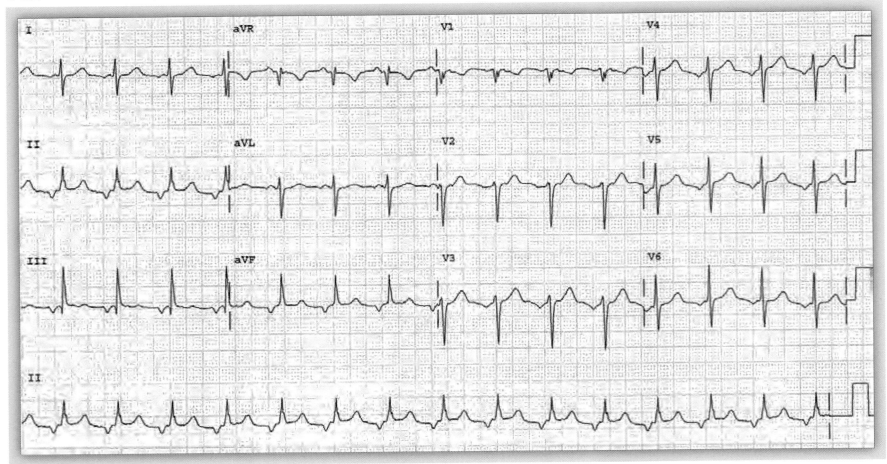

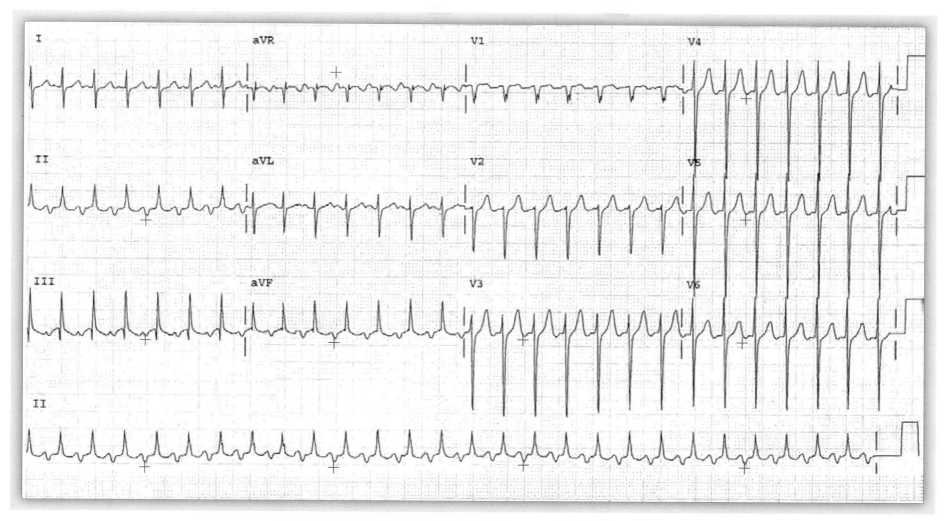

心电图 43A 分析:窄 QRS 室上性心动过速(长 RP 心动过速),房性心动过速。

心电图 43A 示心率 160 次 / 分，节律规整。在每一个 QRS 波群（+）前都有一个 P 波，PR 间期固定（0.18s）。P 波在 Ⅱ、aVF 和 V₄~V₆ 导联倒置。QRS 波群时限正常（0.08s），形态正常。电轴大约 +90°（QRS 波群在 aVF 导联直立，在 Ⅰ 导联双向）。QT/QTc 间期正常（250/410s）。这是一个长 RP 心动过速（RP=0.26s，PR=0.18s）。长 -RP 心动过速的病因包括窦性心动过速、房性心动过速、2：1 房室阻滞心房扑动，异位交界性心动过速，房室折返性心动过速，不典型的或罕见的房室折返性心动过速（快 - 慢型）。因为 P 波在 Ⅱ 和 aVF 导联是倒置的，所以这不是窦性心动过速。没看到第二个心房波形，所以也不可能是心房扑动。

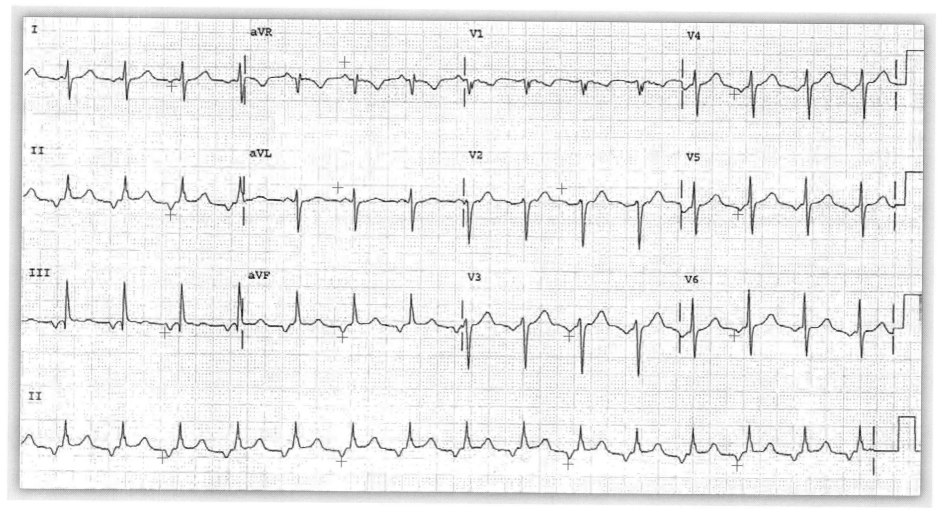

心电图 43B 分析:窄 QRS 波形节律,异位心房节律。

心电图 43B 和心电图 43A 来自同一名患者。心率 90 次 / 分，节律规整。其 QRS 波群时限、形态和电轴与心电图 43A 是一样的。QT/QTc 间期正常（380/440ms）。每个 QRS 波群（+）前有一个 P 波，PR 间期固定（0.18s）。P 波在 Ⅰ、Ⅱ、aVF 和 V$_4$~V$_6$ 导联倒置，因此这是一个房性节律。其异常的 P 波和心电图 43A 的 P 波形态相同，而且两份心电图的 PR 间期相同。因为 P 波形态与心电图 43A 看到的是一样的，因此很明显，这种心律失常是一种房性心动过速。因为房性心动过速是异位病灶最常见的结果，这种病灶发出的冲动频率是变化的，从慢到快依赖于很多因素，包括循环中的儿茶酚胺，儿茶酚胺能激发心房病灶，导致心动过速的发生。

房性心动过速的治疗首先是减慢心率，这个病例中用了 β 受体阻滞剂以减慢心率，因为前后两份心电图的心房率不同。房性心律失常更确定的治疗方案包括应用直接影响心房组织的药物，这些药物包括 IA、IC 和 Ⅲ 类抗心律失常药物。∎

一名 84 岁的老年男性患者因溃疡性胃出血入院。他被记录到心动过速（心电图 44A），有时心监护仪显示心律不规则（心电图 44B）。

心电图 44A

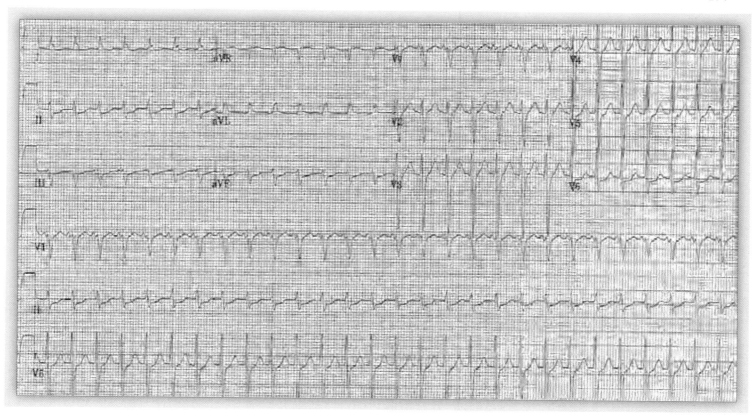

心电图表现是什么?

最可能的诊断是什么?

应怎样治疗?

心电图 44B

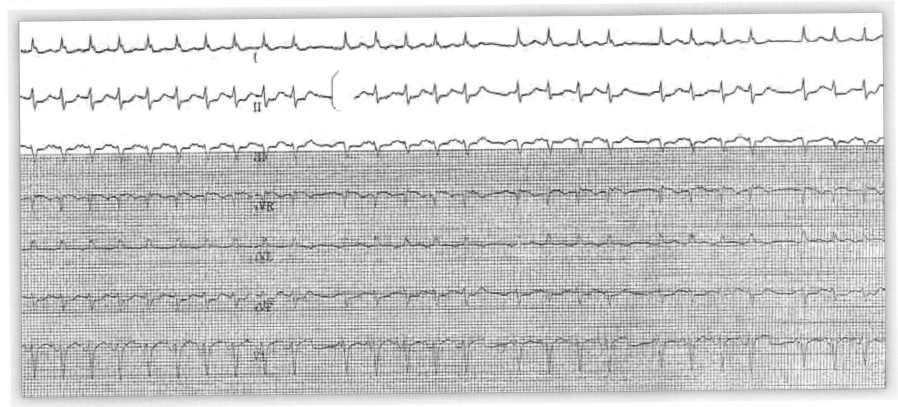

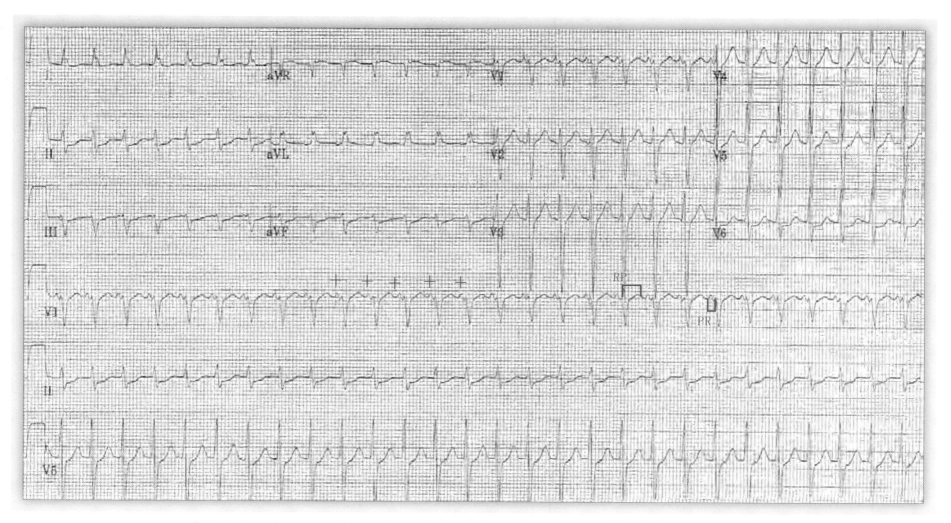

心电图 44A 分析：窄 QRS 波室上性心动过速，长 RP 心动过速（最可能房性心动过速），肢体导联低电压，电轴左偏。

心电图 44A 显示心率 180 次 / 分，节律规整。QRS 波群时限正常（0.08s），尽管肢体导联低电压（每个导联 <5mm），但 QRS 波形正常。电轴生理性左偏 0°~-30°（QRS 波在 I 和 II 导联正向，而在 aVF 导联负向）。QT/QTc 间期正常（260/450ms）。只有 V₁ 导联可见明显的 P 波（+），有长 RP 间期（0.26s）（⊓），短 PR 间期（0.1s）（⊔）。病因包括窦性心动过速、房性心动过速、2：1 房室阻滞的心房扑动、异位交界区心动过速、不典型的或罕见的房室结折性心动过速（快 - 慢型），或房室折返性心动过速。然而，依据心电图不能明确这种长 -RP 心动过速的真实病因，但最可能的诊断是房性心动过速。

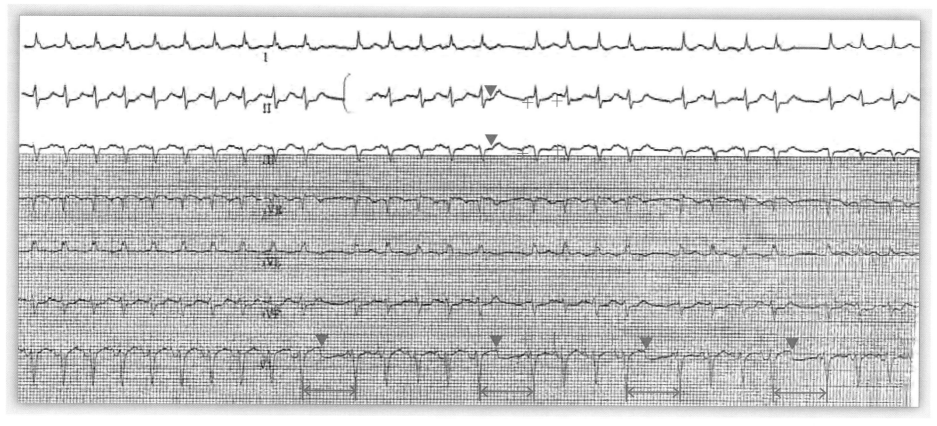

心电图 44B 分析:窄 QRS 波室上性心动过速,长 RP 心动过速,由于莫氏 I 型 II 度房室传导阻滞引起的间歇性 5:4 房室阻滞的房性心动过速(文氏)。

心电图 44B 是一种有规律的心律不齐，有几个长 RR 间期（↔），这几个长 RR 间期是一样的（0.68s 或频率 90）。短 RR 间期频率 180 次 / 分，这同心电图 44A 所示心室率是一样的。依据心电图 44B，V_1 导联可见 P 波（+），长 RR 间期是由未下传的 P 波（▼）或者间歇性的 Ⅱ 度房室传导阻滞导致，即偶发的未下传的 P 波。心房率是 180 次 / 分，当长 RR 间期中出现两个相邻的 P 波时，可见这两个 P 波的等电位线是不同的。另外，P 波在 Ⅱ 和 aVF 导联倒置。

因此心电图 44A 的节律是 1：1 房室传导的房性心动过速。而心电图 44B 显示为 1：1 房室传导、间断 5：4 传导的房性心动过速。在未下传的 P 波之前，PR 间期逐步延长，提示莫氏 Ⅰ 型 Ⅱ 度房室传导阻滞或是文氏传导阻滞。

初始治疗是用房室结阻滞药物来增加房室阻滞从而减慢心室率，例如 β 受体阻滞剂，钙通道阻滞剂或者地高辛。对心律失常的确定性治疗需要应用标准的抗心律失常药物，例如，IA、IC 或是 Ⅲ 类。■

一名 40 岁的女性患者,因戒酒住院,期间出现阵发性心动过速。心律失常发作可以突然终止,如心电图 45 所示。

最可能的诊断是什么?

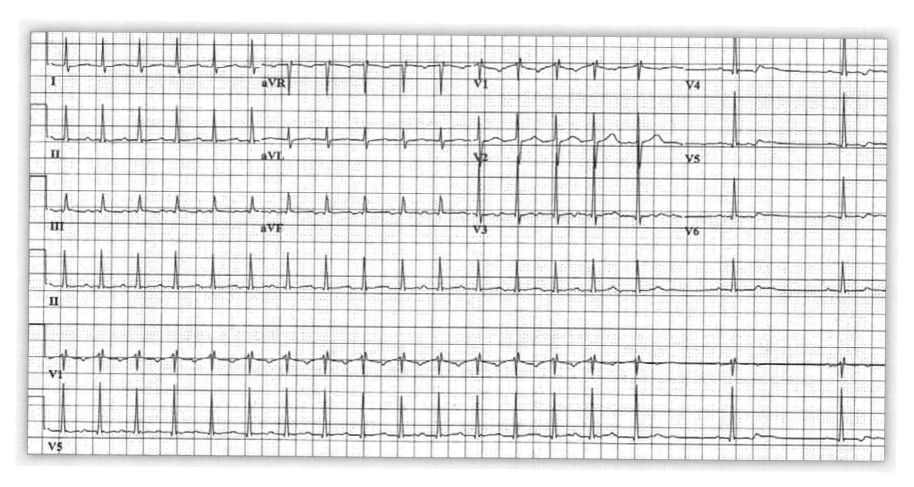

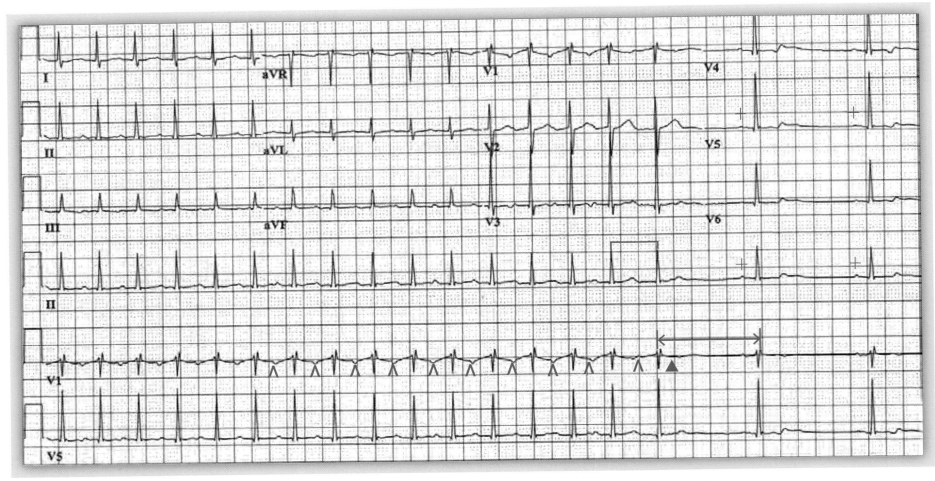

心电图 45 分析：窄 QRS 波室上性心动过速，长 RP 心动过速，房性心动过速，终止于窦性心动过缓。

心电图 45 显示节律规整,心率 136 次 / 分。QRS 间期(0.08s)正常,形态正常。电轴不偏,在 0°～ +90°（Ⅰ、aVF 导联 QRS 波主波向上）。第 15 个和第 16 个 QRS 波之间的 RR 间期（⌐ ）稍微长于其他 RR 间期,第 16 个 QRS 波之后心动过速突然终止（↔）。心动过速终止后,最后两个 QRS 波的间期和形态与第 16 个 QRS 波相同,频率较慢（46 次 / 分）。最后两个 QRS 波之前有 P 波（+）,PR 间期固定（0.20s）。P 波在 Ⅱ、V₅ 导联直立,可能是窦性心律。所以这是窦性心动过缓。QT/QTc 间期正常（320/450ms）。尽管心动过速发作初期没有看到明显的 P 波,但与两个窦性心律的 QRS 波相比较,每个心动过速的 QRS 波后 T 波起始或中间可以看到负向波形（∧）。该波形在窦性心律中没有出现。所以这个波形是 P 波,RP 间期（0.28s）稍微长于 PR 间期（0.24s）。长

RP 心动过速的病因包括窦性心动过速、房性心动过速、心房扑动伴 2∶1 传导、以及房室折返性心动过速。本例患者的病因不像窦性心动过速,因为窦性心动过速的 PR 间期长于 RP 间期。也不像心房扑动,因为心电图中没有证据支持存在第二个波形。折返性心律失常的可能性也不大,因为 RR 间期仅在心动过速终止前稍微延长。这在折返性心律失常中不常见,折返性心律失常有固定的折返环路,冲动通过折返环路的传导时间固定。另外,心动过速终止于 P 波缺失,即心动过速的最后一个 QRS 波（▲）之后没有出现 P 波。这是房性心律失常的终止方式,即心房异位点停止兴奋后心律失常终止。因此,该心电图为房性心动过速。■

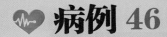

一名 42 岁的女性患者，因反复心悸就诊。自测脉搏发现心率快速且不规则。她步行至病房，描记了一份心电图。

心电图提示什么？
最佳的治疗的什么？

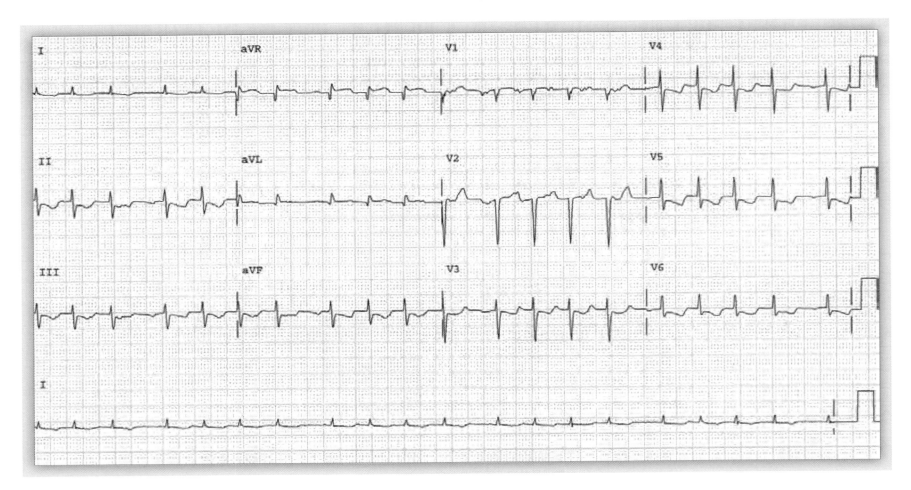

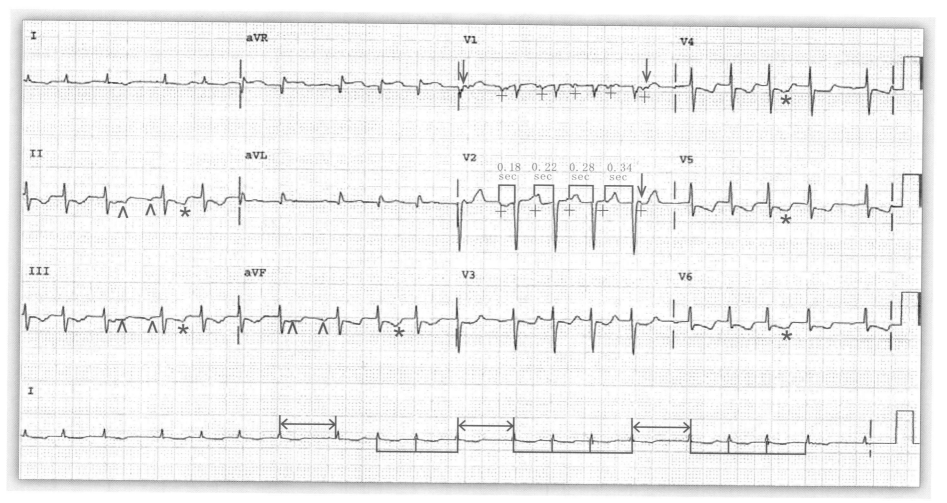

心电图 46 分析:**房性心动过速伴莫氏 I 型 II 度房室传导阻滞,5：4 文氏传导,非 T 特异性 ST-T 改变。**

心电图 46 提示节律为有规律的不规整，心脏成组跳动。所有的短 RR 间期（⊔）相等，频率为 130 次 / 分，所有的长 RR 间期（↔）相等，但频率为 94 次 / 分。平均心率 120 次 / 分。心电图中可以看到 P 波（+），尤其在 $V_1 \sim V_2$ 导联。心房率 142 次 / 分。仔细观察，Ⅱ、Ⅲ、aVF 导联可见负向 P 波（∧），尤其是间歇之后。因此，该心电图为房性心动过速。$V_1 \sim V_2$ 导联可以看到逐渐延长的 PR 间期，从 0.18s 延长到 0.34s（⌐），但第 5 个 P 波（↓）未下传。因此，这是房性心动过速伴 5 : 4 文氏传导（莫氏 I 型 II 度房室传导阻滞）。

QRS 间期（0.08s）正常，形态正常。QRS 波在 aVF 导联呈正负双向，电轴为 0。QT/QTc 间期正常（320/450ms）。Ⅱ、aVF、$V_3 \sim V_6$ 导联可见非特异性 ST-T 改变（*）。

莫氏 I 型或文氏型 II 度房室传导阻滞是因为房室结的递减传导，导致 PR 间期进行性延长直至一个 P 波未下传，随后的 PR 间期短于基础 PR 间期。文氏现象可以出现在窦性心律、房性心动过速以及心房扑动中。本例患者最合适的治疗方案是进一步减慢房室结传导，可能产生较短的文氏传导周期，如 3 : 2 或 2 : 1 房室传导阻滞。■

58 岁男性患者,患有严重的肺气肿、慢性阻塞性肺病（COPD）,这次因呼吸困难逐渐加重就诊。该患者临床表现为 COPD 恶化加重,并且心率加快。心电图如下。

心电图表现是什么?
发生该心律失常的病因是什么?
下一步该如何治疗?

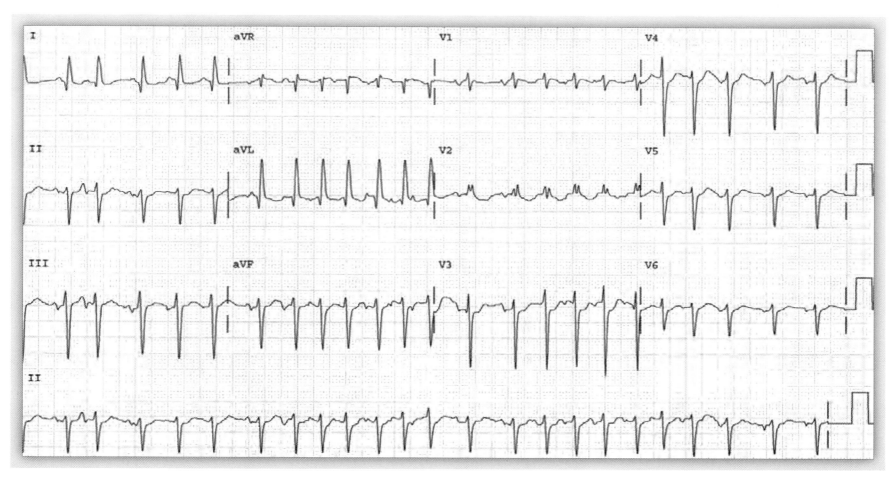

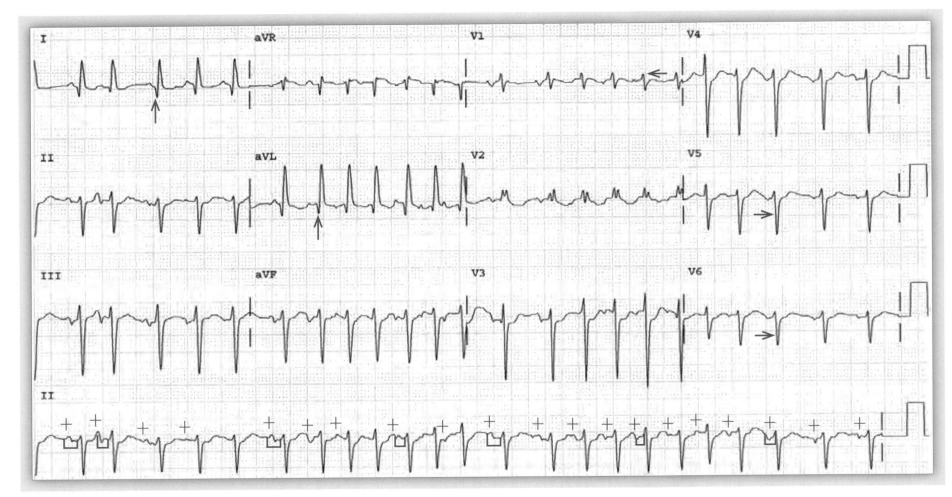

心电图 47 分析：多源性房性心动过速，左前分支阻滞，陈旧性侧壁心肌梗死，右心室肥大。

心电图 47 示心律极不规则，RR 间期完全无规律。平均心率约为 144 次 / 分。QRS 波群时限正常（0.10s），心电轴极度左偏，指向 -30°~-90°（I 导联正向，II 导联和 aVF 导联负向）。QRS 波群在 II 导联和 aVF 导联呈现 rS 型，提示左前分支阻滞。另外可见 I 导联和 aVL 导联有 Q 波（↑），提示侧壁陈旧性心肌梗死。另外可见 V_1 导联（←）有明显 R 波，而 V_3~V_6 导联 R 波较低且递增不良。在 V_5~V_6 导联，S 波较深（→），且 R/S 比值 <1。这些心电图特征提示右心室肥大。

只有 3 种心电图呈现完全不规则心律，包括：窦性心律不齐（一种 P 波形态，PR 间期稳定）；多源性房性快速心律失常（心率 >100 次 / 分），或者多源性房性或者叫游走性心房起搏心律（心率 <100 次 / 分）（这种情况下有至少 3 种不同的 P 波形态，任何一种 P 波都不占主导地位且 PR 间期不等）；另外就是房颤（看不到明显 P 波）。在本心电图中，每个 QRS 波群之前都可以看到正向 P 波（+），但是 PR 间期不等（⎵）。除此之外，P 波形态各异，至少可以看到 3 种以上的 P 波形态。这些特征（完全不规则心律，心率 >100 次 / 分，P 波形态各异，PR 间期不等）符合多源性房性快速心律失常的诊断。

房性快速心律失常是一种较常见的心律失常，患者多伴有肺部疾病，尤其是肺动脉高压造成右心房和右心室压力增高时更为多见。同时，在严重的左心室功能不全或者任何原因造成的左心衰患者也较常见，例如瓣膜性心脏病、心肌病以及冠状动脉粥样硬化性心脏病等。由于该心律失常的机制是心房中存在多个起搏灶，因此电复律不能终止此心律失常。目前来看主要的治疗方案就是房室结阻滞疗法，例如使用 β 受体阻滞剂或者钙通道拮抗剂，如维拉帕米，来控制较快的心室率。另外补充镁离子或者钾离子可能有一定的疗效，不过相关证据很少。∎

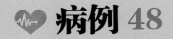

72 岁男性患者,有 COPD 病史,因发热、气短并咳痰入院。这些症状在上一周逐渐加重。胸片显示右肺中叶浸润,白细胞计数 18 000。初步诊断为社区获得性肺炎。常规做心电图貌似正常。给予抗生素及补液 1 天后,复查心电图引起医生注意。请心内科会诊并比较前后两次心电图。心电图如下。

心电图 48A

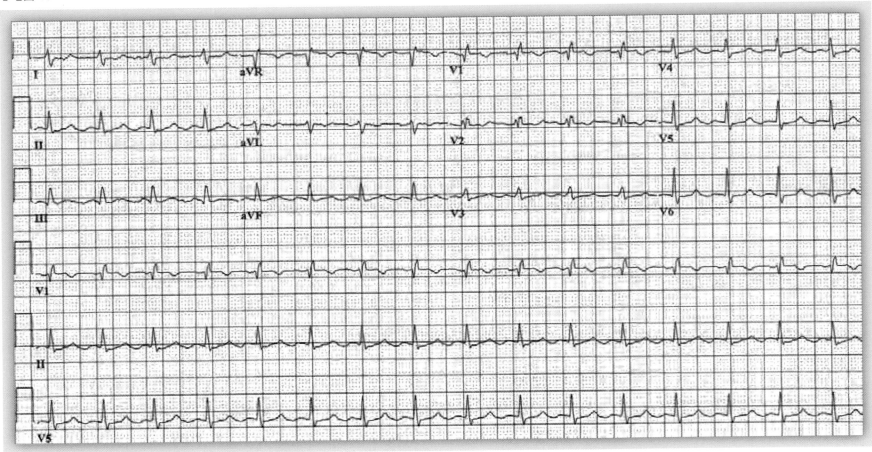

心电图有何异常?
前后两次心电图各是什么心律?
下一步的治疗措施是什么?

心电图 48B

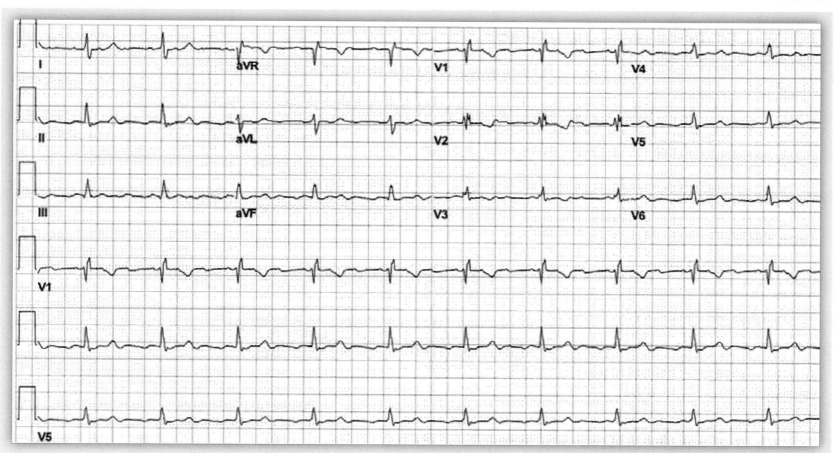

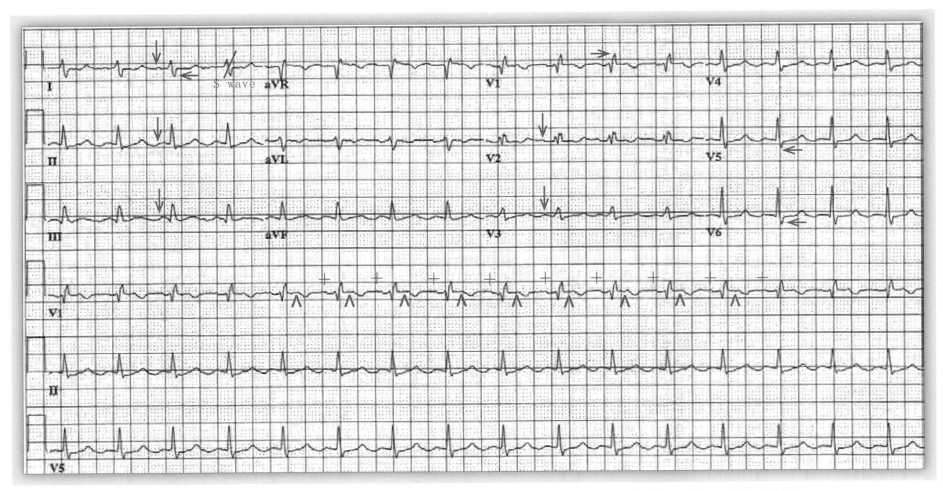

心电图 48A 心电图分析：**窄 QRS 波群室上性心动过速，右束支传导阻滞，房性心律失常，2：1 房室传导阻滞，QRS 波群低电压。**

该患者入院后心电图提示心律规则，心率为 100 次 / 分。QRS 波群时限轻度延长（0.11s），V_1 导联（→）RSR′，Ⅰ、V_5~V_6 导联（←）S 波较宽，形态提示为右束支阻滞。由于 QRS 波群时限没有超过 0.12s，因此只提示右室内传导阻滞（也叫作不完全性右束支传导阻滞）。心电轴在正常区间 0°~ +90°（QRS 主波在 Ⅰ 导联和 aVF 导联正向，尽管 Ⅰ 导联可见末端小 s 波，仅表示右心室除极延迟）。QT/QTc 间期正常（320/410ms）。QRS 波群低电压，肢体导联振幅 <5ms，胸前导联 <10ms。P 波不明显。但 V_1 导联可见几个正向波形。第一个正向波刚好在 QRS 之前，在 V_2~V_3 导联以及 Ⅰ、Ⅱ、Ⅲ 导联（↓）同时出现此正向波。另外如果仔细观察，可见第二个 P 波：它恰好与 ST 段叠加在一起，刚好埋藏在 T 波之前，在 V_1 导联尤为明显（∧）。这些 P 波代表了房性规则心律，节律为 200 次 / 分。因此，该心电图提示为房性心动过速伴 2：1 房室传导。该心电图明确的 P 波提示房速之诊断，但也有可能是房扑伴 2：1 下传（比正常要慢一些）。

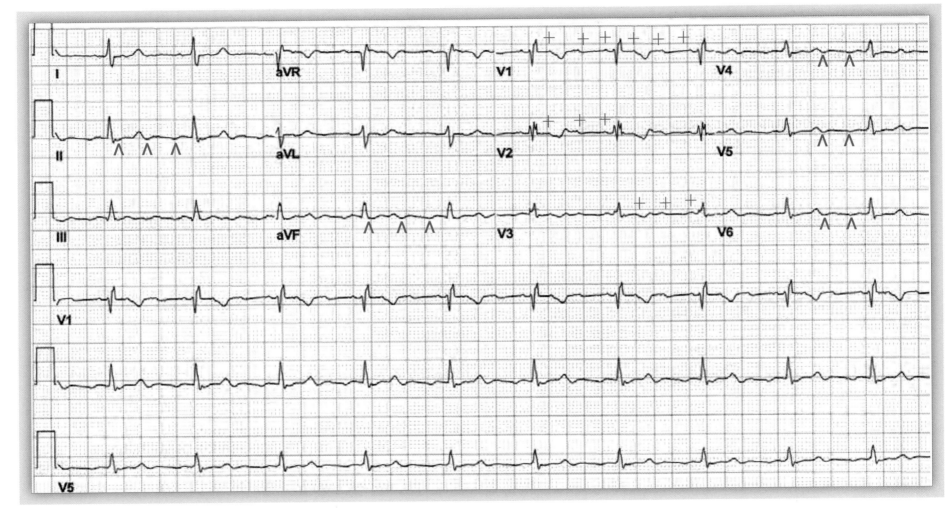

心电图 48B 分析:**房速伴 3∶1 下传心室。**

心电图 48A 和 48B 属同一名患者，48B 心电图节律规则，心室率 62 次 / 分。QRS 时限，形态以及电轴方向与心电图 48A 相同。QT、QTc 间期正常。由于较慢的心室率，我们可以看到明显的 P 波，尤其是 V_1~V_3 导联（+）。此图显示心房率为 200 次 / 分，与心电图 48A 一致。仔细观察，可以发现 II、III、aVF 导联以及 V_4~V_6 导联的房波方向为负（∧）。因此可以排除窦性心动过速。尽管最可能的诊断是房速伴 3∶1 下传心室，但不能排除 3∶1 下传心室的房扑，一般来讲，房扑心房率稍快一些，在 260~320 次 / 分。但因为心房率可能因为心房疾病或者是抗心律失常药物的使用而降低，所以不能排除是房扑的可能。但是，如果心房率较低，而房扑仍然保持其特征波形，即房扑波之间等电位线消失，代以波浪形房扑波。对比之下，房速有明显的 P 波，P 波之间可见等电位线，而本心电图刚好符合上述特点。因此，心电图 48A 为房速 2∶1 房室下传，心电图 48B 为房速 3∶1 房室下传。

尽管该患者有房速，其心室率较低，因此并无临床治疗指证。在肺炎得到控制之后，房速有可能自行转复。如果房速持续，可以使用 IA 类、IC 类以及 III 类抗心律失常药物进行控制。■

51 岁男性患者,发作性心悸多年,每次发作相隔数月。患者在当地医生办公室进行例行检查时突发心悸,心率加快。心电图如图 49A 所示。数分钟后,心率回复,但是心律不齐,另行心电图如 49B 所示。

心电图 49A

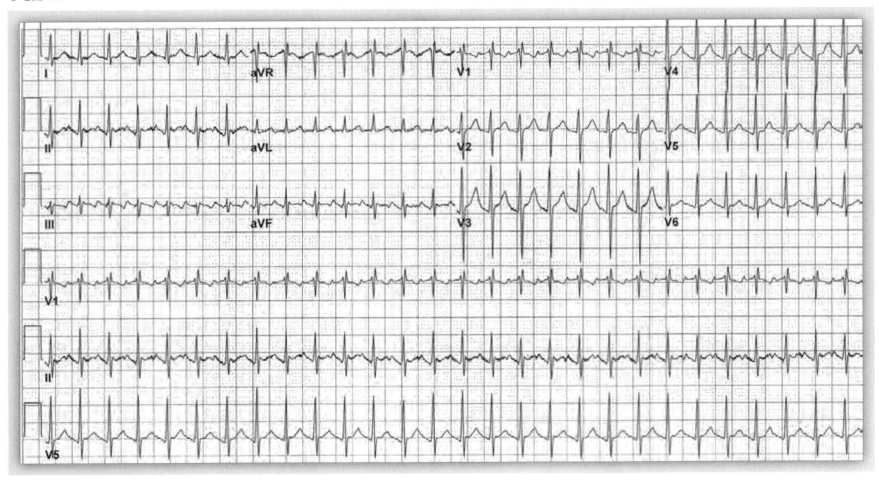

心电图提示什么?

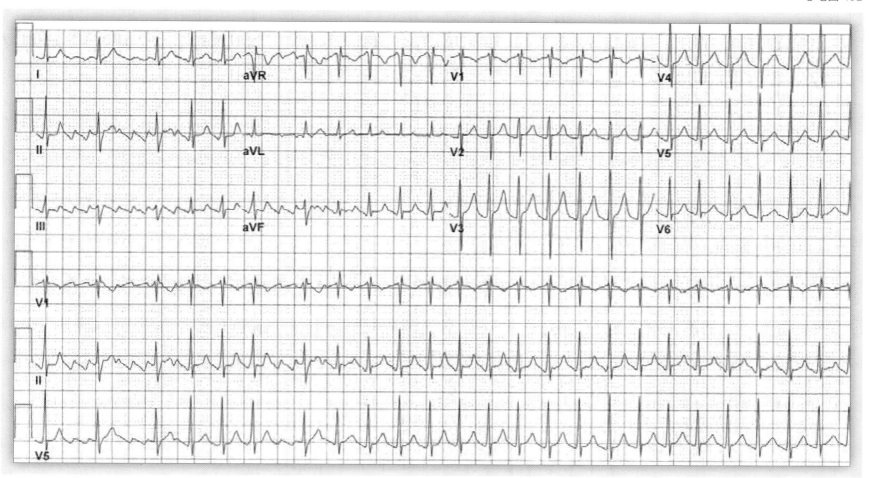

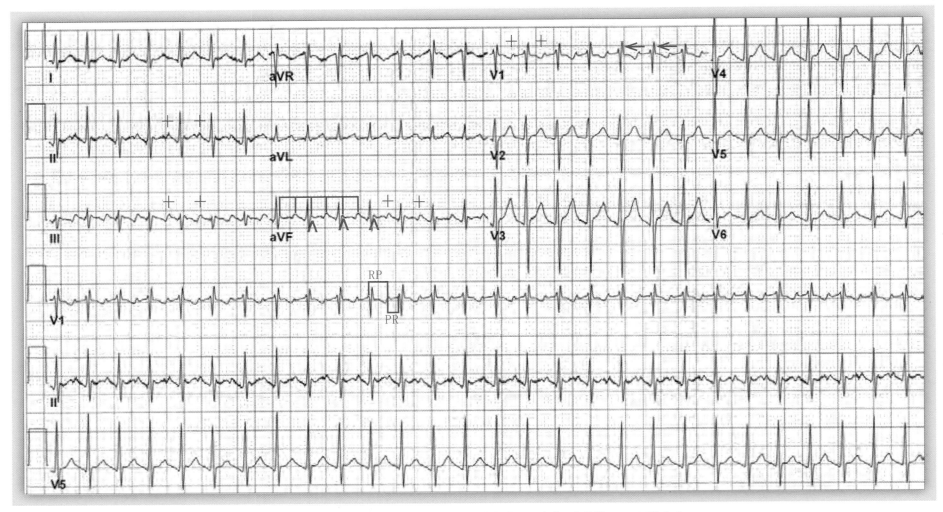

心电图 49A 分析：窄 QRS 波群室上性心动过速，长 RP 间期，房扑伴 2∶1 下传心室。

心电图 49A 提示心律规则，心室率 160 次 / 分。QRS 时限正常（0.08s）。QRS 波群形态正常，V$_1$ 导联（←）可见 R′ 波，提示右束支阻滞。这种 QRS 波形叫作"嵴"型，因为最后除极的部分是右心室上嵴部。心电轴约为 0°（Ⅰ 导联正向，aVF 导联双向）。QT/QTc 间期正常（270/440ms）。

心电图各导联中，未见明显的房性 P 波。但是，在 Ⅱ、aVF 以及 V$_1$ 导联的 QRS 波群之前，可见一致的规则的正向波（+）。在 Ⅱ、aVF 导联，这些波形呈现出负 - 正的形态。另外，心电图提示长 RP（短 PR）型心动过速（RP 间期 =0.24s，PR 间期 =0.12s）。长 RP 心动过速的病因可以是窦性心动过速，房速，交界性心动过速，不典型房室结折返性心动过速，房室折返性心动过速或者房扑伴 2∶1 下传心室。本图中，P 波在 Ⅲ 和 aVF 导联呈负正形态，因此可以判断绝非窦性。如果仔细观察 aVF 导联，可以看到实际上还有第二个正向波，其位于 QRS 的终末（^）。该波与前后波之间的间期一致，节律为 320 次 / 分（⊓）。这些证据提示房扑 2∶1 下传心室。

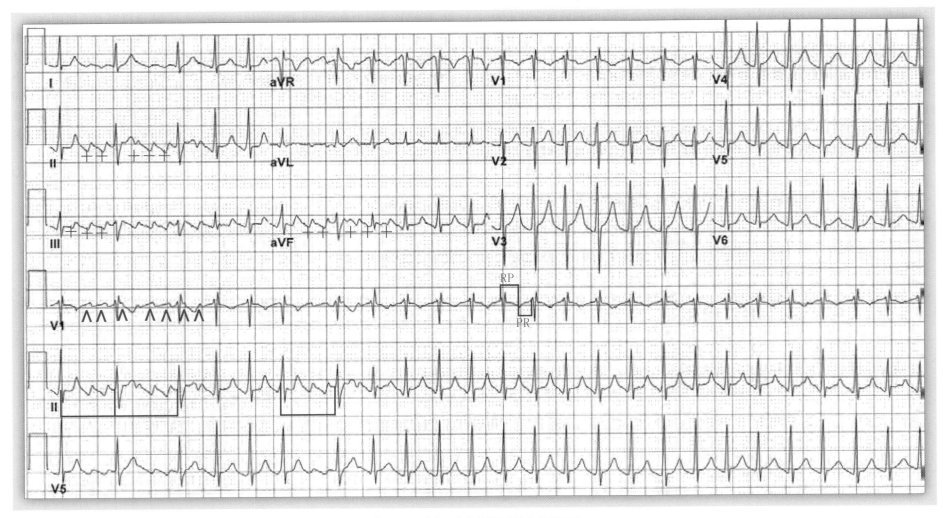

心电图 49B 分析：**房扑伴不同程度传导阻滞。**

该心律不规则,心室率约为 150 次 / 分；在前 7 个不规则的 QRS 波群之内就可见 3 个长 RR 间期(▁)。其余的 QRS 波群较为规整,心室率约为 160 次 / 分,类似于心电图 49A。QRS 波群在形态、间期及电轴指向方面都同心电图 49A 一致。QT/QTc 间期也与心电图 49A 一致。

心电图的前段显示心房率 320 次 / 分(+),心室率不规整,提示高度房室传导阻滞。在 Ⅱ、Ⅲ、aVF 导联,可见这些类似于锯齿样的心房波,呈现负正型。而在 V1 导联呈现锯齿波呈现正负型(∧)。因此,该心电图提示典型房扑,下传比例不一(3∶1 和 4∶1),最后稳定于 2∶1 下传。这与心电图 49A 一致,呈现长 RP(短 PR)心动过速。

房扑的诊断存在一定的困难,因为有时候房扑波叠加在 QRS 波群中,类似于 Q 波；或者房扑波埋藏在 QRS 终末,类似于 S 波；又或者被误认为 ST 段下移。在这些情况下,房扑和房速很难区分开来。电复律可以区分,房扑一般来讲对电复律敏感,而房速(异位起源点所致)一般不能够被电转复。增加房室传导阻滞能够显现房扑波,因此能够鉴别房性心律失常。因此我们可以利用迷走神经刺激的方法(压迫颈动脉窦或者做 Valsalva 动作)或者使用增强房室结阻滞的药物(腺苷、β 受体阻滞剂、钙通道拮抗剂或者地高辛)来鉴别。■

54 岁男性患者,冠状动脉搭桥术后出院,因胸痛和心悸来急诊科。体检可闻及摩擦音。脉率较快。心电图如 50A 所示。

最终患者因急性冠脉综合征并室性心动过速转入心内监护室。之后又行

心电图 50A

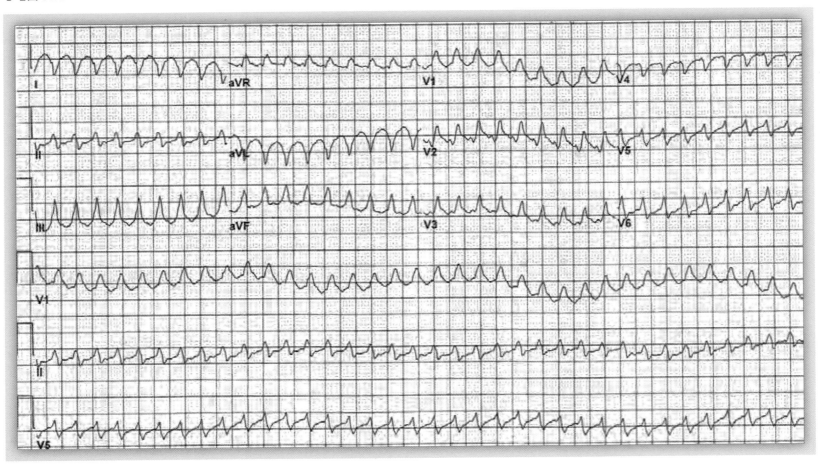

心电图检查,如心电图 50B 所示。心肌酶阴性,超声心动图提示左室功能不全,与术前无明显差别。心包有少量渗出。在行超声的同时心电图亦有变化,如心电图 50C。

心电图 50B

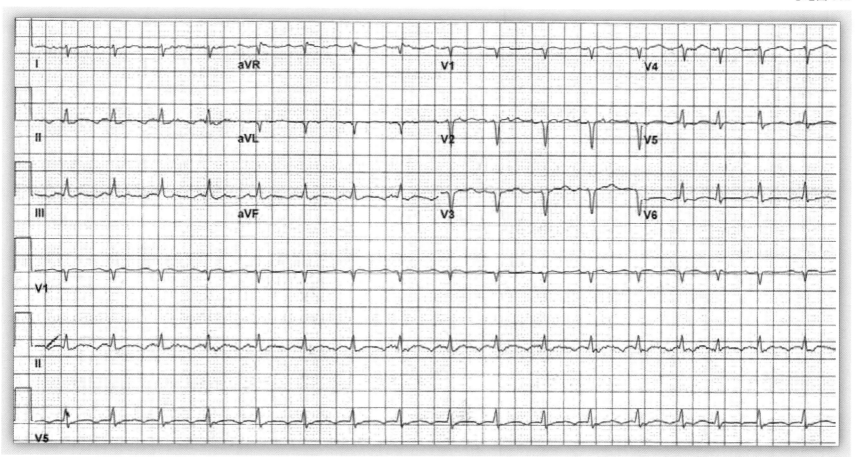

心电图 50A 提示什么心律失常？

心电图 50B 表示什么？

什么原因造成了上述心电图的变化？

该患者的诊断是什么，如何着手治疗？

心电图 50C

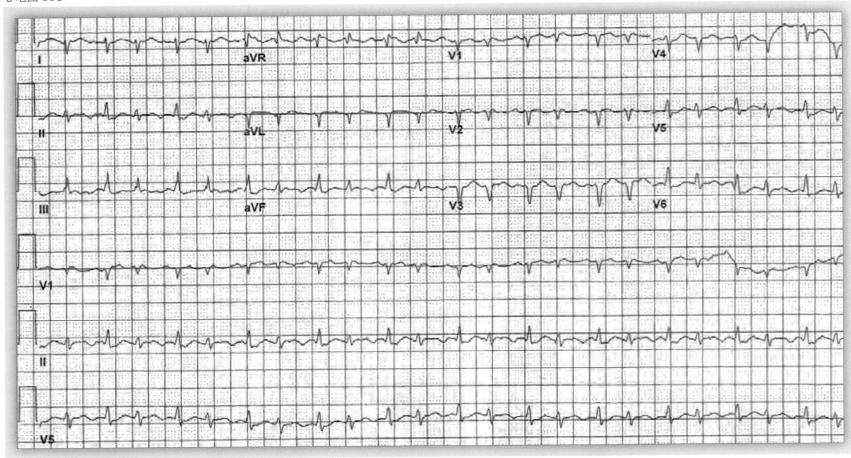

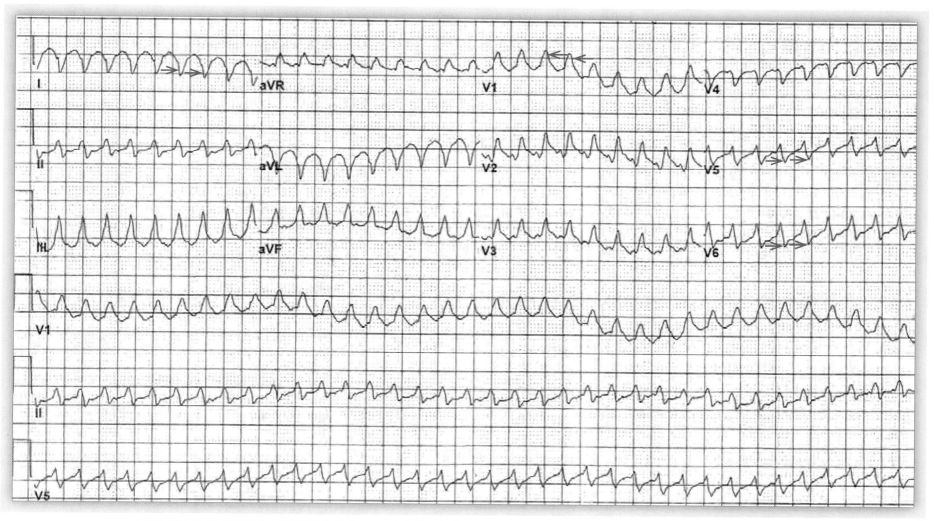

心电图 50A 分析:宽 QRS 心动过速(房扑伴 1∶1 房室传导),右束支传导阻滞(心率相关型),电轴右偏(左后分支阻滞),低电压。

心电图 50A 提示心室率规整，为 260 次 / 分。未见明显 P 波。QRS 时限超过 0.12s，V_1 导联宽 R 波，I、V_5~V_6 导联宽 S 波，提示右束支阻滞图形。除此之外，电轴右偏，指向 +90°~+180°（I 导联负向，aVF 导联正向）。尽管有陈旧性的侧壁心肌梗死，心电图仍然提示左后分支传导阻滞，鉴于 I 导联和 aVL 导联的 QS 波形。该图形可能是房扑伴 1∶1 下传或者是室性心动过速，或者叫室扑（按照心率来讲）。

除此之外，QRS 低电压（肢体导联 <5mm 或者胸前导联 <10mm）。

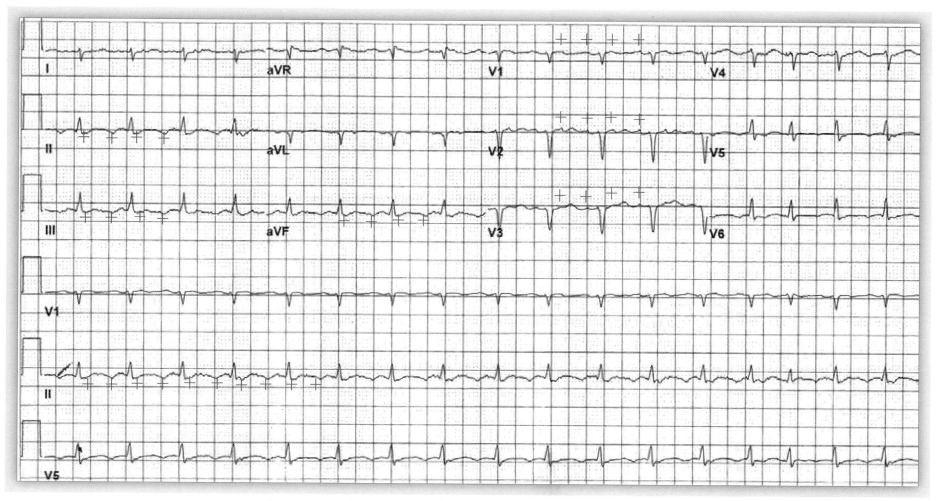

心电图 50B 分析:窄 QRS 室上性心动过速,房扑 2 : 1 传导,左后分支阻滞,低电压。

心电图 50B 是同一患者第二份心电图。节律规整，心室率 130 次 / 分。QRS 间期正常（0.08s）。心电轴右偏，在 +90°~+180°（Ⅰ 导联负向，aVF 导联正向）。排除其他因素所造成的电轴右偏（例如侧壁心梗，右位心，右室肥大，W-P-W 综合征或者左右导联接反），心电图提示左后分支阻滞，QRS 波群低电压（肢体导联 <5mm 或者胸前导联 <10mm）。QT/QTc 间期延长（320/470ms）。

心电图中，Ⅱ、Ⅲ、aVF 导联和 V₁~V₃ 导联还提示心房活动（+）。心房的波形呈现波浪形，期间未见明显等电位线。心房率为 260 次 / 分，因此可以判断为房扑 2：1 下传心室。此图的心房率与心电图 50A 的心房率一致，因此心电图 50A 为房扑 1：1 下传心室。一个重要的概念就是"速率决定节律"，本图未见右束支传导阻滞图形，因此提示心电图 50A 为速率相关右束支传导阻滞。

房扑 1：1 下传并不常见，往往提示高交感神经张力或者体内儿茶酚胺水平升高，这些都能够促进冲动沿着房室结下传。类似的情形包括甲亢、运动后，严重感染 / 败血症，心衰或者肺梗。当 QRS 变窄时很容易鉴别诊断，室率 >260 次 / 分提示房扑 1：1 下传。当 QRS 波群较宽时，有可能是速率相关的室上性心动过速，预激旁道或者是室性心动过速，因此鉴别较难。

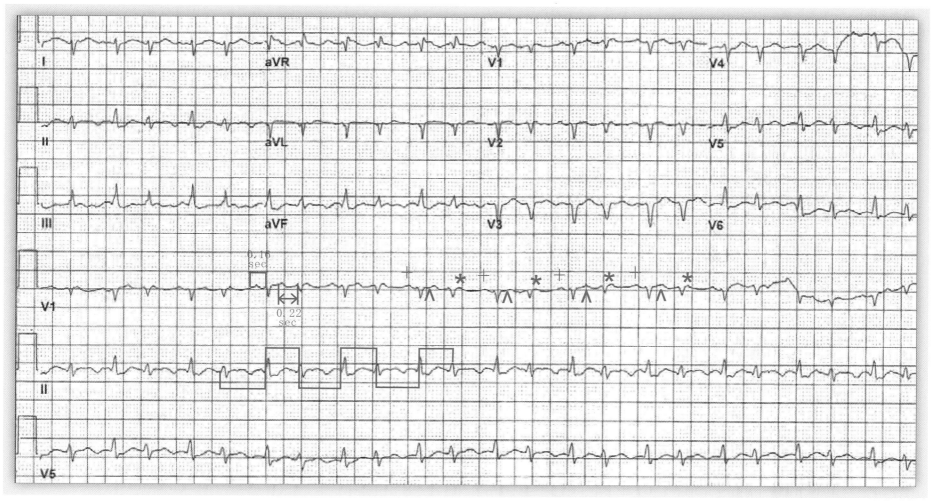

心电图 50C 分析:房扑伴 3:2 文氏阻滞,左后分支阻滞,低电压。

该心电图为同一患者第三份心电图。节律呈现"规律性不规则"。平均心室率 140 次 / 分。可见配对心律，长短间期重复出现，因此称为"规性不规则"。QRS 间期，形态，电轴以及 QT/QTc 同心电图 50A 和 50B 无差别。

可见明显房波，在 V_1 导联明显。有一类房波在长 RR 间期后的 QRS 波群之前出现（+），另外有一类房波在短 RR 间期之后的 QRS 波群之前出现（^）。以这两种房波的间期恒定，心房率为 260 次 / 分，同前两份心电图一致。根据该恒定间期，在短 RR 间期后 QRS 终末可见另一房波（*）。该房波因为与 QRS 终末端重叠，因此该 QRS 波群末尾形态偏圆。因此该心律为房扑，节律 260 次 / 分。在长 RR 间期之后，房扑波（+）与 QRS 波间期为 0.16s。下一个房扑波（^）距离 QRS 波群为 0.22s，第三个（*）未下传。因此这是个 3：2 下传的文氏传导。莫氏 I 型 II 度房室传导阻滞、或者文氏阻滞是一种房室结的递减传导。在这种情况下，PR 间期不断延长以至于 P 波不能下传，之后 PR 间期回复到基线水平。文氏传导亦可见于窦性心律，房速或者房扑。

该患者的临床表现提示由于近期心脏搭桥术后以及心肌抗原外漏造成心包损伤致心包切开综合征。这是一种免疫反应引起的心包炎（胸痛、摩擦音以及超声可见少量渗出）。这种情况也可见于胸膜炎、关节炎，风湿热等。另外，这种综合征还见于急性心梗后，称为 Dressler 综合征。心包炎刺激形成房性心律失常，如房扑。

心包炎及相关疼痛的治疗包括秋水仙碱、NSAID 和偶尔的类固醇激素。■

64 岁男性患者，因心悸入院。他说他之前曾经有过心脏骤停，但是他除了心悸之外并无其他症状。在到达医院不久之后，心律失常停止。前后心电图如下。

心电图 51A

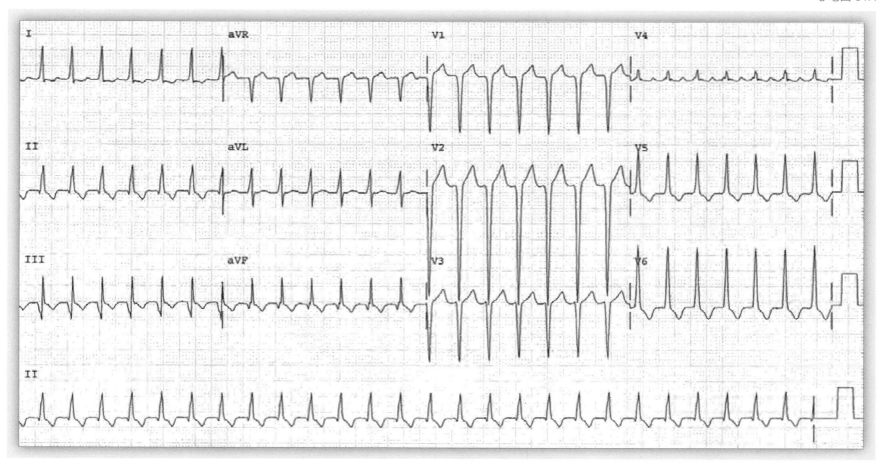

心电图提示什么?

根据心电图来看,可能的诊断是什么?

什么样的治疗最合适?

心电图 51B

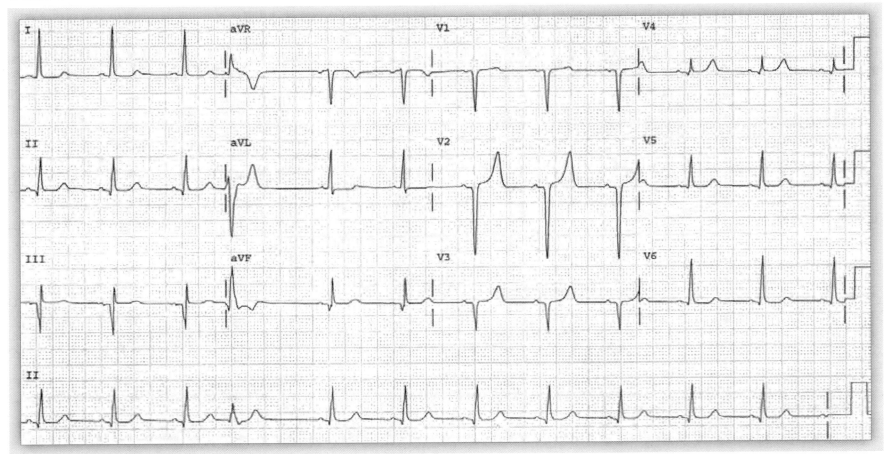

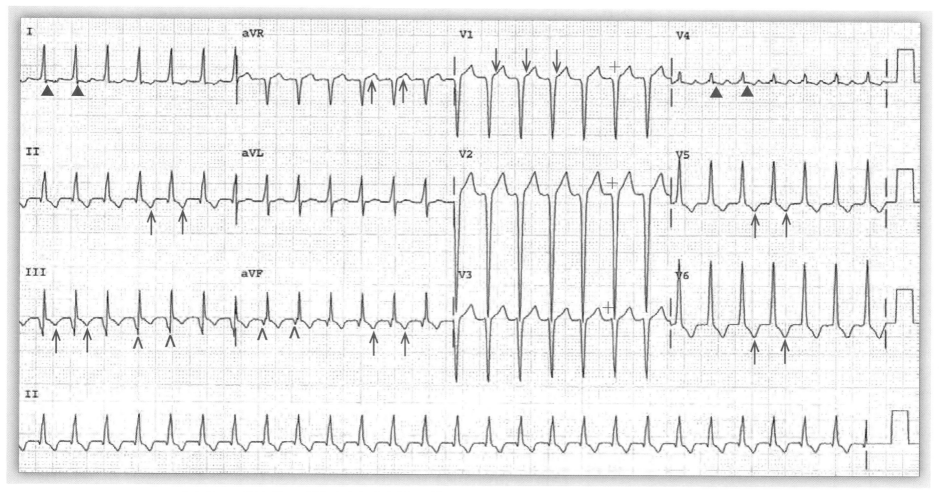

心电图 51A 分析:无 RP 型心动过速,房室结折返性心动过速,可能陈旧性下壁心肌梗死、陈旧性前间壁心肌梗死。

该图显示规整心律，心室率在 160 次 / 分。QRS 波群时限正常（0.10s），心电轴正常，在 0°～ +90°（Ⅰ 导联和 aVF 导联均正向）。Ⅲ 导联和 aVF 导联有 Q 波（∧），这符合陈旧性下壁心肌梗死诊断。除此之外，V_1~V_3 导联 QS 波（+），符合前间壁梗死诊断。QT/QTc 间期轻度延长（280/460ms）。Ⅱ、Ⅲ、aVF 以及 V_5~V_6（↑）导联有非特异性的 T 波倒置。在 aVR 导联 T 波正向相当于 T 波倒置。

在各导联中，QRS 波群前后均未见明显 P 波。在 V_1 导联，QRS 波群终末可见小顿挫（↓），这提示有 P 波埋藏在此。另外，Ⅰ 和 V_4 导联可见 QRS 波群之后的微小波（小而窄的 S 波）（▲）。除此之外，并未见有明显的房波。这种类型的心动过速可以称之为无 RP 型心动过速。最有可能的诊断就是室上性心动过速中的房室结折返性心动过速。而房速和房室折返性心动过速很少出现上述心电图特征。

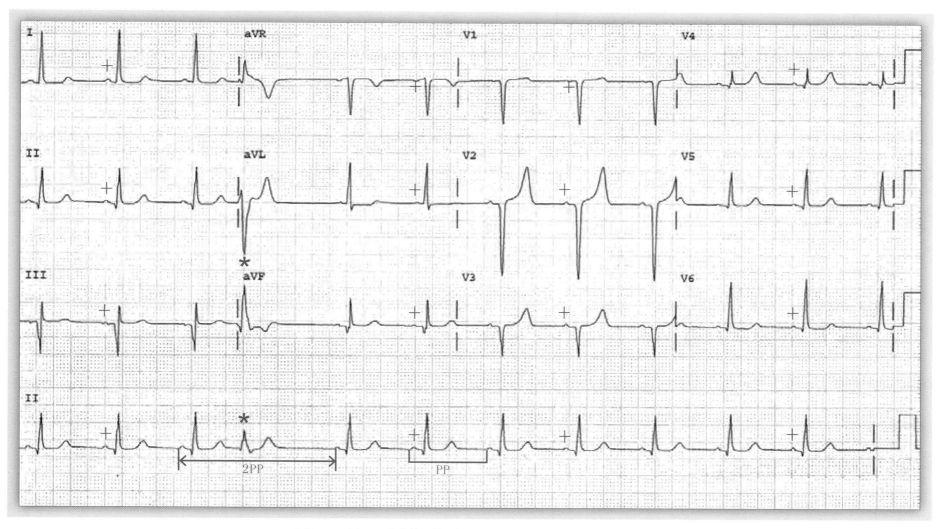

心电图 51B 分析：**正常窦性心律，陈旧性下壁心肌梗死及前间壁心肌梗死。**

心电图 51B 与 51A 为同一名患者心电图。图中可见心律规整，心室率 66 次 / 分。每一个 QRS 波群之前都有一个 P 波（+），PR 间期恒定（0.16s）。Ⅰ、Ⅱ、aVF、V₄~V₆ 导联 P 波正向，因此这是个正常的窦性心律。QRS 波群时限、电轴方向以及形态同心电图 51A 基本一致。另外该图还提示陈旧性下壁及前间壁心肌梗死。从心电图 51A 中可见的 V₁ 导联 QRS 波终末顿挫，Ⅰ 导联以及 V₄ 导联的终末小 S 波在此图中均未见，因此提示该顿挫或者小 S 波确为 P 波。QT/QTc 同心电图 51A。

第四个 QRS 波群实际上是期前收缩（＊）。该 QRS 波群较宽，同其他正常 QRS 波群形态不一致。在该宽 QRS 波群之前并无 P 波出现。因此可以判断

为室性期前收缩，也就是室早。因此之后有一个完全代偿间歇，即该早搏前后的 PP 间期等于正常窦性 PP 间期的 2 倍（↔）。

因此，心电图 51A 是一个典型的房室结折返性心动过速的例子，即前向冲动经过慢通道激动心室的同时经过快通道折返并激动心房（因此叫作慢－快型）。对于这种快速心律失常的治疗方案包括改变房室结传导特性，例如迷走神经刺激（Valsalva 动作或者颈动脉窦按摩）或者是使用阻断房室结的药物，例如腺苷、β 受体阻滞剂、钙通道拮抗剂（地尔硫䓬或者维拉帕米），或者地高辛等。长期治疗包括使用阻断房室结的药物或者射频消融房室结慢通道。■

68 岁男性患者,自 25 岁以来频发心悸。最初并不频繁,平均每年 1 次,一般过程短暂,持续约 30~60 分钟。然而,近年来发作频发。就在来医院之前,又发作一次,已经持续数小时。体格检查未见其他异常。心电图如下(心电图

心电图 52A

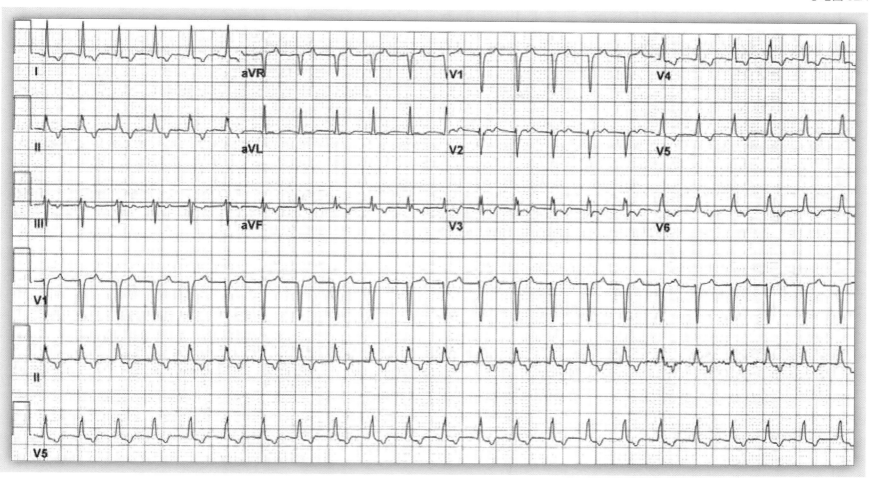

52A)。之后给予该患者相应治疗,心动过速终止,同时症状减轻。但是当再一次行心电图检查的时候,该患者诉症状再发(心电图 52B),于是再次给予相应治疗,并记录心电图(心电图 52C)。上述心电图已提供足够证据做出诊断。

心电图 52B

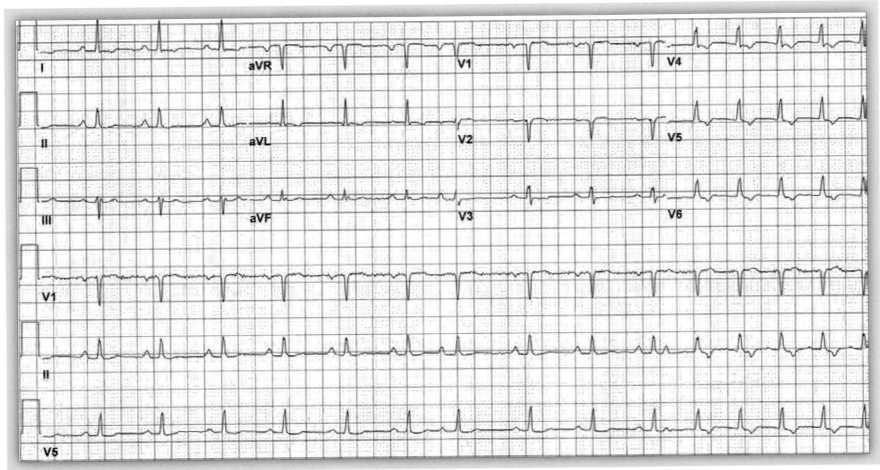

心电图是什么表现?

最有可能的诊断是什么?

心电图 52C

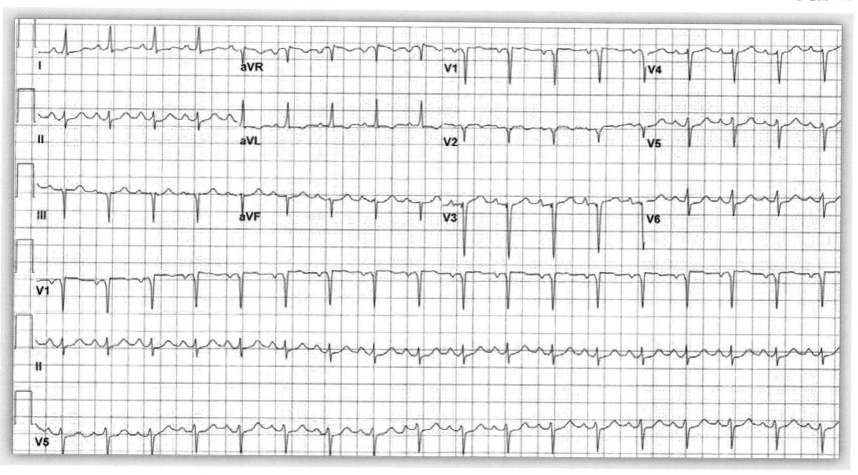

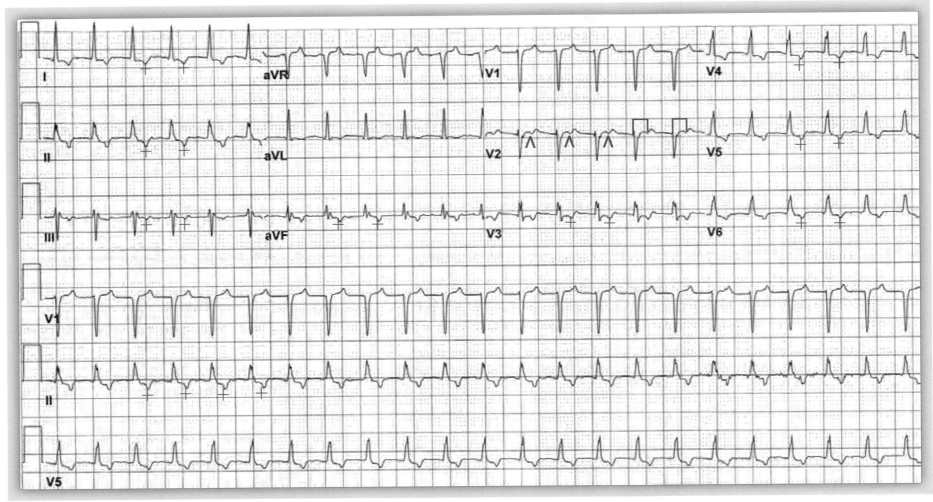

心电图 52A 分析：窄 QRS 室上性心动过速（短 RP 间期心动过速），典型的房室结折返性心动过速（慢 - 慢通道）。

心电图 52A 提示心律整齐，心室率 140 次 / 分。QRS 波群时限正常（0.08s），心电轴正常，在 0°～+90°（Ⅰ导联和 aVF 导联正向）。QT/QTc 间期正常（280/430ms）。在 QRS 波群之前之后并未见明显 P 波。但是 V₂ 导联 ST 段可见明显顿挫（∧），提示一负向波，有可能是一个负向的 P 波。RP 间期恒定（0.16s）（⊓）。由此可以判断出Ⅰ、Ⅱ、aVF、V₃~V₆ 导联在 QRS 波群之后的负向波并非 T 波，并且其具有相同的 RP 间期，因此可以判断出这些负向波为逆 P 波（+）。因此本图是一个短 RP 心动过速（RP=0.16s，PR=0.28s）。该短

RP 心动过速可能是窦性心动过速、房速、房扑伴 2：1 下传、交界性心动过速、房室折返性心动过速或者不常见的房室结折返性心动过速（慢 - 慢道）。在这种类型的房室结折返性心动过速中，逆传的激动沿着快道逆传，这个所谓的快道实际上相对来说传导速度较慢，原因可能是药物或者其他疾病造成的。图中见 P 波在Ⅱ、Ⅲ、aVF 导联是负向的，因此并非窦性心律。除此之外，并未见波浪形房波，因此并非房扑。但是根据该图暂时还无法判断是房速还是房室结相关性心动过速。

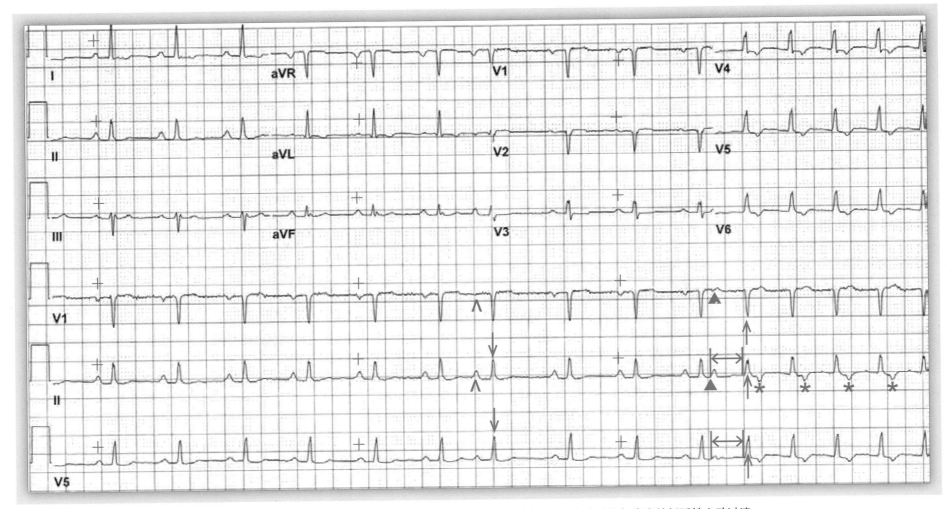

心电图 52B 分析：**窦性心律，房性早搏，窄 QRS 室上性心动过速（短 RP 心动过速），房室结折返性心动过速。**

心电图 52B 与心电图 52A 来自同一名患者。可见 QRS 时限、波形以及心电轴方向均同心电图 52A。QT/QTc 间期正常（340/410ms）。基础心律规则，心室率 88 次 / 分。每一个 QRS 之前都有 P 波（+），PR 间期恒定（0.18s）。P 波在 Ⅰ、Ⅱ、aVF 正向，由此判断为窦性心律。同心电图 52A 相比，仔细观察 QRS 波群以及 ST 段，可以发现有逆传 P 波在 QRS 波群之后，而这些逆传的 P 波在 V₄~V₆ 导联窦性心律则不可见。

第 7 个 QRS 波群是一个早搏（↓），之前跟着一个 P 波（∧），其形态与时限（0.22s）均与正常窦性 P 波不同，因此可以判断是一个早搏。第 11 个 QRS 波群也是一个早搏（↑），其前面有一个提前激动的 P 波（▲），该 PR 间期较长（0.36s）。之后紧跟着这个早搏便出现了窄 QRS 波心动过速，心室率为 130 次 / 分。在这些 QRS 波之前并未见明显 P 波，但之后可见逆 P，且 RP 间期恒定（0.16s）（*）。心动过速时的 QRS 波时限、逆 P 形态以及 RP 间期同心电图 52A 所示一致。这种由一个早搏引起的心动过速，其 PR 间期比正常窦性要长，这就是典型的房室结折返型心动过速的激动顺序。因此这个心动过速的

机制便是一种并不常见的房室结折返性心动过速类型，称之为慢 - 慢型。

房室结折返性心动过速的解剖原理为房室结存在着双径路。其中一条路传导速度快但是恢复较慢（不应期长）。另外一条路传导慢，但是恢复快（不应气短）。这两条通路在房室结近端及远端相互交缠。在正常窦性心律情况下，冲动能够沿着房室结快径路下传至心室。如果有个早搏达到房室结，而该快径路还在不应期中，冲动就会沿着慢径路（不应期短、恢复快）下传，结果就是造成了长 PR 间期。当冲动沿着慢径路到达远端时，快径路已经恢复，那么冲动就会沿着快径路折返回心房，同时再次沿着浦肯野纤维传至心室。如果冲动到达近端时慢径路已经恢复，那么冲动会继续沿着慢径路下传心室。这个过程周而复始便造成了房室结折返性心动过速。如果冲动同时激动心房（逆行）以及心室（顺行），P 波在 QRS 波出现的同时出现，那么 P 波被掩盖，就是无 RP 心动过速，也叫作慢 - 快型。但是，如果所谓的快通道传导速度相对较慢的话，例如药物或者退行性变的原因，便可见本例中所示的短 RP 心动过速，因为逆传时候快径路的传导中速度并非很快。

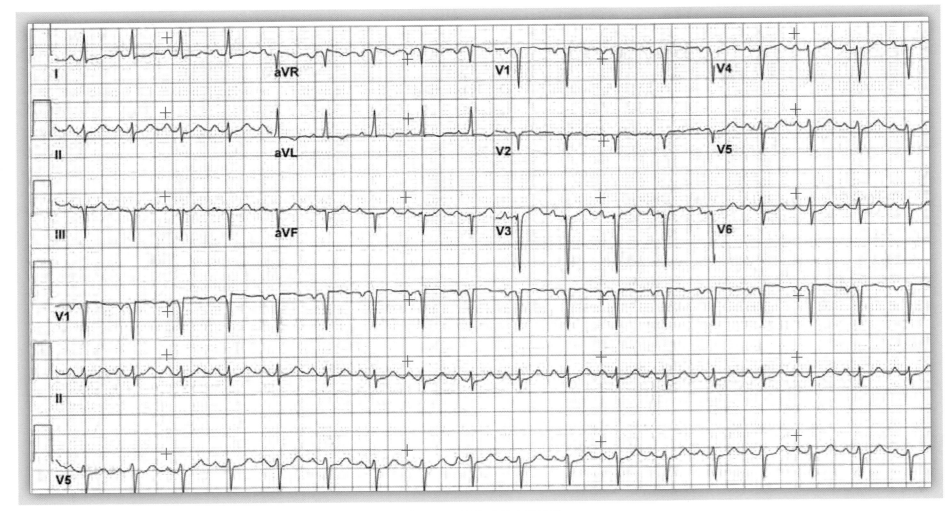

心电图 52C 分析：**窦性心动过速。**

本图与心电图 52A 和 52B 为同一名患者。显示规整心律,心室率 110 次 / 分。QRS 波群,时限以及形态、心电轴方向同前。QT/QTc 同前。在每一个 QRS 波群之前都有 P 波(+),PR 间期恒定(0.18s)。P 波在Ⅰ、Ⅱ、aVF 以及 V₄~V₆ 导联为正向。因此可判断是窦性心动过速。最重要的是,QRS 波群以及 ST 段与心电图 52A 和 52B 比较,再一次验证了之前两图中负向 P 波确实为逆 P。■

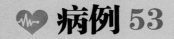

一名 56 岁男性患者,因窄 QRS 心动过速到急诊科,给予相应治疗后,医生把患者送入病房。在医生讨论该患者病例及进入病房准备给该患者做病例记录的时候,该患者诉再发心悸,心电图显示窄 QRS 心动过速。你决定重复使用前述急诊科治疗方案来终止心动过速。

心电图提示什么?
根据心电图,需要给予什么治疗?

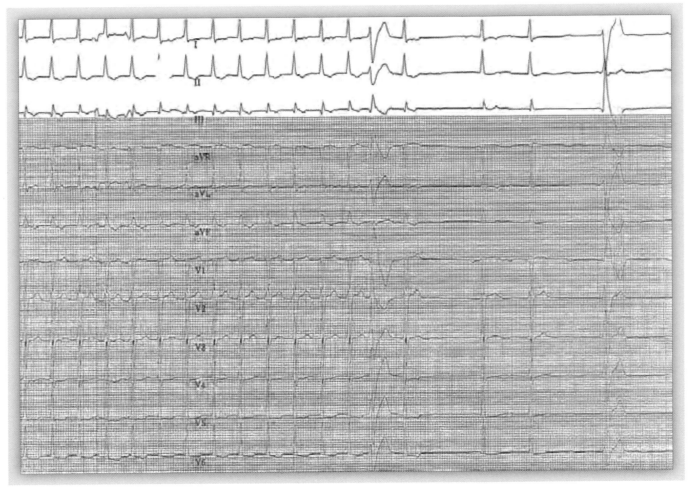

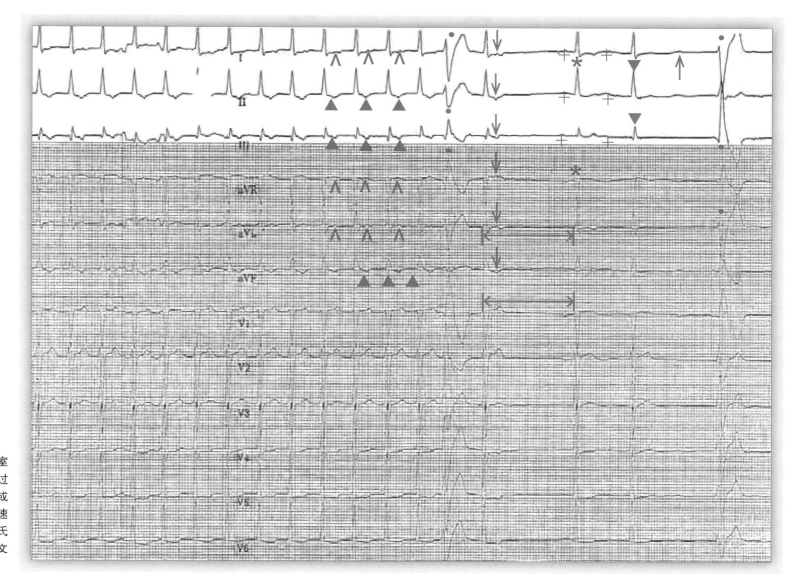

心电图 53 分析：窄 QRS 室上性心动过速（短 RP 心动过速：房室结折返型心动过速或房室折返性心动过速）迅速转为窦性心动过缓伴有莫氏Ⅰ型Ⅱ度房室传导阻滞（文氏传导），可见室性逸搏。

该心电图一开始是规则心律,心室率 140 次／分。QRS 波群时限及形态正常(0.08s)。心电轴正常,0°～+90°(Ⅰ 导联和 aVF 导联 QRS 主波向上)。QT/QTc 轻度延长(300/460ms)。

在这些 QRS 波群中,未见 P 波。但是,在 Ⅰ、aVR 和 aVL 导联的 ST 段上可见明显的顿挫(∧),提示有 P 波埋藏于其中。另外,Ⅱ、Ⅲ、aVF 导联 QRS 波群之后有负向波出现(▲)。因此可以判断为短 RP(长 PR)心动过速。RP 间期为 0.20s,PR 间期为 0.26s。短 RP 间期心动过速有如下可能:窦性心动过速,房速,房扑伴 2∶1 下传,交界性心动过速,房室折返性心动过速(AVRT)或者特殊类型的房室结折返性心动过速(AVNRT),例如慢－慢型。因为 P 波在 Ⅱ、Ⅲ、aVF 导联负向,因此可以排除窦性心动过速。另外,未见房扑波,因此排除房扑。所以可能的诊断就是房速或者房室结相关性心动过速。

图中可见,在第 15 个 QRS 波群之后有一个长间歇(↔),在长间歇之后,心室率变慢,但 QRS 波形态、时限以及心电轴方向与之前一致。但是,这次 QRS 波群之前有明显 P 波(+)。该 P 波在 Ⅰ、Ⅱ、aVF 和 V₄~V₆ 导联皆为正向,因此这是个窦性心律。在长间歇后面的第一个 QRS 波群(第 16 个 QRS 波群)(*)的 PR 间期为 0.20s,而后面的 QRS 波群(第 17 个 QRS 波群)PR 间期变成了 0.32s。之后的 P 波未下传(↑)。因此这是个 Ⅱ 度 Ⅰ 型房室传导阻滞或称为文氏阻滞。当比较心动过速时的心电图与窦性时的心电图时,ST 段的顿挫消失。这说明了心动过速时 QRS 波群之后的顿挫确是逆 P。

另外,在 Ⅰ、aVR 和 aVL 导联中,可见心动过速最后一个 QRS 波群 ST 段有明显顿挫,在 Ⅱ、Ⅲ、aVF 导联有明显逆 P(↓)。因此,心动过速终止于一个未下传的 P 波。起源于房室结或者交界区的心律失常一般终止于一个未下传的 P 波。在交界区迅速终止时仍然产生了一个逆 P。而房性心律失常终止的时候没有 P 波是因为心房的异位起搏点停止发生冲动并终结心律失常。因此,本图的心律失常有可能是结性、房室结折返性或者房室折返性。如果该心律失常被腺苷终止,则可以缩小范围至房室结或者房室折返性心律失常。在正常窦性心电图上未见预激波,因此如果是 AVRT 那么就是隐匿性旁道。图中心动过速迅速终止以及后面的文氏传导常见于使用腺苷之后。

另外,图中可见两个宽 QRS 波群(●)。第一个(第 14 个 QRS 波群)是早搏,可能为室早。该室早并未终止心动过速。最后一个宽 QRS 波群同第一个形态一致。因为是长间歇之后出现的室早,因此判断为室性逸搏。■

26 岁女性患者,有阵发性心悸病史。这次因心悸发作来急诊科。行心电图查检如心电图 54A 所示。可能的心律失常病因是什么?之后给予抗心律失常治疗,心动过速停止并记录心电图,如心电图 54B 所示。

心电图 54A

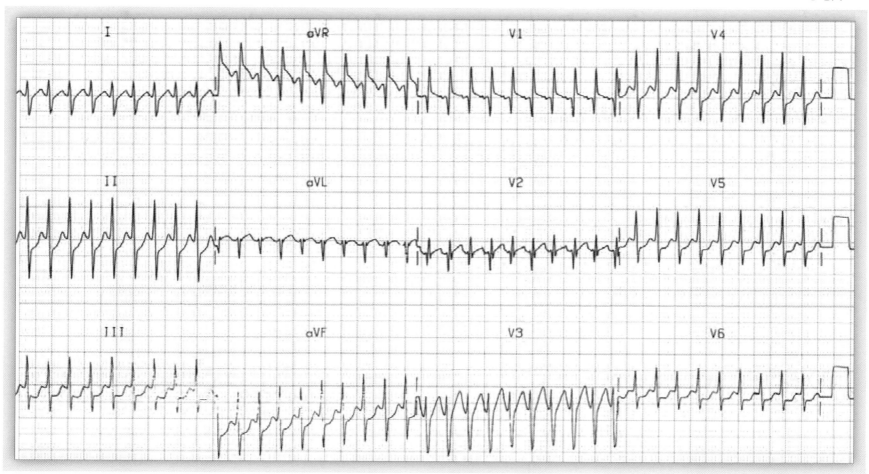

心电图有何异常？

可能的病因是什么？

什么治疗最有效？

心电图 54B

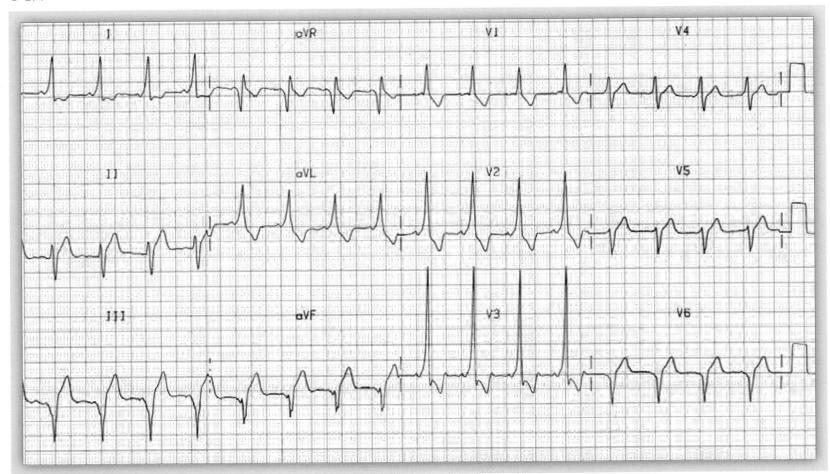

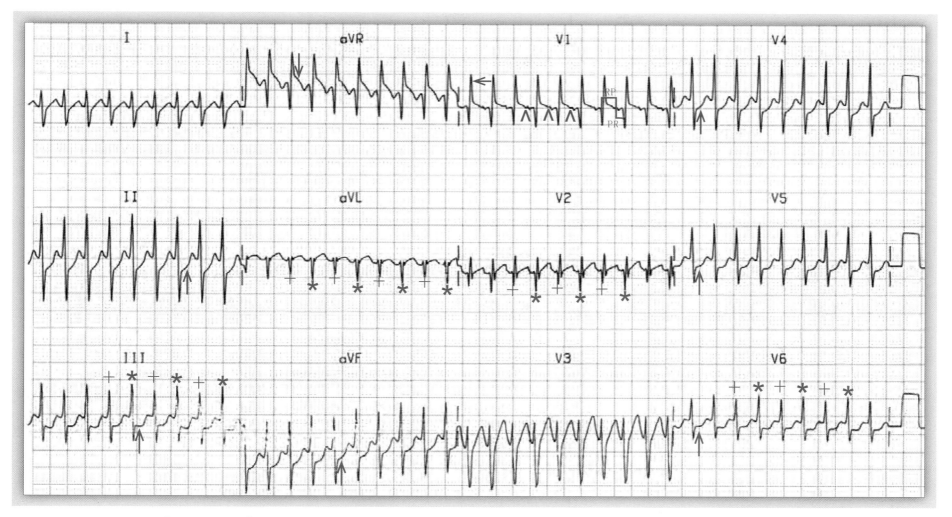

心电图 54A 分析：窄 QRS 室上性心动过速（长 RP 心动过速），顺向性房室折返性心动过速，右室传导延迟，上斜型 ST 段压低。

本图显示心律规整，心室率 240 次 / 分。QRS 波群时限正常（0.08s）。心电轴右偏，+90°～+180°（Ⅰ 导联 QRS 负向，aVF 导联 QRS 波群正向）。V$_1$ 导联可见 R′波（←），符合右束支传导阻滞图形（又称为嵴型）。QT/QTc 间期正常（220/440ms）。在 Ⅱ、Ⅲ、aVF 和 V$_4$~V$_6$ 导联可见 ST 段上斜型压低（↑）。而在 aVR 导联 ST 段相应抬高（↓）。尽管 P 波在 QRS 之前之后不可见，我们仍可以在 V$_1$ 导联的 QRS 波群之前看到小的顿挫（∧）。这个顿挫很有可能就是 P 波，因此可以判断这是个长 RP 心动过速（RP 间期 =0.20s，PR 间期 =0.12s）。心动过速可能为窦性心动过速，房速，房扑伴 2：1 下传，结性心动过速，不典型房室结折返性心动过速或者房室折返性心动过速。但是本心电图提供的信息量太少，无法进行鉴别。另外还可以看到 QRS 波群电位改变，如图中 QRS 幅度的"beat to beat"变化，尤其在 Ⅲ、aVL、V$_2$ 和 V$_6$ 导联最为明显（+，*）。QRS 波幅的这种改变可见于快速室上性心动过速，其原因是钙电流变化引起。

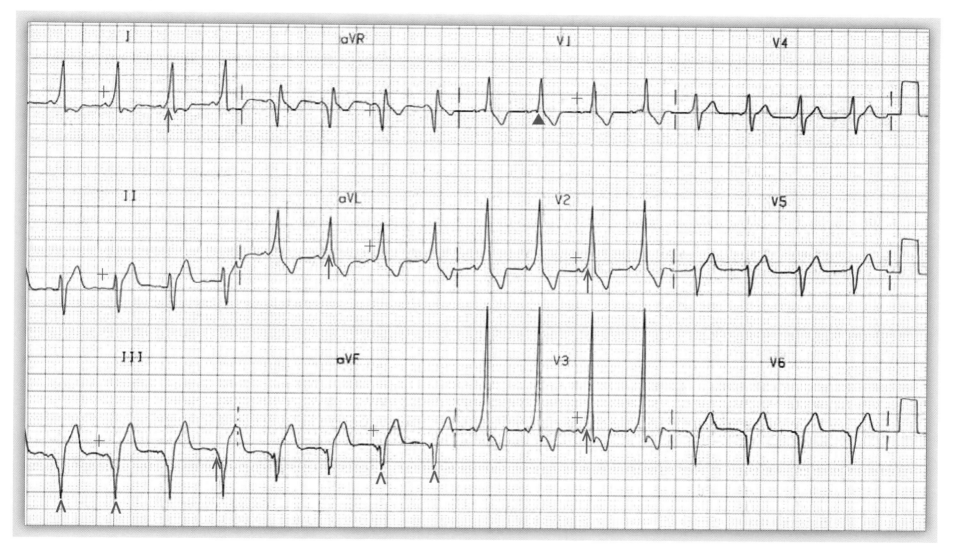

心电图 54B：正常窦性心律，W-P-W，假性下壁心梗。

心电图 54B 是规则窦性心律，心室率 98 次 / 分。每个 QRS 波群都伴有 P 波，但是 PR 间期很短（0.10s）。P 波在 Ⅰ、Ⅱ、aVF、V₄~V₆ 导联正向；因此为窦性心律。QRS 波群时限延长至 0.16s，在 QRS 波群起始部上升支可见明显的顿挫（↑），也可以称为 δ 波，这些特征都符合 W-P-W。W-P-W 即为显性旁道造成的预激，在这种情况下，心房心室除了房室结外还有额外的通路下传。心房的冲动可以同时沿着房室结和旁道下传，因为冲动绕过了房室结，经过旁道直接激动了部分心室，因此可见 PR 间期缩短。另外由于冲动沿着心肌传导速度远远小于沿着浦肯野纤维传导速度，因此 QRS 预激的部分形成了一个 δ 波。另外，在 Ⅲ 导联和 aVF 导联可见 Q 波，这是假性心梗，与后间隔旁道预激有关。因为 δ 波在 V₁ 导联是正向的，因此为 A 型预激，即左侧旁道。所以根据此图可以判断心电图 54A 为房室折返性心动过速，即 AVRT。窄 QRS 波群为顺向传导 AVRT，即冲动沿着正常房室结下传至浦肯野纤维，然后逆传经过旁道至心房。通过终止心律失常后，窦性心律显示预激，可做出顺向传导 AVRT 的诊断。

终止 AVRT 可以通过改变房室结传导来实现，因为房室结是心动过速的必经环路，传导速度在该处显著降低。不过，打断传导环的任意一处均可以终止心律失常。如果 AVRT 是顺向性的，使用房室结阻断剂就可以终止心律失常，其原因就是冲动是沿着房室结下传并激动心室的。■

18 岁男性患者因心悸曾 3 次到急诊科就诊。前两次心电图见心电图 55A 和 55B,但是仅仅根据心电图仍然不能确诊。第三次就诊时心电图如 55C 所示,与之前不同,但是可以确诊了。

经过一系列治疗后心律失常终止,如心电图 55D 所示。

心电图 55A

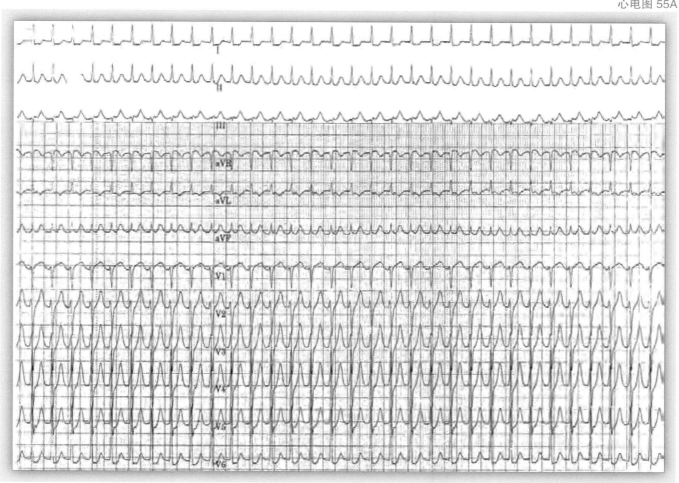

心律失常是哪个类型，潜在的问题是什么？

怎样处理该类心律失常？

最终确诊是什么？

心电图 55B

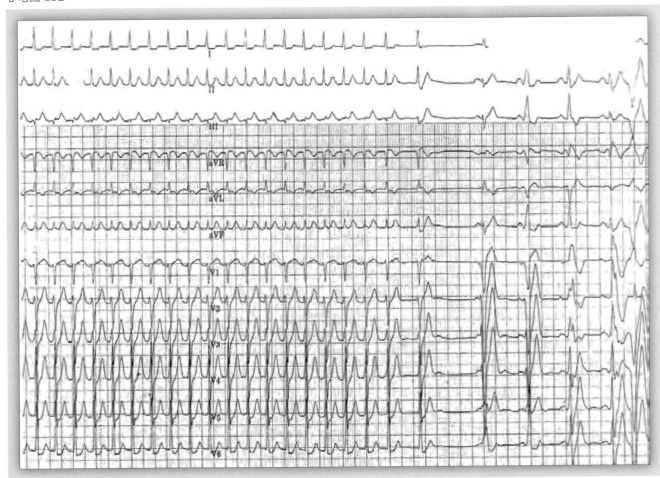

心电图 55C

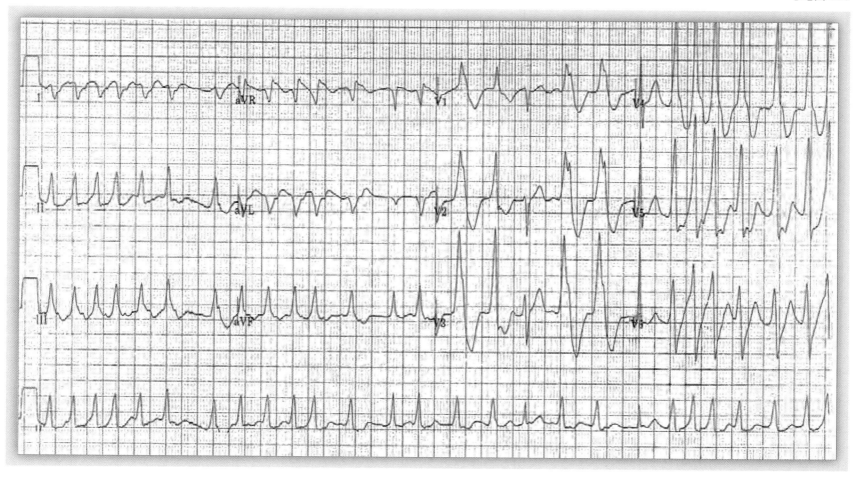

心电图 55D

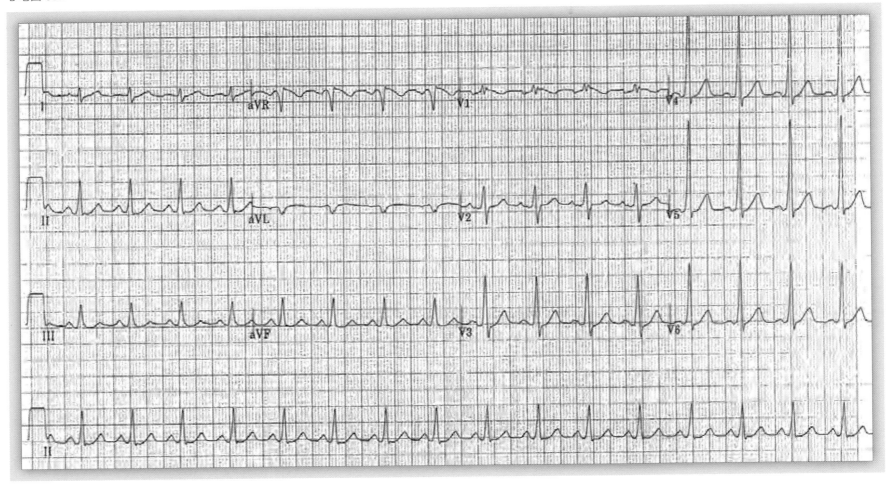

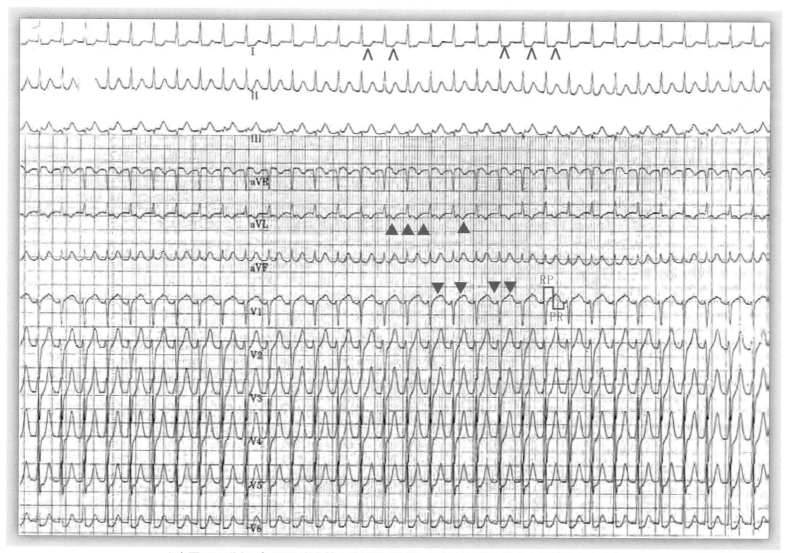

心电图 55A 分析:窄 QRS 室上性心动过速,短 RP 心动过速,顺向性房室折返性心动过速。

心电图中可见心律规整，心室率 220 次 / 分。QRS 波群时限正常（0.08s），形态正常，心电轴正常（0 ～ +90°，Ⅰ 和 aVF 导联正向）。QT/QTc 间期轻度延长（240/460ms）。QRS 前后均未见明显 P 波。但是 Ⅰ 导联 ST 段（∧）以及 V₁ 导联 T 波上升支（▼）可见有小顿挫。另外在 aVL 导联也可见小顿挫（▲），这些小顿挫与 QRS 波群的关系较为恒定，规律出现。可判断为逆 P，因此 RP 间期为 0.18s，PR 间期为 0.22s。因此是一个短 RP 心动过速。

短 RP 心动过速包括窦性心动过速，房速，房扑 2∶1 下传，结性心动过速，房室折返性心动过速以及不典型房室结折返性心动过速（慢 - 慢型）。典型的房室结折返性心动过速是因为房室结存在着快慢径路，慢径路下传至心室，而快径路逆传回心房。因为正向和逆向传播速度相同，因此不可见 P 波。如果是不典型的房室结折返性（慢 - 慢型），因为所谓的快径实际上传播速度较慢，因此可见明显 P 波。根据患者病史及心电图，尚无法鉴别本例为何种心动过速。

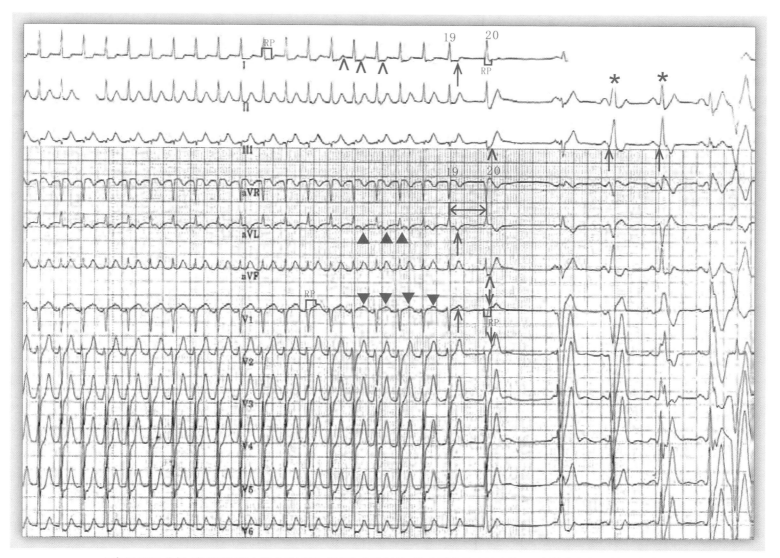

心电图 55B 分析:窄 QRS 室上性心动过速,短 RP 心动过速,终止后变为窦性心律,正向性房室折返性心动过速。

心电图 55B 与 55A 为同一名患者。其心动过速与心电图 55A 一致。因此也是短 RP 心动过速。在 I 导联 ST 段可见小顿挫，在 V_1 导联和 aVL 导联的 T 波上升支也可以看到小顿挫。RP 间期同心电图 55A。心动过速突然终止于第 19 个 QRS 波群。在第 19 个 QRS 之后，仍然可见与心动过速时同样的 ST 及 T 波顿挫。因此说明心动过速终止后，逆传的 P 波并未再下传。如果室上性心动过速终止于一个逆 P，那么该心动过速起源于房室结（房室结折返性心动过速或者结性心动过速），或者至少房室结是心动过速的重要通路（房室折返性心动过速）。相比之下，心房起源的心动过速终止后并无心房反应，即没有 P 波。因此，本病例为房室结相关性心动过速。

第 20 个 QRS 波群的形态和时程与心动过速时的 QRS 波群相似。它前面没有 P 波，但是它的 ST 段有个顿挫，尤其在 I 导联和 V_1~V_2 导联看得很清楚，在 II 导联和 aVF 导联看起来更像是个 S 波。这个顿挫应该是个逆 P。但是 RP 间期小于 0.14s，与心动过速时的 0.18s 不同。因此这是个结性逸搏产生的逆 P。在这个 QRS 波群之后有个长间歇，之后便出现了 P 波，速率为 90 次/分。但是 QRS 波群时程偏长，且呈现两种不同形态，其 PR 间期也不同。这些 QRS 的机制尚不清楚。但是一些 QRS 波群显示短 PR 间期而且上升支似乎有 δ 波存在，因此可能是 W-P-W。

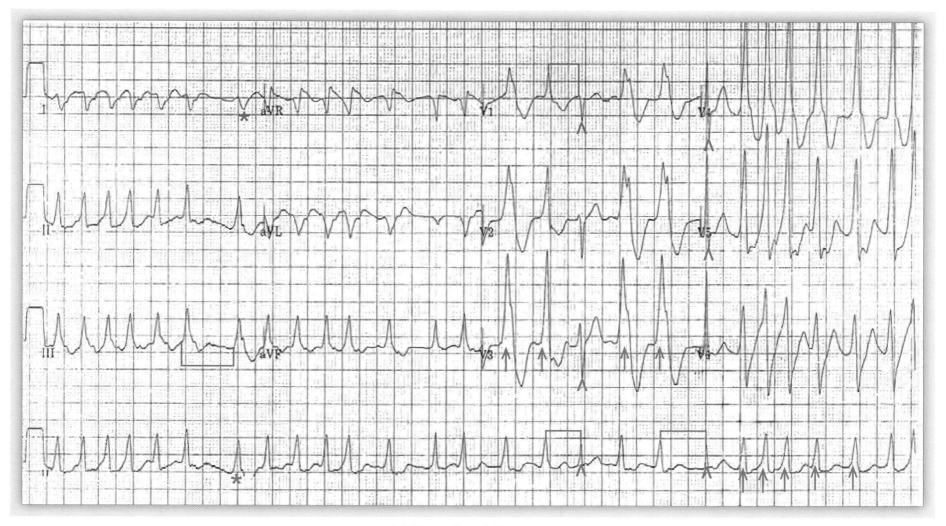

心电图 55C 分析:**房颤,W-P-W。**

心电图 55C 与 55A 和 55B 源于同一名患者。节律完全不规则,未见 P 波。有三种可能的情况:窦性心律不齐,只可见一个 P 波形态,有稳定的 PR 间期;多源性房速(心室率 >100 次 / 分)或者房内游走性心律(心室率 <100 次 / 分),这种情况下至少有 3 个不同形状的 P 波形态以及 PR 间期;房颤,完全无规律的心房激动。因此可以断定本图为房颤,因为 QRS 有多种形态并且 QRS 时限和速率没有任何相关性。可见长 RR 间期之后紧跟着宽 QRS 波群及短 RR 间期又跟着窄 QRS 波群。另外,QRS 波群的宽度与心率无关,心率快时反而窄,心率慢时反而宽。这些都与心率依赖性室内阻滞不符。因为在心率依赖性室内阻滞时,心率越快,QRS 越宽,反之 QRS 越窄。心率和 QRS 之间的这种不协调是典型的预激表现。预激时,室内阻滞与心率呈现无相关性。如果有右束支或者左束支阻滞,QRS 波群的时限不变,因为冲动传导要经过希氏束 - 浦肯野纤维系统,这并不受心率影响,是全或无的。W-P-W 综合征实际上是一个复杂的融合传导行为,激动同时经过旁道和房室结下传。根据融合的程度(与房室结传导特性有关,它决定了冲动有多大程度沿着旁道下传),QRS 波群的时限也会随之变化。

重要的是,WRS 波群的形态同心电图 55B 中的某些预激的 QRS 波群的形态类似。既然已知患者为预激,那么心电图 55A 最有可能就是 AVRT。又因为 QRS 波群是窄的,在形态上又正常,那么可以诊断为顺向性 AVRT。另外,AVRT 一般来说都是短 RP 心动过速,因此最常见的短 RP 心动过速即为 AVRT。

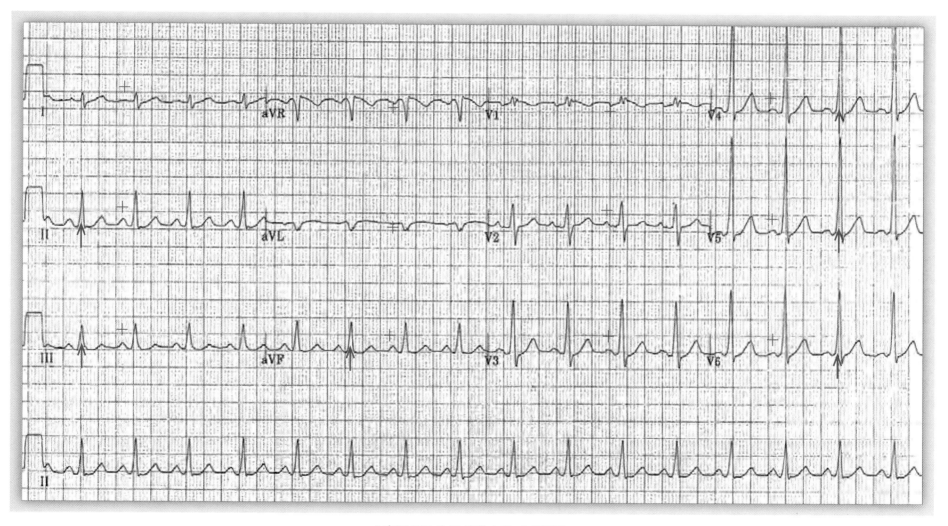

心电图 55D 分析:**窦性心律,心室预激。**

心电图 55D 实际上是同一名患者的正常心电图表现。可见心律规整，心室率 96 次 / 分。每个 QRS 之前都有 P 波且 PR 间期恒定为 0.14s。但是看上去 P 波较宽，而 PR 段较窄。QRS 波群时程增加到 0.12s，在多个导联可以见到 QRS 上升支顿挫，是为 δ 波。QT/QTc 间期轻度增加（360/455ms），但是如果把 QRS 波群时程考虑进去的话，实际上 QT/QTc 间期是正常的（320/405ms）。综上，短 PR 间期，宽 QRS 波群以及 δ 波均提示为心室预激。尽管 QRS 波群不宽，但在形态上与心电图 55C 类似。因此可见，心电图 55C 中的这些 QRS 是最大程度预激的表现（几乎所有的心室激动都通过旁道来实现），而本心电图中则显示预激旁道和正常传导束融合后的波形。

终止 AVRT 包括改变房室结的传导。另外，干扰传导环上任意一个位置都可以终止 AVRT。当 AVRT 是顺向性时，因为心房通过房室结 - 希氏束 - 普氏激动心室，所以任何一种阻断房室结的药物都可以终止心动过速。该患者可能接受了腺苷治疗，因此可见心动过速终止后 PR 间期以及 QRS 的变化（心电图 55B）。

但是，有预激综合征的患者如果伴发房颤，绝对不能接受房室结阻滞疗法。在这种情况下，如果阻滞了房室结将会导致所有的房性激动都通过旁道（传导速度快、不应期短）激动心室。本例房颤患者心房率为 350~450 次 / 分，全部激动通过旁道激动心室，将会使心室率超过 350 次 / 分，因此诱发室颤。这些患者由房颤引发室颤最后心搏骤停并不罕见。因此，治疗房颤伴心室预激的药物可以使用普鲁卡因胺以及伊布利特。这些药物不仅能够减缓旁道传导速度（通过降低冲动传导的速率或者延长不应期），还能够促使房颤转为窦性心律。在临床上，利多卡因也可以用来减慢或者阻断旁道传导，使冲动沿着正常传导束下传，于是 QRS 波群会变窄、恢复正常形态，但是利多卡因并不能终止房颤，其临床意义在于降低了快速房率传导至心室引起的快速室率，避免了室颤的风险。如果患者血流动力学不稳定，应该尽快电复律。■

58 岁女性患者,主诉心跳加速。她之前从来没有类似感觉并且否认任何心脏病病史。她有高血压病史,血压控制情况不明。

心电图诊断如何?

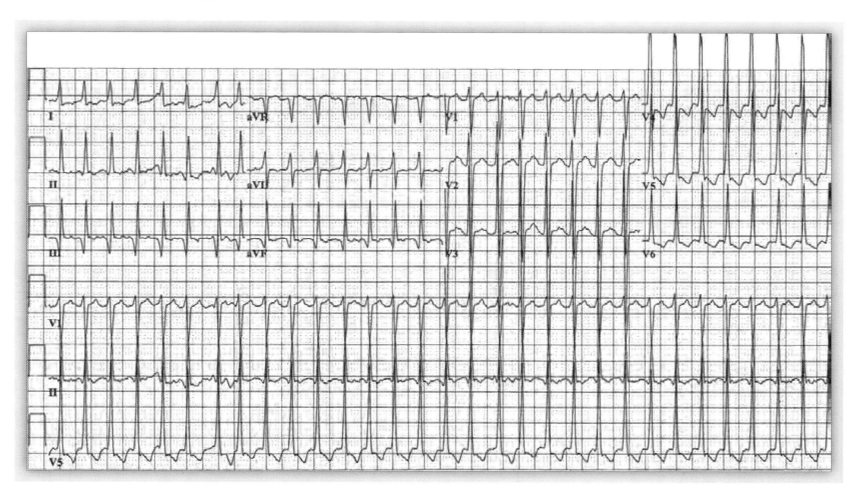

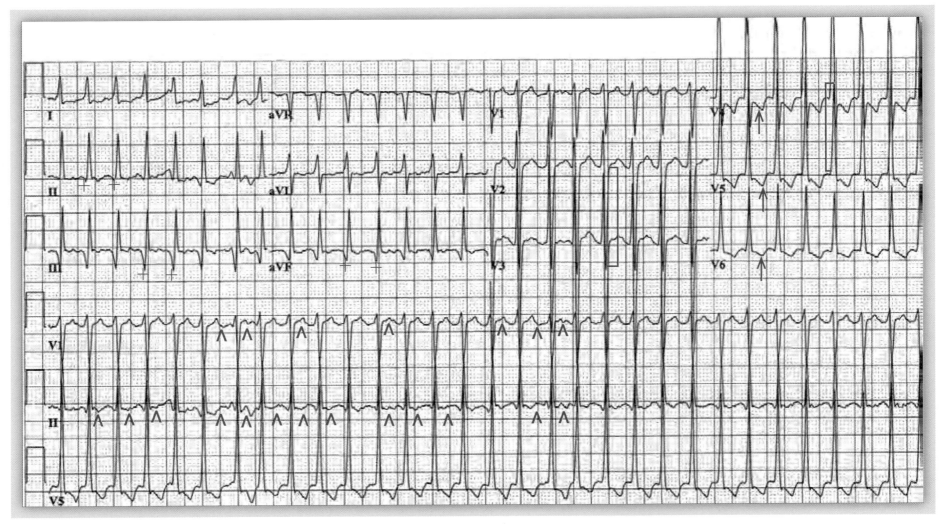

心电图 56 分析:房颤,陈旧性下壁心肌梗死,左室肥大伴 ST-T 改变。

该图心律绝对不齐,平均心室率 184 次 / 分。由于心率过快,RR 间期之间的微小差异并不容易分辨。这些微小的差距可以通过多次测量 RR 间期来获得。QRS 时限正常(0.08s),电轴正常,0°～+90°(QRS 主波在 I、aVF 为正)。QT/QTc 间期正常(240/420ms)。在 II、III 和 aVF 导联可见明显的 Q 波,因此诊断为陈旧性下壁心梗。QRS 振幅在 V_2 导联(S 波 =29mm)和 V_5 导联(R 波 =29mm)(S+R=58mm)明显增加,提示左心室肥大。在 V_4~V_6 导联 ST-T 波改变,应该属于左心室肥大的继发性表现。

整个心电图未见明显 P 波,在 RR 间可见基线波动。这些小 f 波为房颤波,因此可以诊断为房颤伴快速心室反应。

只有 3 种情况心室律绝对不齐:窦性心律不齐,此时有明显 P 波且 PR 间期恒定;多源性房性心律(心率 <100 次 / 分)或多源性房性心动过速(心率 >100 次 / 分)(可见 3 个以上形态的 P 波,PR 间期变异较大);房颤(心房不规则颤动)。

尽管房颤有很多病因,最主要的就是高血压病,尤其是伴有左心室肥大时。治疗的第一步就是心率控制,尤其是当患者由于心率快而症状明显时。治疗方法包括使用房室结阻断药物,例如 β 受体阻滞剂,钙通道拮抗剂(维拉帕米或者地尔硫䓬),或者地高辛。如果血流动力学不稳定时,可考虑使用电复律。■

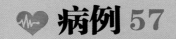

38 岁男性患者,因房扑到电生理医生处就诊。医生看了他之前的心电图 并重新做了一份心电图。

该心电图提示什么,该如何治疗?

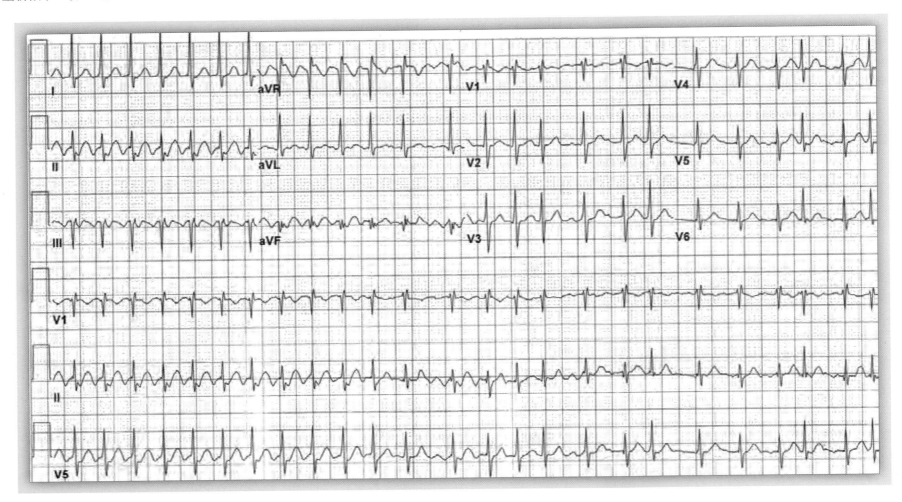

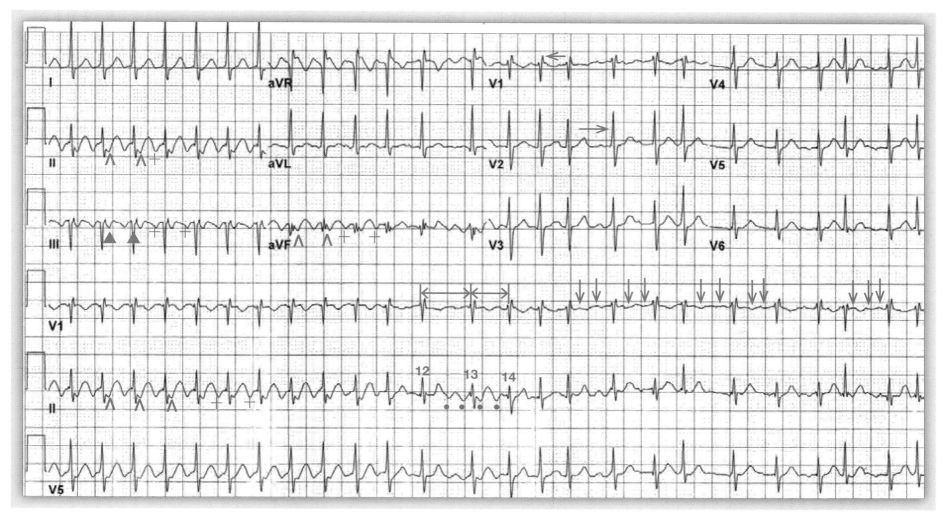

心电图 57 分析:房扑(典型)转为房颤,逆钟向转位,右室传导延迟。

前 11 个 QRS 波群节律规则，心室率为 160 次 / 分。QRS 波群时限为 0.08s，V_1 导联可见小 R′ 波，提示有部分右心室传导延迟。心电轴正常，在 0° ~ +90°（Ⅰ 导联和 aVF 导联 QRS 主波方向为正）。V_2 高 R 波提示心脏逆钟向转位。由于心脏转位，左心室向量转移到了前间隔区导联，例如 V_2。QT/QTc 间期正常（280/430ms）。

在 Ⅱ、Ⅲ、aVF 导联，可见明显的心房激动。尽管不是特别明显，但是仍然可以看到在 ST 段早期有另一心房激动波（▲），尤其在 Ⅲ 导联最明显。在 Ⅱ、aVF 导联这第二个房性激动类似于 ST 段下移。另外，在第 12 个和第 13 个 QRS 波群以及第 13 个和第 14 个波群之间有着长 RR 间期，这段 RR 间期可见明显房波，计算速率为 320 次 / 分。在这些房波之间等电位线不可见。通过测量 PP 间期，可以判定 Ⅲ 导联的第 2 个波确为房波。实际上在 Ⅱ 导联和 aVF 导联上面的第 2 个波形也是房波。因此该心电图诊断为房扑伴 2：1 下传心室。

前 11 个 QRS 波群表现为节律规律，剩余的 QRS 波群尽管时程、形态、电轴均一致，但是其节律绝对不齐，平均心室率为 140 次 / 分。这剩余的 QRS 波群中，规律的房扑波已不可见。对比之下，QRS 波群之间的等电位线呈现小波浪状，振幅较小。在 Ⅱ 导联中，也未见明显的 ST 段下移，所以再一次验证了之前的 ST 段并非因为缺血造成的下移。现在的心律就是房颤。因此本心电图记录了房扑转为房颤并快速心室率反应的过程。

房扑转为房颤并不罕见。房扑的机制是右心房的单独大折返环，而房颤是左心房或者右心房内部的多个小折返环作用引起。两种心律失常最初都可以采取心率控制的策略，房扑心室率控制较难。明确的治疗包括复律和预防其发生。房颤可以通过单纯控制心室率而不用转复，但是房扑的心室率很难控制。因此房扑应该重在预防和转复。这些房性心律失常一般可以选择电复律或者是药物复律（例如 IA、IC、Ⅲ 类抗心律失常药）。抗心律失常药物可以用来预防或者转复心律。另外可以使用射频消融术，是一种非药物治疗方案。典型的房扑是峡部依赖性房扑，原因是在三尖瓣环和下腔静脉之间的右心房峡部有一慢传导区域，是房扑的病理基础。通过射频消融此区域能够治愈房扑。但是，房颤很难消融，因为需要经过房间隔达到左心房然后进行肺静脉电隔离以及心房其他部分的线性消融。短期效果似乎还可以，但是长期疗效有待观察。目前对于不能耐受药物治疗的症状性房颤患者，可采用射频消融术治疗。■

60 岁男性患者有快速心律失常来诊,心电图记录如心电图 58A 所示。使用增加 β 受体阻滞剂剂量来控制其心室率。第二天心电图记录如心电图 58B 所示。

心电图 58A

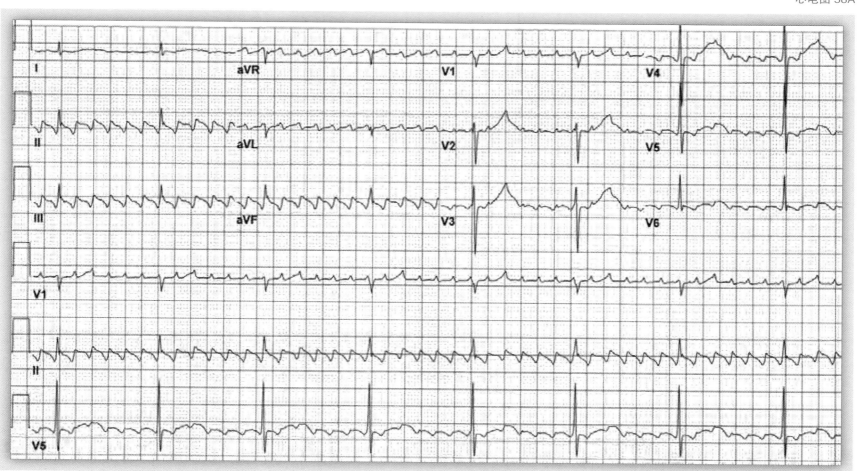

心电图提示什么？
这种现象产生的原因是什么？

心电图 58B

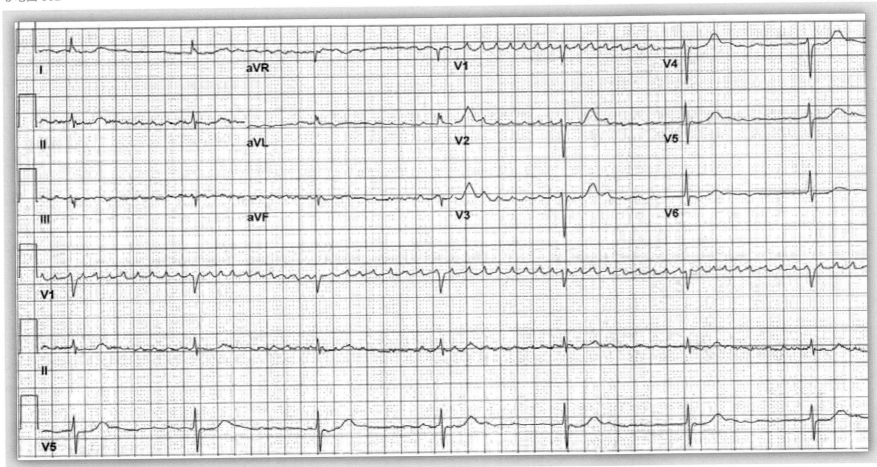

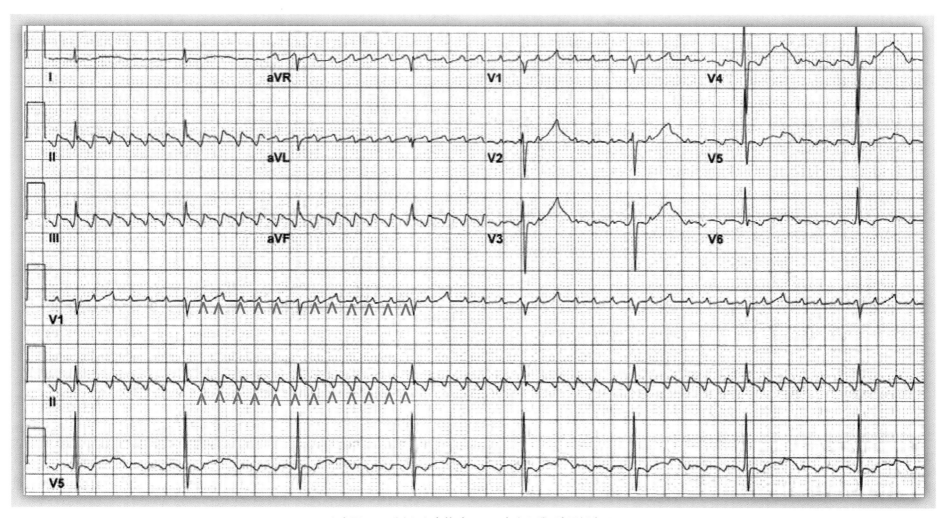

心电图 58A 分析:**心房扑动,6∶1 房室阻滞,肢导低电压。**

该图节律规则，心室率 48 次 / 分。QRS 波群时限正常，为 0.08s，电轴正常在 0 ～ +90°（Ⅰ 导联和 aVF 导联 QRS 主波方向向上）。肢导低电压（振幅小于 5mm）。QT/QTc 间期正常（480/430ms）。QRS 波群之间有明显的房扑波，速率为 300 次 / 分。这些房扑波规律出现，振幅一致，形态一致，间期一致，在 Ⅱ、Ⅲ、aVF 导联呈现双相，即负 - 正形态，期间无等电位线。因此，这是一个典型的房扑（逆钟向），伴 6∶1 下传至心室。并不确定是否因为房室结高度阻滞引起房扑下传比例低，或者是完全性房室传导阻滞而出现的结性逸搏心律。

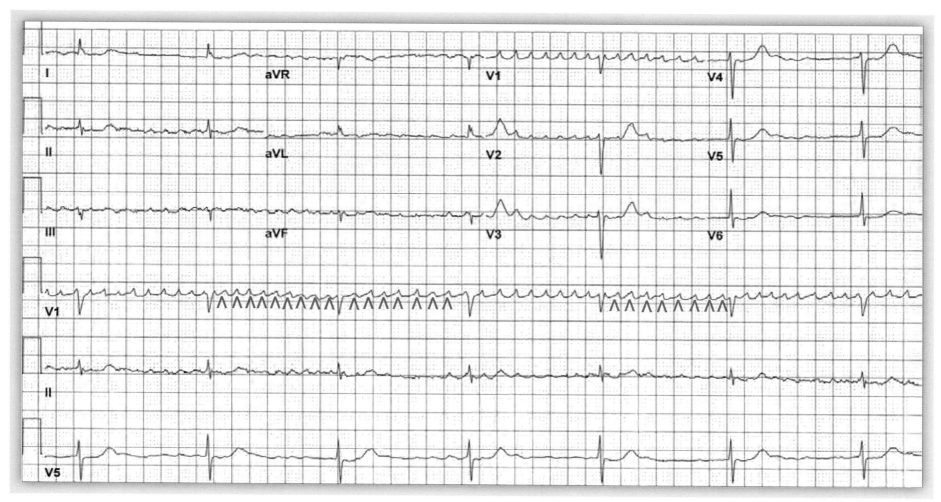

心电图 58B 分析:**心房颤动(粗颤),RR 间期规则,Ⅲ 度房室传导阻滞造成的结性逸搏心律。**

心电图 55B 和 55A 为同一名患者。这个节律规整，速率为 42 次 / 分。QRS 时程、形态、QT 间期等与心电图 58A 一致。但是，心电轴左偏，在 0°～ -30°（Ⅰ、Ⅱ 导联正向，aVF 导联负向）。QT/QTC 间期与心电图 58A 一致。未见规律 P 波。在 QRS 波群之间，有很多类似于房扑波的粗房波（∧），这些并非房扑波，因为其振幅、时程和形态并不一致。因此这是心房颤动之粗颤。这种情况经常被称为"扑颤"，这并不意味着房扑和房颤同时存在或者心房一会儿房扑一会儿房颤。这种情况要区别于房颤和房扑。在房颤时，RR 间期绝对不等，而房扑时 RR 间期是规则的，或者即使不规则，房扑也会根据房室传导的情况改变传导比例。本心电图中，节律是房颤，但是 RR 间期规律。因此可以判定完全性房室传导阻滞。逸搏节律的 QRS 波群在形态、时程上与心电图 58A 一致。因此是个结性逸搏心律。而心电轴也因为除极向量的改变而左偏。结性心律起源于异位起搏点，可从某个临近房室结的地方进入并通过希氏束（实际上希氏束有很多平行的通道），然后向下传导，形成稍微区别于节上起搏点形成的 QRS 波群，表现为电轴稍偏或者振幅不一致。当前心电图逸搏心律电轴的改变，侧面证明了心电图 58A 图中的心律并非节性心律，而是经过房室结传导形成的心律。因此心电图 58A 表示高度房室传导阻滞，但非完全房室传导阻滞。■

32 岁男性患者,遥测显示其戒酒过程中心电图不正常。

该心电图提示什么异常?

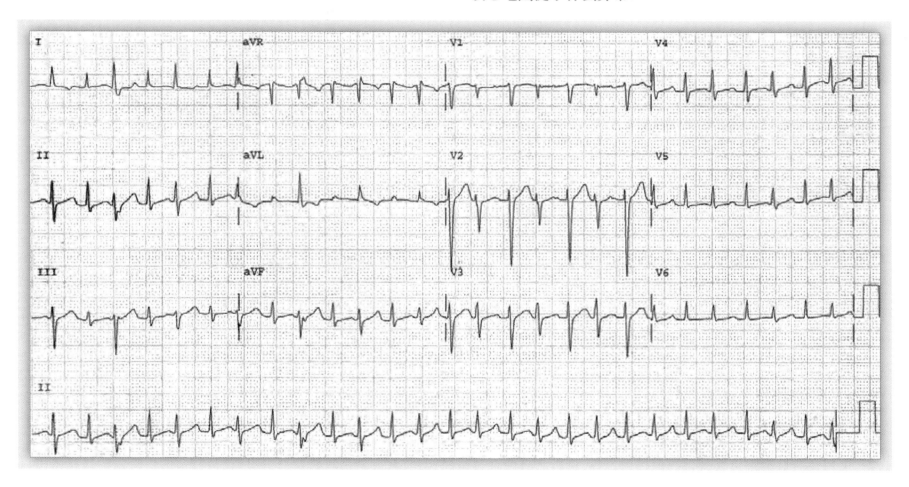

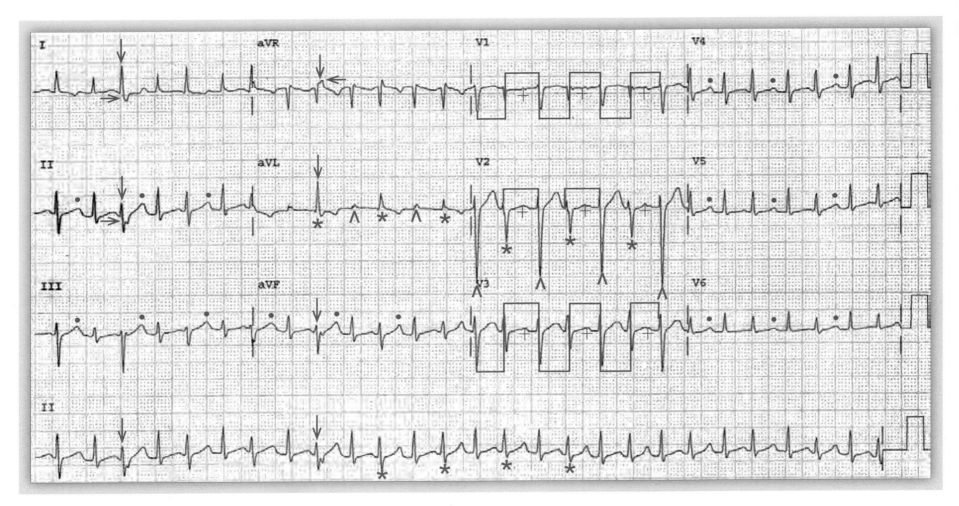

心电图 59 分析：窦性心律伴频发插入性结性早搏，成对出现，偶见频率依赖性右束支传导阻滞。

心电图 59 尽管看上去是一个规则的心动过速，心室率 168 次 / 分，但实际上节律并非一致，有两种 RR 间期并存，长的 0.42s（ ⊓ ）和短的 0.36s（ ⊔ ）。每隔一个窦性 QRS 便出现一个早搏 QRS 波群（*）。这些 QRS 波群时程正常（0.08s），但是早搏的 QRS 波群振幅、电轴方向、T 波幅度等都与正常窦性不同（以 V_2~V_3 导联为主）。这种貌似属于电交替的现象，实际上节律并不规则，因为有很多早搏插入窦性心律中，而电交替现象一般是 RR 间期规则。本图初看似乎不见 P 波，但是仔细观察可以看到 V_1~V_3 导联中非早搏的 QRS 波群（∧）之前有 P 波（+），且 PR 间期恒定为 0.16s。与这些 P 波相对应 Ⅱ、Ⅲ、aVF、V_4~V_6 导联可见 T 波高耸（●），这是 P 波埋藏在了 T 波之中所致。实际上，P 波规律出现并且 PR 间期恒定，在 Ⅱ、aVF、V_4~V_6 导联中是正向的。因此，窦性心律的速率为 86 次 / 分。

在每个长 RR 间期之后，都有一个早搏出现。早搏的 QRS 波群时限和形态都和窦性相似，在某些导联其振幅稍有差别。但是这些早搏之前都没有 P 波。因此这些早搏都是结性的，并且成对出现。这种早搏被称为插入性早搏，因为其后没有代偿间歇而且它们并没有改变它们周围的正常的 PP 间期。实际上结性早搏由于其位置在结区不同于房室结的位置，其产生的向量与正常窦性经过房室结产生的向量在振幅上和方向上略有区别。结性心律起源于异位起搏点，可从某个临近房室结的地方进入并通过希氏束（实际上希氏束有很多平行的通道），然后向下传导，形成稍微区别于节上起搏点形成的 QRS 波群，表现为电轴稍偏或者振幅不一致。

可以看到这些结性早搏的 QRS 波群较宽，约为 0.14s 并且呈现右束支传导阻滞图形，如其在 Ⅰ、Ⅱ 导联可见 S 波（→），在 aVR 导联可见 R′ 波（←）。这表示频率依赖性右束支传导阻滞。

因此，尽管平均心室率为 168 次 / 分，实际窦性心率只有 86 次 / 分。所以这并非真正的心动过速，其心率快主要是因为插入性早搏造成的。QT/QTc 间期轻度延长（280/460ms）实际上并不准确，还需要进行校正。■

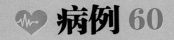

56 岁男性患者，无心脏病史，3 英里慢跑结束后突发心悸来急诊。既往无心脏病病史，有高血压病史。多年未看过医生也没有吃过任何药物。跑步时并无不舒服，但是当跑步结束时发现心率降不下来，感到心悸。在急诊科初诊时住院医生为其体检除了心动过速外未发现明显异常。如心电图 60A 所示。主

心电图 60A

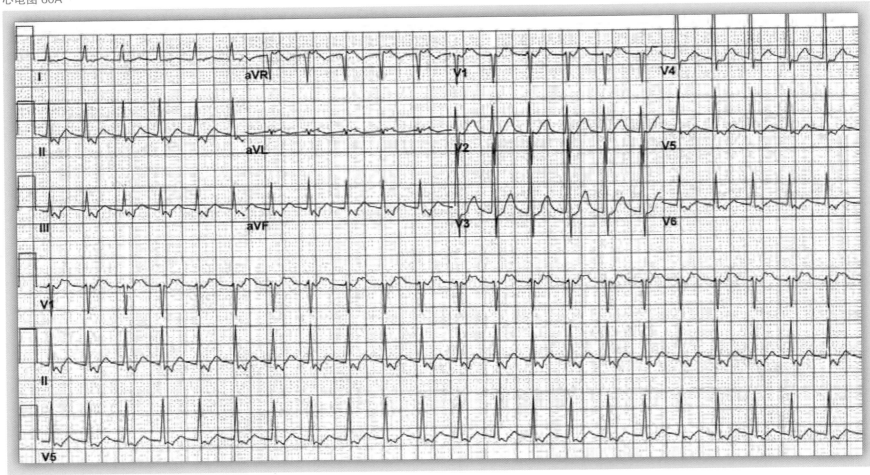

治医师检查过患者并为其做了颈动脉窦按摩,患者自感症状突然消失,心率骤降至正常。另行心电图如心电图 60B 所示。

通过该心电图,需与那些疾病鉴别?

心电图 60B

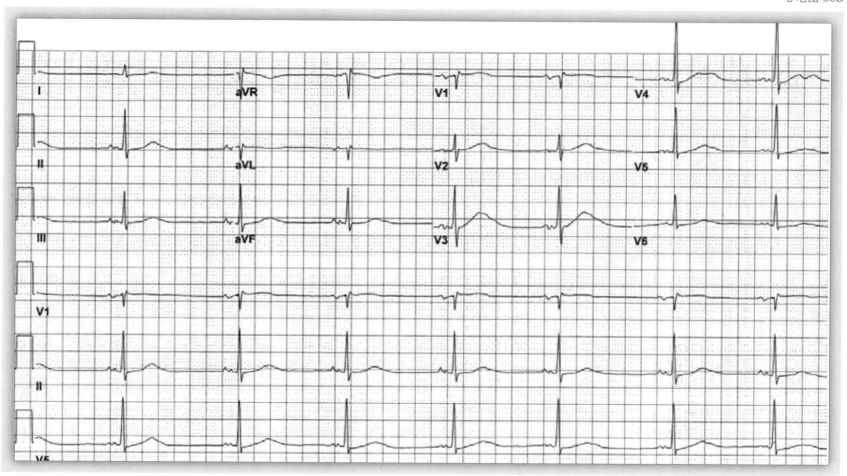

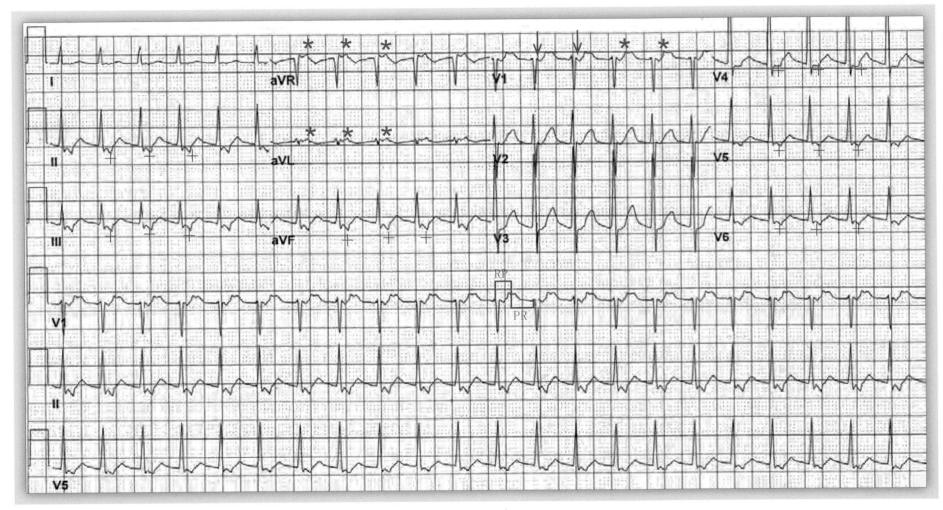

心电图 60A 分析：窄 QRS 室上性心动过速（短 RP 心动过速）。

心电图 60A 示节律整齐,心室率 134 次 / 分。QRS 波群时限正常(0.08s),形态正常, V_1 导联可见小 R′波(↓),属于正常变异,代表轻度右束支传导阻滞。心电轴正常在 0～+90°(I 导联和 aVF 导联 QRS 主波向上)。QT/QTc 正常(290/430ms)。QRS 波群之前未见 P 波。但在 V_1、aVR、aVL 导联之后可见正向 P 波(*),相应的可以在 II、III、aVF、V_4~V_6 导联 ST 段见到反向的逆 P(+)。RP 间期为 0.14s,小于 PR 间期 0.28s。因此这是个短 RP 室上性心动过速,包括窦性心动过速,房速,房扑 2:1 下传,结性心动过速,房室折返性心动过速以及不典型房室结折返性心动过速(慢 - 慢型)。因为 P 波在 II、aVF、V_4~V_6 导联是负向的,因此可以排除窦性心律。QRS 之间并无其他房波,因此可以排除 2:1 下传的房扑。因此该图有可能是房速、结性心动过速或者不典型 AVNRT,或者是 AVRT。

AVRT 是一种室上性心动过速,其原理是心房心室存在一条旁道,心电图有些时候存在显性预激。在这种情况下,心电图表现为短 PR 间期和宽 QRS 波群,QRS 起始有 δ 波,该波由于心室提前激动造成。心房侧和心室侧的两条不同通道互相连接,形成了一个折返环,冲动可以沿着这个折返环不断激动心房和心室,产生 AVRT。当激动沿着正常房室结 - 希氏束 - 浦肯野纤维下传

时,称为正向 AVRT,其产生的 QRS 波群显示正常形态。如果从旁路先下传,则称为逆向 AVRT,此时 QRS 波群宽大畸形,但形态类似于窦性的 QRS 波。另外一种叫做 Lown-Ganong Levine 形态,其心电图显示 PR 间期较短,本质是心房的旁道直接连接到希氏束,因此其 AVRT 时呈现较窄的室上性 QRS 图形。还有一些旁道虽然连接心房和心室,但是只具有逆传功能,称为隐匿性旁道,所以心电图不显示预激。

AVNRT 是房室结内折返,其原因是房室结内存在双径路,其中一条传导速度快,但是不应期长,另外一条传导速度较慢,但是不应期短。典型的 AVNRT 冲动顺向通过慢径传导到心室然后通过快径路折返回心房(慢 - 快型),这种情况下,因为心房心室同时激动,因此 P 波不可见。有一种特殊类型,就是慢 - 慢型,那条快径路实际上速度相对来说并不太快,于是造成了轻度的延迟,于是呈现为短 RP 心动过速。

结性心动过速主要是在结区有个异位的起搏点,不断地发放快速冲动,因为其频率超窦房结,因此成为了主导起搏点,其原因不是折返,而是自律性增强。

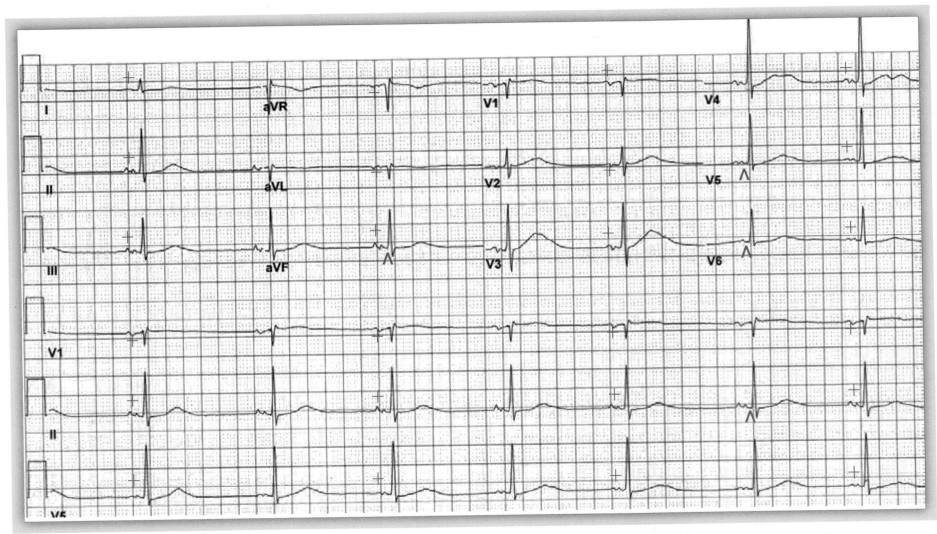

心电图 60B 分析：**窦性心动过缓，左室肥大（左房异常），可能的 Lown-Gaong-Levine 综合征。**

心电图 60B 提示心律整齐,心室率 44 次 / 分。QRS 时程、电轴及形态正常且同心电图 60A 一致。QT 间期延长至 500ms,但是 QTc 间期不变,为 430ms。每个 QRS 之前都有 P 波,PR 间期恒定为 0.18s。P 波在 Ⅰ、Ⅱ、aVF、V₄~V₆ 导联正向(+),因此是窦性心动过缓。P 波形态不正常,宽大有切记,尤其 Ⅱ、Ⅲ、aVF 及 V₃~V₅ 导联为著。这表示可能有心房间传导延迟或者左心房肥大(又称为二尖瓣型 P 波)。尽管 PR 间期正常,但是 PR 段非常短或者根本看不到。因为 PR 间期包括 P 波及 PR 段,所以宽 P 波看起来像 PR 间期正常一样。但是 PR 段与房室传导经过房室结 – 希氏束 – 浦肯野纤维有关。因此本病例中

PR 段在多导联消失(∧)提示有旁道绕过房室结。又因为 QRS 波群正常,因此可断定为 Lown-Gaong-Levine 综合征。在心电图 60A 中 ST 段见到的逆向波消失不见,这就证明了那些是埋藏在 ST 段里面的都是 P 波,侧面证明了短 RP 心动过速的诊断。到目前为止,仍不能单靠心电图诊断。但是患者通过颈动脉窦按摩终止了心动过速,强烈提示该心动过速为折返机制引起,另外房室结必然参与其中。因此不是 AVNRT 就是 AVRT。另外根据短 PR 段和可能的 Lown-Gaong-Levine 型心电图,最后诊断为 AVRT。■

60 岁男性患者,主诉心悸两小时。既往无心悸表现。在心悸发作之前因为压力大在家中喝了很多咖啡。如心电图 61A 所示,另外对比其 6 个月前的基础心电图 61B。

心电图 61A

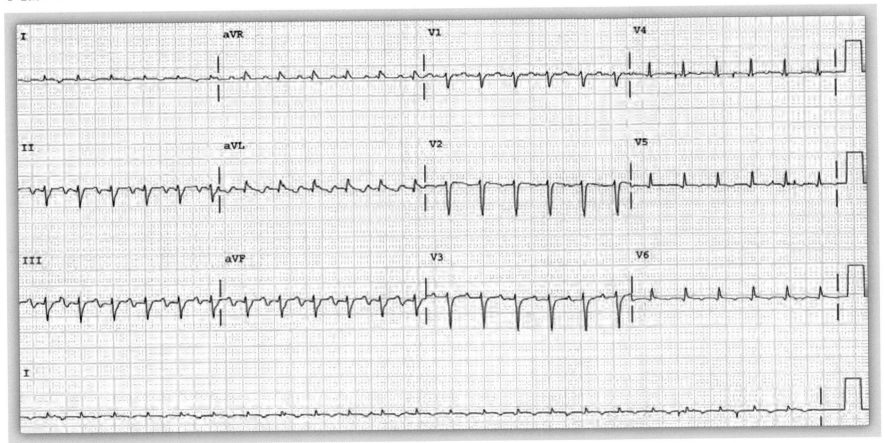

心电图提示什么?

心电图 61A 的诊断是什么?

心电图 61B

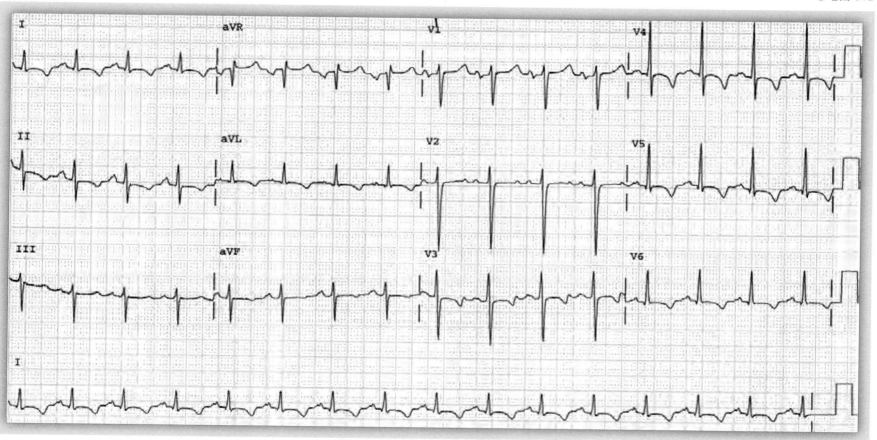

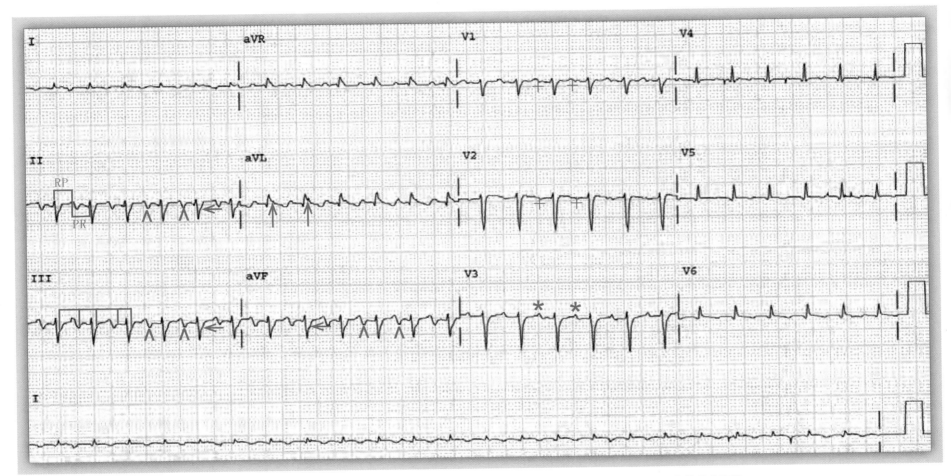

心电图 61A 分析:窄 QRS 室上性心动过速(长 RP 心动过速),房扑伴 2∶1 传导,低电压,左前分支阻滞。

心电图 61A 可见节律齐，心室率 146 次 / 分。QRS 时限 0.10s。肢导和胸导广泛低电压（肢导 <5mm，胸导 <10mm）。电轴极度左偏，指向 -30°～ -90° 之间（Ⅰ 导联 QRS 主波正向，Ⅱ、aVF 导联负向），提示左前分支阻滞。由于 T 波不明确，因此无法测量 QT/QTc。

尽管没有明确 P 波，在 V₁ 和 V₂ 导联可见房波（+）。相应的，在 V₃ 导联可见正向房波（*），在 Ⅱ、Ⅲ、aVF 导联可见类似导致 T 波的房波（^）。这些就是逆 P。因此本图可以称为长 RP 心动过速（RP 间期 =0.24s，PR 间期 =0.18s）。

可能的情况有：窦速，房速，房扑 2 ：1 下传，结性心动过速，房室折返性心动过速或者不典型房室结折返性心动过速（快 - 慢型）。

另外容易忽视的一点是，仔细观察 aVL 导联 QRS 终末似乎隐藏着房波。再对照 Ⅱ、Ⅲ、aVF，可见相应位置有顿挫。这两个房波规律出现，频率为 300 次 / 分。因此可以断定是 2 ：1 房扑。心房律规则，且频率 >260 次 / 分的，只有房扑符合条件。

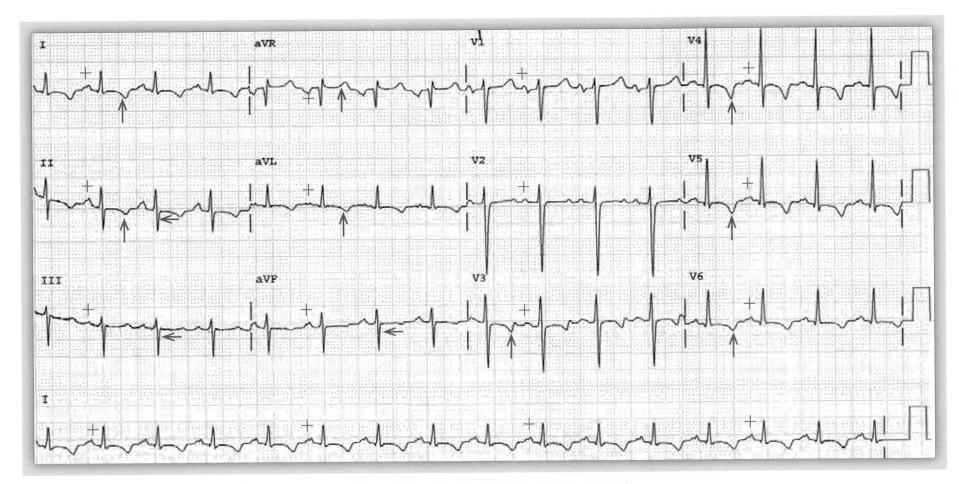

心电图 61B 分析:**窦性心律,电轴左偏,非特异性 ST-T 改变。**

心电图 61B 为同一名患者的心电图,心律齐,心室率 96 次 / 分。QRS 振幅正常,电轴左偏约 -30°(QRS 在 Ⅱ 导联正负双向)。与心电图 61A 相比,QRS 时程稍微缩短为 0.08s。QRS 形态稍有不同,在 Ⅱ、Ⅲ、aVF 导联 QRS 末端未见小切迹。因此反过来证明心电图 61A 的心电图 QRS 稍宽以及终末小切迹为第二个房扑波造成。

每个 QRS 前面都有个 P 波(+),PR 间期恒定为 0.20s。因此是正常的窦性心律。广泛 T 波倒置。QT/QTc 间期正常(360/450ms)。

房扑很多时候很难诊断,因为其房扑波不容易辨认,尤其是在其埋藏在 QRS 起始、终末以及 ST 段时,很难将其与 Q 波、ST 段压低以及 S 波进行区分。一般来说房扑的速率为 260~320 次 / 分(最常见 300 次 / 分),另外常见 2：1 传导,所以心室率一般可以为 130~160 次 / 分(常见 150 次 / 分)。一旦遇到这种室上性心动过速,使用阻滞房室结的药物可以延缓房室结传导并降低心室的反应性,从而暴露出房波形态。基于心房的速率以及心电图形态(例如房扑的负正波形,期间没有等电位线),房扑可以做出诊断。另外,房速要和房扑鉴别,前者有明显的 P 波,P 波之间有等电位线。

房扑有很多病因,很难将其归类。本例患者因为家庭压力大摄入了过多的咖啡因于是诱发出了房扑。起始治疗可以进行心率控制,例如使用房室结阻滞剂。尽管当该患者体内的咖啡因排空之后,房扑很可能自行转复为窦性心律,但如果不自行转复,就可以使用药物,如伊布利特和电复律方法。因为患者诉房扑只发生了两个小时,那么转复时不用担心抗凝的问题。目前转复房颤或者房扑应该在发作 48 小时之内进行。如果心律失常持续超过 48 小时或者不清楚持续了多长时间,必须要给抗凝药物 3~4 周,然后进行转复。如果超过 48 小时,患者伴有血流动力学不稳定或者心率控制后仍有明显症状,那么在进行食道超声确保没有血栓的情况下,可以行心脏转复。转复之后还需要服用抗凝药物至少 4 周。■